LES SOMATISATIONS

Collection Santé, Sociétés et Cultures
dirigée par Jean Nadal et Michèle Bertrand

Peut-on être à l'écoute de la souffrance, en comprendre les racines et y apporter des remèdes, hors d'un champ culturel et linguistique, d'un imaginaire social, des mythes et des rituels ?
Qu'en est-il alors du concept d'inconscient ?
Pour répondre à ces questions, la collection ***Santé, Sociétés et Cultures*** propose documents, témoignages et analyses qui se veulent être au plus près de la recherche et de la confrontation interdisciplinaire.

Déjà parus :

Ophtalmologie et Société, Z. Nizetic et A. Laurent.
Cinq essais d'ethnopsychiatrie antillaise, Ch. Lesnes.
Bouddhisme et psychiatrie, Luon Can Lien.
Fous de Rousseau, Cl. Wacjman.
Le feu et la cendre. Travail de deuil et rites funéraires dans un village libanais, N. Khouri.
Les thérapies traditionnelles dans la société kabyle, N. Navet Mohia.
Exclusion sociale et construction de l'identité, T.C. Carreteiro.
L'injure à fleur de peau, E. Larguèche.
La folie en Afrique, B. Badji.
Le corps en souffrance. Une anthropologie de la santé en Corse, J. Poizat Costa.
Le corps dans la psyché, sous la direction de M.L. Roux et M. Dechaud-Ferbus.
Ethnopsychiatrie maghrébine, A. Aouattah.

A paraître :

La décision sur soi, A. Lacrosse.
Psychopathologie de la Côte d'Ivoire, D. Tchichi.
Les Inter-dits culturels, B. Doray.

ISBN : 2-7384-2143-1

Collection **SANTE, SOCIETE, CULTURES**
Sous la direction de Jean NADAL et Michèle BERTRAND

Yves RANTY

LES SOMATISATIONS

Editions L'Harmattan
5-7, rue de l'Ecole-Polytechnique
75005 PARIS

Illustration de couverture : "Déni" dessin de Claude Turier

INTRODUCTION

"Peut-être as-tu déjà entendu dire à de bons médecins, quand on vient les trouver pour un mal d'yeux, qu'il leur est impossible d'entreprendre une cure exclusivement pour les yeux et qu'il faut soigner la tête en même temps, si l'on veut remettre les yeux en bon état et que de même imaginer qu'on puisse soigner la tête seule, indépendamment de tout le corps, est une pure folie".

Platon (Charmide).

Platon, dans Charmide, fait parler Socrate qui était un ami d'Hippocrate. Pour le philosophe comme pour le médecin, il n'était pas concevable de traiter un organe isolément mais un malade dans sa totalité, en sachant toutefois qu'il ne fallait pas tomber dans l'excès inverse et sous-estimer la maladie corporelle. Depuis Platon, la médecine ophtalmologique a fait bien évidemment des progrès importants et l'on peut, dans la plupart des cas en ce qui concerne les yeux, les traiter sans s'occuper de la tête. Il y a comme cela dans le corps quelques organes dont les affections peuvent être décrites comme essentiellement physiques. Ce passage du "Charmide" peut être ainsi pris de nos jours comme une métaphore où le mot "yeux" doit faire référence à soma et le mot "tête" à psyché. On sait ainsi que, depuis son existence, l'homme a toujours utilisé son corps pour traduire un désir , un désespoir, une peur, une violence, un conflit qui ne pouvaient pas s'organiser en une parole pour des raisons multiples. On dit de nos jours, dans ces cas, qu'il "somatise" et qu'il présente une ou des "somatisations". Ce terme de "somatisation" est récent. Il apparaît vers 1980 et on ne le trouve pas dans les dictionnaires datant de plus de dix ans; les définitions qu'ils en donnent actuellement sont multiples et de sens ambigu.

Le "Dictionnaire Hachette" indique que la somatisation est le fait de somatiser et que somatiser est convertir des troubles psychiques en troubles somatiques en parlant du sujet atteint de ces troubles. "L'Encyclopédie Universalis", dans sa dernière édition, ne mentionne pas la somatisation. Le "Littré" décrit la somatisation dans son supplément de 1983 : c'est l'action de somatiser et somatiser est exprimer par un trouble physique, l'angoisse ou un trouble psychique. Le "Grand Dictionnaire de la Psychologie Larousse" de 1991 décrit assez longuement la somatisation : c'est une tendance à éprouver et à exprimer une souffrance somatique en réponse à un stress ou à un traumatisme psychique. Il indique que c'est une notion assez ambiguë qu'il faut à la fois distinguer de celle de conversion hystérique et de celle de maladie psychosomatique dont la psychogenèse va conduire aux atteintes corporelles par des mécanismes généralement neuro-endocriniens. La somatisation, pour ce dictionnaire, est le plus souvent associée à des troubles dépressifs et anxieux majeurs et constitue l'élément central des "troubles somatoformes" du DSM III-R. L'état dépressif revêt souvent l'aspect d'une "dépression masquée" qu'il faut essayer de repérer au milieu des plaintes somatiques du patient. La reconnaissance de la nature de la demande, de la raison pour laquelle le patient consulte est nécessaire. Chacune nécessite une réponse bien adaptée. La coexistence d'un versant somatique et d'un versant psychique doit faire aborder dans le traitement ces deux aspects à la fois. Pour le "Dictionnaire de Médecine Flammarion", la somatisation est le mode de transformation de l'angoisse par lequel un sujet convertit ses troubles et conflits psychiques en symptômes somatiques. Pour le "Dictionnaire des Termes de Médecine Garnier-Delamare", la somatisation est la conversion de troubles psychiques en symptômes fonctionnels corporels. Pour le DSM III-R, le "trouble somatisation" fait partie d'un groupe plus vaste qui est celui des "troubles somatoformes". Ces troubles consistent en des symptômes physiques faisant évoquer des affections somatiques (d'où le nom de somatoforme) sans qu'aucune anomalie organique ne puisse être décelée ni qu'aucun mécanisme physio-pathologique ne soit connu. Il existe d'autre part, soit des arguments démonstratifs, soit de fortes présomptions pour lier ces symptômes à des facteurs ou à des conflits psychologiques. Ces troubles somatoformes comprennent la somatisation, la conversion, la douleur psychogène, l'hypocondrie.

Pour le DSM III-R, les caractéristiques essentielles de la somatisation sont des plaintes somatiques multiples et réitérées, existant depuis plusieurs années, sur lesquelles l'attention des médecins a été attirée, et qui ne semblent relever d'aucun désordre physique. Le trouble commence avant l'âge de trente ans et a une évolution chronique mais fluctuante. Ces plaintes concernent invariablement les appareils ou les types de symptômes suivants : symptômes de conversion ou pseudo-neurologiques (par exemple paralysie, cécité), appareil gastro-intestinal (par exemple douleurs abdominales), gynécologiques chez la femme (par exemple règles douloureuses), psychosexuels (par exemple désintérêt sexuel), nociceptifs (par exemple douleurs dorsales), cardio-respiratoires (par exemple étourdissements, malaises). Beaucoup de dictionnaires utilisent le mot conversion. C'est une notion très ambiguë car pour certains psychosomaticiens il faudrait différencier la somatisation, processus d'apparition des troubles psychosomatiques dépourvus de sens, de la conversion, processus d'apparition des troubles hystériques chargés de sens. En fait, même le DSM III-R qui tente de faire cette distinction entre somatisation et conversion n'y parvient pas puisqu'il décrit dans la clinique de la somatisation, des troubles de conversion. Il aggrave également le flou en excluant dans la définition de cette somatisation la douleur psychogène et l'hypocondrie, alors qu'il développe dans la clinique une symptomatologie nociceptive (douleurs dorsales, douleurs des articulations, douleurs des extrémités, etc....). Si l'ambiguïté existe entre somatisation et conversion, elle existe aussi en ce qui concerne ce qu'elle représente. La somatisation est-elle seulement un processus, une action, une plainte comme l'écrit le DSM III-R, une affection, et si elle est une affection est-elle uniquement fonctionnelle comme le signale le dictionnaire Garnier-Delamare, ou peut-elle être aussi organique dans certains cas ? Nous savons que la plupart des psychosomaticiens décrivent comme somatisation des affections telles que l'ulcère duodénal, l'infarctus du myocarde, la rectocolite hémorragique. On ne peut donc écrire que la somatisation est une affection uniquement fonctionnelle. Il ne s'agit pas non plus d'une simple plainte. On voit donc que cette notion de somatisation est complexe puisqu'il n'y a pas dans les définitions et dans son étude, un consensus général. On peut cependant retenir à partir des diverses définitions des dictionnaires, une idée commune : l'idée d'un trouble psychique qui va se transformer en trouble somatique.

A partir de cette idée commune, nous pouvons dire que la somatisation peut être aussi bien, une affection fonctionnelle avec plaintes, qu'une conversion, une hypocondrie, un équivalent dépressif, une maladie psychosomatique ou enfin l'expression corporelle d'un délire.

Pour le "Robert", la somatisation est le fait de somatiser et somatiser est rendre somatique un trouble psychique en parlant de la personne affectée de ce trouble. Pour le "Larousse", la somatisation est la traduction d'un trouble psychique en affection somatique.

Il faut savoir que nous somatisons tous plus ou moins, c'est-à-dire qu'un jour ou l'autre, un trouble psychique va se transformer en trouble somatique. La vue du sang par exemple peut faire parfois "perdre connaissance", une rencontre amoureuse peut entraîner des palpitations et des frissons, un oral d'examen déclenchera des maux de ventre ou une diarrhée et une situation pénible à supporter, un état d'épuisement, un état de fatigue. Cependant, ces somatisations passagères n'inquiètent personne car le sujet n'en est pas dupe et il les replace en général dans leur contexte et leur déterminisme psychique. Par contre, quand elles deviennent durables, rebelles aux thérapeutiques et parfois lésionnelles, le sujet qui en est porteur va développer un mécanisme de dénégation l'entraînant à refuser le déterminisme psychique de son trouble somatique. Cette dénégation est en rapport avec le fait que la somatisation représente un mécanisme de défense du Moi. Parfois le somaticien, généraliste ou spécialiste, va se faire plus ou moins involontairement le complice de cette dénégation et va entraîner le doute sur la réalité de la somatisation. Évidemment la tâche est délicate et difficile car c'est le somaticien qui est confronté la plupart du temps le premier à la symptomatologie et c'est à lui que l'on demandera d'abord un diagnostic et un traitement. Le diagnostic de toute somatisation demande une stratégie d'examens toute particulière non apprise à la Faculté. Après l'examen médical classique enrichi d'investigations complémentaires, une deuxième partie est fondamentale c'est ce que nous pouvons appeler "l'auscultation du discours du patient". La plupart du temps cette auscultation révélera un style de fonctionnement psychique ou un mode de pensée (pensée anxieuse, pensée dépressive, pensée phobique, pensée opératoire, pensée hypocondriaque, pensée hystérique, pensée psychotique) mode de pensée permanent ou transitoire jouant un rôle déterminant dans l'apparition du processus de somatisation. Mais parfois cette auscultation nous renseignera également sur des événements importants qui auront aussi leur rôle à jouer dans le déclenchement de la somatisation. Ce sont surtout : les deuils, parfois successifs, les problèmes relationnels, les traumatismes physiques, les conflits entre l'idéal et la réalité, les chocs affectifs ressentis comme des humiliations.

Tout être fonctionne en équilibre avec une homéostasie qui lui est propre. Il existerait trois types d'homéostasie : une homéostasie purement somatique, une homéostasie purement psychique, et une homéostasie somato-psychique régissant les équilibres entre le fonctionnement psychique et le fonctionnement somatique. C'est cette homéostasie somato-psychique qui nous intéresse au premier chef dans le déterminisme des somatisations. Un événement donné risquera de rompre cet équilibre chez un sujet, alors qu'il n'entraînera pas les mêmes conséquences chez un autre. Plusieurs fois par jour, le généraliste, en consultation ou en visite, est confronté avec une somatisation : c'est une jeune femme qui a fait "un malaise" au travail, c'est une autre qui vient de faire une crise de tétanie et qui a appelé la voisine ou son mari, c'est un homme toujours fatigué depuis des mois et à qui on ne trouve rien d'organique, c'est un autre qui maigrit mais dont les examens complémentaires sont normaux alors que les "fortifiants" ne le font pas regrossir, c'est une femme qui consulte pour sa crise de migraine ayant encore empêché la famille de sortir, c'est enfin une autre qui souffre du ventre depuis quelques années et à qui on a bien dit que tout cela était "nerveux" mais sans donner de projet thérapeutique précis. Dans le même temps, le spécialiste, chez lui, est confronté lui aussi à des somatisations mais souvent lésionnelles comme certains types d'asthme, certains ulcères duodénaux, certaines recto-colites hémorragiques, certains infarctus du myocarde, certains psoriasis, certaines polyarthrites rhumatoïdes, certains cancers. Pourquoi disons-nous "certains" ? parce que dans toutes les pathologies, d'autres facteurs sont parfois plus déterminants que les facteurs psychiques. Mais il faut savoir que toute lésion organique, quelle qu'elle soit, peut être déterminée par un trouble psychique. C'est le travail du médecin généraliste ou spécialiste d'en apprécier l'importance surtout pour la conduite thérapeutique à suivre.

HISTORIQUE

L'histoire des somatisations participe du flou des idées et des conceptions que les cultures véhiculèrent au sujet des maladies en général, depuis l'antiquité jusqu'à nos jours. L'homme s'est toujours intéressé à la maladie dans toutes les sociétés et essaya d'en donner des explications, qu'il soit médecin ou non, très probablement pour s'en débarrasser au plus vite et par la thérapeutique la plus efficace. C'est ainsi que, dès l'antiquité, les conceptions et les idées concernant la maladie furent élaborées à la fois par des médecins et par des non-médecins. Jusqu'au XVIIIème siècle, on ne fit pas la différence entre somatisation et maladie essentiellement organique. Les mécanismes produisant les somatisations furent donc les mêmes que ceux produisant les maladies en général et l'on parla des démons, des esprits, des divinités, des humeurs, de l'atrabile, de la passion, de la langueur, des vapeurs, avec pour chaque conception des thérapeutiques correspondantes. Mais, en 1765, Robert Whytt isola le groupe des névropathes qui somatisaient. Quatre ans plus tard, William Cullen, en 1769, donne le terme de "névrose" à des affections que l'on désignait autrefois par "maladies nerveuses". La voie était ouverte aux recherches futures, en particulier de Beard, de Freud, de Charcot, d'Alexander et, plus près de nous, des psychosomaticiens français. On passa ainsi de la notion de démon à celle de trouble psychique pour expliquer la somatisation, en passant par celle de magnétisme encore très vivace de nos jours.

1 - ANTIQUITÉ

Les Médecines Primitives

Pour l'homme primitif, toute maladie est d'ordre surnaturel et déterminée par des esprits et la thérapeutique doit passer obligatoirement par la magie. En plus de la croyance au surnaturel, il y a une absence d'individualisme dans les sociétés primitives et toute maladie affectant l'un des membres du groupe social est vécue comme ayant atteint l'ensemble de la tribu et la thérapeutique magique doit donc être collective. Cette thérapeutique magique fait appel à deux sortes de rituel et donc à deux catégories de thérapeutes, d'une part le sorcier, d'autre part le chaman. Le sorcier s'est exprimé autrefois surtout en Afrique, au Brésil et aux Caraïbes. Le sorcier va, grâce à la transe, incorporer un esprit qui lui donnera la puissance de guérir. Il va entraîner l'assistance entière dans cette possession collective et dans un rituel compliqué appelé Macumba au Brésil, Vaudou aux Caraïbes, N'Dop au Sénégal. Le Chaman, lui, va à partir d'une série d'épreuves accéder au divin. Grâce à la transe, son âme voyage dans l'au-delà d'où il ramènera une solution pour guérir. Après quelques heures, l'âme vient le réhabiter. Le chamanisme serait né en Asie Centrale puis se serait répandu en Inde, en Malaisie, en Indonésie et en Amazonie. En fait, dans la sorcellerie, il y a incorporation d'un esprit alors que dans le chamanisme il y a excorporation de l'âme dans le but d'atteindre un monde surnaturel. Trois grandes cultures, qui vont associer les pratiques magiques à la religion, vont émerger de cette histoire de la Médecine Primitive en individualisant la Médecine Chinoise, la Médecine indo-aryenne et la Médecine Égyptienne. La Médecine Chinoise est influencée par ses deux grands penseurs, Lao-Tseu et Confucius. Le thérapeute n'est plus uniquement le sorcier ou le chaman, c'est un philosophe, le philosophe-médecin très imprégné du taoïsme : la maladie est liée au déséquilibre entre deux forces, le Yin et le Yang. La thérapeutique consiste à mettre l'homme en harmonie avec l'univers car il doit exister une convenance entre l'ordre naturel et l'ordre humain. Cette thérapeutique doit déboucher sur un art de vivre (respect des ancêtres, politesse, méthode, bonne morale sociale et familiale). Dans la Médecine indo-aryenne, le médecin et le prêtre formaient un seul et même personnage. Ce n'est plus le philosophe-médecin mais le prêtre-médecin qui est le thérapeute de choix dans cette culture. La maladie était considérée comme un événement malheureux lié, soit à la vengeance des Dieux, soit à un maléfice des démons, soit à une faute commise par le patient. On trouve déjà dans le livre de Tobie (Ancien Testament) l'existence d'Asmodée qui serait d'origine persane et le démon de la sensualité. Il paraît avoir été l'esprit de l'amour impur et la personnification des instincts voluptueux. La Bible dit qu'Asmodée fit successivement périr les sept premiers maris de Sara, fille de Raguël. Tobie demanda Sara en mariage et vainquit le démon par la prière et la pénitence. On retrouvera cette théorie démoniaque avec l'existence de ces démons impurs au Moyen Age et au XVIème siècle. Pour guérir ces malades on faisait appel au prêtre-médecin qu'on appelait "l'Azu" et qui était assisté souvent d'un exorciste. Il utilisait une multitude d'amulettes, des déguisements et récitait des formules incantatoires. Parfois il interrogeait le patient sur ses rêves (Oniromancie) et en donnait l'interprétation. Pour connaître le pronostic, il sacrifiait un animal et observait le foie qui, pour les Mésopotamiens, était le siège de la vie. Une vésicule pleine de bile signifiait guérison, son contraire, une évolution défavorable. Ceci annonce les auspices de la Grèce Antique.

Dans la Médecine Égyptienne, la magie jouait un rôle bien moindre que dans les cultures précédentes. Il y a eu aussi, comme il y aura en Grèce plus tard, des prêtres-médecins voués au culte de la déesse Sekhmet et que le malade priait dans son temple en récitant : "Je suis celui que Dieu désire maintenir en vie." Mais les spécialistes avaient déjà fait leur apparition : oculistes, dentistes, médecins du ventre, bergers de l'anus (qui se chargeaient des lavements). Et le généraliste appelé "sounou" existait aussi. Les médecins égyptiens concevaient une circulation globale des humeurs (sang, salive, urines, mucus, air) propulsée par le coeur et calquée sur le Nil. Pour eux la maladie était liée à une accumulation des humeurs et engorgement de tous les organes pouvant atteindre le coeur. Cette théorie des humeurs en Égypte annonçait déjà la Médecine Grecque. Le médecin Ywti, qui était le chef des médecins de Ramses I et de Sêhti II, avait même formulé l'hypothèse que les maladies étaient la conséquence du mauvais fonctionnement des organes et non celle de l'intervention des esprits malins ou de créatures démoniaques. Huit cents ans plus tard Hippocrate formulera la même phrase. Il faut dire aussi que, dans cette Égypte ancienne, vingt siècles avant Jésus-Christ, on connaissait déjà certains états pathologiques liés à la migration de l'utérus à travers le corps, ce qui en expliquait les caractères changeants et ubiquitaires que les Grecs appelleront plus tard l'hystérie. Comme cet utérus va migrer à travers le corps, la thérapeutique consistera à le ramener à sa place normale. Le papyrus de Kahun recommande fort logiquement, soit des fumigations du vagin à l'aide de plantes aromatiques afin de l'attirer, soit l'ingestion ou l'inhalation de substances repoussantes pour éloigner l'organe de la partie supérieure du corps où il s'était avancé. L'emploi de certains de ces procédés a persisté plus de quatre mille ans puisque, en 1910, des traités de pharmacologie indiquent encore comme traitement de l'hystérie les fumigations à l'Assa Foetida ou à la Valériane.

Dans la Grèce antique, la médecine primitive a été représentée par la médecine des sanctuaires où la magie s'est associée à la religion. Le temple le plus prestigieux fut celui d'Epidaure. Après les prières, les offrandes, le sacrifice d'un coq ou d'un moineau, le malade, le soir venu, reposait sur une peau de bélier dans le lieu des soins de l'Asklépeion, appelé l'abaton, faiblement éclairé. On lui avait administré un breuvage favorisant "l'incubatio" ou "sommeil du temple". Un prêtre-médecin, entouré de deux prêtresses, venait, au milieu de la nuit, toucher le patient à l'endroit de son mal. Celui-ci pensait que le Dieu était apparu en songe et avait procédé à la guérison. Lorsque le songe envoyé par Dieu était dissipé, une voix se faisait entendre et enseignait au patient ce qu'il devait faire. Cette médecine grecque des sanctuaires, utilisant le processus de croyance et la suggestion comme facteurs thérapeutiques, peut être reconnue comme une des premières formes de l'hypnose. Elle sera vivement critiquée par la médecine scientifique naissante et en particulier par Hippocrate.

Hippocrate et la théorie des humeurs

Hippocrate naquit à Cos, vers 460 avant Jésus-Christ. Il appartenait à une véritable dynastie médicale et reçut son savoir de son père. Il fréquenta les maîtres à penser les plus réputés de son temps, dont Démocrite et Georgias, et connut Platon dont il était l'aîné. A vingt ans, selon les usages de l'époque, il devint périodeute et se mit à voyager. Il se rendit en Égypte, en Libye, en Asie Mineure, en Thrace, en Macédoine, en Thessalie et dans les Iles de la mer Égée. Il devint le maître de l'École de Cos pour laquelle la maladie devait être toujours envisagée dans un ensemble où le tempérament et l'humeur étaient partie prenante et non pas uniquement en fonction de la lésion de l'organe comme le pensera plus tard l'École de Cnide avec Galien. Le point de vue moral, la relation médecin/malade, la déontologie ne seront jamais oubliés. Hippocrate, pendant toute sa vie, dénoncera les mythes religieux très vivaces en Grèce et écrira par exemple : "Avec ces discours et ces artifices, les charlatans se donnent pour posséder un savoir supérieur; ils trompent le monde en prescrivant des expiations et des purifications et ne parlent guère que de l'influence des Dieux et des démons." Les conceptions d'Hippocrate seront exposées dans son "Corpus Hippocraticum". Pour lui, la santé réside dans un équilibre des humeurs qu'il appelle, la crase. Il y a quatre humeurs : le flegme, le sang, l'atrabile et la bile, qui correspondent aux éléments air, terre, eau, feu; aux qualités, froid, chaud, humide et sec et aux organes, cerveau, coeur, rate et foie. Le feu circule sous forme de "pneuma" dans tout le corps et assure la vie et l'équilibre des humeurs. La maladie ou dyscrasie provient soit d'un excès, soit d'une insuffisance, soit d'un déplacement d'une humeur. Parmi les circonstances qui provoquent la maladie, on trouve le climat, les vents, les eaux, les exhalaisons, les excès de table, l'hérédité, mais aussi le tempérament du patient (il y en a quatre : lymphatique sanguin, atrabilaire et colérique). Dans la maladie aiguë, l'humeur peccante (peccante vient de péché; on retrouvera cette expression très souvent au XVIIème siècle) responsable, passe par une phase de crudité (apepsia) puis, sous l'effet du pneuma, elle subit la coction (pepsi et peut être expulsée au moment de la crise qui survient dans un délai déterminé pour chaque maladie. Cette théorie des humeurs expliquant la maladie sera très vivace au cours des siècles et on la rencontrera encore au XVIIIème siècle. Rappelons, s'il en est besoin, que les médecins hippocratiques ont des connaissances rudimentaires de l'anatomie et ignorent tout de la physiologie nerveuse. Hippocrate isole l'hystérie des autres maladies et en particulier de l'épilepsie Pierre Pichot, dans son "Histoire des Idées sur l'Hystérie", nous rappelle qu'Hippocrate rapporte deux cas d'hystérie indiscutable dans son "Traité des Épidémies". L'un concerne un mutisme : "La femme de Polemarque sentit une douleur soudaine dans ses organes génitaux, ses règles n'étant pas apparues... Elle était sans voix pendant toute la nuit et jusqu'au milieu du jour suivant... et était seulement capable d'indiquer avec sa main que la douleur était dans ses organes génitaux." L'autre cas concernait une paralysie : "Suivant une toux brève et légère, elle présenta une paralysie du membre supérieur droit et du membre inférieur gauche, sa face et son intelligence étant normales. Cette femme commença à s'améliorer au vingtième jour." On trouve de nombreux exemples d'hystérie dans les traités : "Des Maladies des Femmes" et "De la Nature de la Femme". D'une manière générale le terme hystérique est surtout appliqué à des difficultés respiratoires et à la "boule oesophagienne". La théorie pathogénique reprend celle des Égyptiens :

les Grecs veulent en effet expliquer le pourquoi des déplacements utérins. Pour eux, le phénomène est surtout le fait des femmes privées de relations sexuelles. Dans une telle situation l'utérus se dessèche, perd du poids et part à la recherche de l'humidité nécessaire. Il monte vers l'hypocondre, gênant la respiration (que l'on supposait descendre à l'époque dans la cavité abdominale). S'il s'arrête dans cette position, il cause des convulsions semblables à l'épilepsie. Les écrits hippocratiques insistent d'ailleurs sur le diagnostic différentiel entre épilepsie et hystérie, le signe pathognomonique de cette dernière étant la sensibilité à la pression abdominale. (On retrouvera chez Charcot les zones hystérogènes "ovariennes"). Si l'utérus continue son ascension et s'il arrive au coeur, le malade ressent de l'anxiété, de l'oppression et vomit. Le traitement recommandé utilise non seulement les procédés égyptiens mais en outre implique, à titre de prophylaxie, le mariage pour les jeunes filles, le remariage pour les veuves. On peut voir dans ces écrits l'origine de l'idée populaire sur la valeur du mariage comme traitement des troubles du comportement mais surtout la première formulation des relations étroites entre sexualité et hystérie, conception qui sera reprise plus tard par Freud. Hippocrate utilisait également des thérapeutiques comme l'Ellébore, la Jusquiame, la Mandragore, la Belladone, l'Opium, les régimes qui réchauffent ou refroidissent, l'hydrothérapie et la gymnastique. Hippocrate fixera sans équivoque l'origine de l'hystérie dans l'utérus alors que le siège de l'épilepsie se trouvera dans le cerveau. Platon avait également donné cette conception de l'hystérie dans le "Timée"; il écrivait : "L'utérus est un animal qui désire engendrer des enfants. Lorsqu'il demeure stérile trop longtemps après la puberté, il devient inquiet et, s'avançant à travers le corps et coupant le passage à l'air, il gêne la respiration, provoque de grandes souffrances et toutes espèces de maladies." Nous rappellerons qu'Hippocrate était le représentant de l'École de Cos pour laquelle la maladie devait toujours être envisagée dans un ensemble où justement le tempérament et l'humeur étaient partie prenante et non pas uniquement en fonction de la lésion de l'organe. On rappelle à ce sujet que Perdicas, roi de Macédoine, qui se mourait d'un mal étrange laissant perplexes les médecins consultés à son chevet, fut examiné par Hippocrate. Celui-ci remarqua que l'état du souverain empirait en présence d'une dame de la cour. Hippocrate fit une interprétation quasi-psychothérapique et lui dit : "Vous vous mourez d'amour.". Le roi avoua effectivement son sentiment amoureux, prit un breuvage et guérit. On peut considérer qu'Hippocrate fut, non seulement le premier à faire entrer la médecine dans la science, mais il fut aussi le premier à prendre en compte la vie affective dans le déterminisme des maladies somatiques. On peut le considérer comme le premier psychosomaticien. Hippocrate eut un disciple célèbre, Aristote (384-322 AV. J.C). Il va le premier décrire la fameuse théorie des vapeurs qui triomphera au XVIIème siècle : le pneuma psychique a son siège dans le coeur, et le cerveau a le rôle de condenser, grâce à son humidité, les vapeurs du corps. Aristote émettra également la théorie de la catharsis que l'on retrouvera au XIXème siècle avec les hypnotiseurs. Pour Aristote, la catharsis était une purgation du corps et une purification de l'âme.

Galien et la Théorie de l'Atrabile

Galien est né à Pergame en 131 après Jésus-Christ. Il sera le représentant de l'École de Cnide. Rappelons qu'en Grèce deux grandes écoles s'opposaient, l'École de Cos qui était celle d'Hippocrate et qui enseignait que la maladie survenait dans la totalité de l'individu, et l'École de Cnide qui enseignait au contraire que la maladie survenait lorsqu'un organe était lésé. Galien était donc le plus prestigieux représentant de cette École. Il s'est beaucoup intéressé à l'anatomie et à la physiologie et, s'il avait pu disséquer des corps humains alors qu'il ne disséquait à l'époque que des animaux, il aurait certainement élaboré, seize siècles avant Morgani et Bichat, la médecine anatomo-clinique. Pour lui, la plupart des états névropathiques étaient de l'hypocondrie car il attribuait un rôle pathogénique important aux organes situés dans les hypocondres et pensait que le foie, l'estomac, l'intestin, produisaient l'atrabile qui passait dans le cerveau et le rendait malade. Alors qu'Hippocrate attribuait la maladie névropathique à un déséquilibre des humeurs ou à des troubles affectifs, Galien, lui, l'attribuait à un déplacement de l'atrabile dans le cerveau. Galien, comme Hippocrate, s'est également intéressé à l'hystérie. Pour lui, l'idée de migration de la matrice apparaît anatomiquement ridicule. L'étiologie doit être recherchée dans la rétention, sous l'effet de la continence, d'un liquide séminal féminin, analogue au sperme. Il s'ensuit une corruption du sang, d'où irritation des nerfs et apparition de convulsions. Par analogie il existe aussi une hystérie masculine due à la rétention spermatique. Ces vues pathogéniques, spéculatives, sont associées à des observations cliniques pénétrantes et à l'affirmation, pour la première fois, du caractère protéiforme de la maladie Ainsi, à la fin de l'antiquité classique, s'était établie une doctrine reposant sur deux principes :

- l'hystérie est une maladie dont les manifestations dérivent de troubles des fonctions organiques.
- l'élément étiologique et fondamental est de nature sexuelle (et non érotique, l'Antiquité faisant sur le plan médical une distinction nette entre les deux notions).

La cause de l'hystérie est ainsi, pour Galien, un phénomène purement mécanique, résultat de la continence. Nous verrons que le Christianisme, plus tard, va introduire une orientation toute différente. A la suite des premiers Pères de l'Église, Saint-Augustin prend la position selon laquelle la continence est une vertu, l'union sexuelle n'étant justifiée que dans la mesure où elle est nécessaire à la procréation et à la condition d'être délivrée de toute suggestion de plaisir sensuel, celui-ci étant l'oeuvre des esprits malins. Galien a beaucoup écrit également sur l'hygiène, la diététique, la phytothérapie, et surtout la pharmacologie. On parle d'ailleurs de nos jours encore de la pharmacie galénique ou de la thérapeutique galénique. Cette thérapeutique galénique associait la saignée, les purgatifs, les révulsifs, l'hygiène, la diététique, la phytothérapie et surtout la pharmacologie. Malgré ses conceptions organicistes plus marquées qu'Hippocrate et son intérêt pour l'anatomie et la physiologie, Galien restait malgré tout très marqué par la philosophie de Platon. Il va chercher constamment à faire entrer ses descriptions scientifiques et expérimentales dans un système métaphysique finaliste et monothéiste profondément imprégné de cette philosophie de Platon. D'ailleurs, Marc Aurèle qui fut lui même un philosophe stoïcien plus encore qu'empereur romain, considérait Galien comme le seul philosophe de "son temps". Nous savons que la pensée de Platon a été reprise par la religion chrétienne avec d'abord Saint-Augustin au IVème siècle et bien plus tard par Saint-Thomas d'Aquin au XIIIème siècle. En effet Platon, dans Phédon, décrit sa conception de l'âme : "l'âme cherche à se détacher de la prison du corps, découvre dans la réminiscence des idées la certitude d'une vie antérieure et dans la parenté de l'Âme avec l'Idée, l'expérience d'une vie future. Le désir s'élève de la beauté des corps à la beauté des âmes, puis à la beauté de la connaissance pour atteindre la contemplation du beau absolu". L'âme est unie au corps, dit Platon, mais d'une façon purement temporelle. Comme Galien était platonicien, les Pères de l'Église ont annexé ses écrits. C'est ainsi que la pensée de Galien est devenue pour les chrétiens une référence plus importante que la pensée d'Hippocrate. Ainsi Galien va devenir pour quatorze ou quinze siècles le seul médecin conforme à l'orthodoxie chrétienne, le seul qui soit parfaitement en accord avec le dogme. Après Galien, commence le déclin de la médecine qui ne se relèvera qu'à l'époque de la Renaissance. La révolution médicale antique amorcée par Hippocrate va rester figée par le dogme qui va s'incarner dans la pensée galénique et dont il ne faudra absolument pas s'écarter. Les foudres de l'Église, l'excommunication, voire le bûcher, seront souvent la conséquence de la contestation de Galien.

2 - Le Christianisme et la Théorie du Péché et de la Punition

La notion de maladie liée au péché n'est pas née dans le Christianisme mais elle existait déjà dans la tradition babylo-judaïque, chez les Hindous, les Égyptiens, les Aztèques et les Incas. Il y avait dans ces civilisations un lien très fort entre maladie, mal, malédiction et péché. C'est la pensée de Saint-Augustin qui va surtout dominer au début du Christianisme. Il va adopter deux positions qui domineront les idées pendant des siècles :

- l'une, est la substitution au concept païen qui voit dans la sexualité une fonction naturelle, de l'idée chrétienne d'une relation étroite entre péché et érotisme. L'union sexuelle n'est justifiée que dans la mesure où elle est nécessaire à la procréation, et à la condition d'être délivrée de toute suggestion de plaisir sensuel, celui-ci étant pour Saint-Augustin l'oeuvre des démons impurs. La continence sexuelle est donc une vertu, si bien que lui attribuer un rôle pathogène, comme le faisaient Hippocrate et Galien, est impensable.
- l'autre est la distinction entre maladies naturelles et possessions, pour laquelle Saint-Augustin ne propose d'ailleurs aucun critère, en dehors du fait que les premières relèvent de la médecine (tout en étant susceptibles de guérir miraculeusement), alors que les secondes ne peuvent être éliminées que par des moyens surnaturels.

Nous verrons que ces idées augustiniennes seront surtout développées au Moyen Age et vont jouer un rôle central jusqu'à la Renaissance. Il faut savoir toutefois qu'elles persistent même de nos jours dans une pensée chrétienne fanatique. Dans l'Ancien Testament, on retrouve cette conception générale de la maladie-punition.

On sait que Myriam, la soeur de Moïse, eut la lèpre pour avoir conspiré contre son frère, que la femme de David fut frappée de stérilité pour s'être moquée de la foi de son époux, et que Job fut frappé des maladies les plus terribles.

Dans le Nouveau Testament, on retrouve également de nombreux exemples montrant que le Christ, à plusieurs reprises, assimile la maladie au péché.

Dans l'Évangile selon Saint-Matthieu, il est écrit : "Jésus étant entré dans une barque, repassa le lac et vint à la ville, et voilà qu'on lui présenta un paralytique couché sur son lit; et Jésus, voyant leur foi, dit au paralytique : "Mon Fils ayez confiance; vos péchés vous sont remis... Or, afin que vous sachiez que le Fils de l'Homme a sur la terre le pouvoir de remettre les péchés : levez-vous, dit-il alors au paralytique, emportez votre lit, et vous en allez en votre maison. Et il se leva et s'en alla en sa maison".

Dans les Évangiles selon Saint-Marc, Saint-Luc et Saint-Jean, on retrouve encore la notion de paralysie liée au péché et la guérison de ces paralytiques par Jésus.

Pour les premiers chrétiens, la maladie, qui était donc une punition pour avoir péché et qui pouvait être guérie par l'intervention divine, ne devait pas être confiée au médecin. La médecine était conçue comme un art païen et par ce fait suspecte.

On interdisait aux baptisés l'usage des médicaments car le Christianisme s'affirmait comme une force spirituelle capable d'une prise en charge totale de l'homme.

Le péché était donc responsable du mal moral et du mal physique et le Christ apparaissait dans les Évangiles comme le médecin des âmes et du corps. Comme nous l'avons vu, il guérit à plusieurs reprises. Il eut le pouvoir de "laver" les péchés des hommes mais à condition qu'ils aient la foi. On trouve dans les Évangiles cette notion importante qu'il ne peut y avoir de guérison sans croyance. Quand Jésus guérit les dix lépreux, il dit aux Samaritains : "levez-vous; allez, votre foi vous a sauvés" (Évangile selon Saint-Luc - XVIIème). Il en est de même pour la femme atteinte depuis douze ans d'une "perte de sang", il lui dit : "Ma fille, ayez confiance, votre foi vous a sauvée." La guérison de la veuve de Jéricho passa également par le processus de la foi. Jésus dit à la veuve guérie : "voyez, votre foi vous a sauvée." Les guérisons miraculeuses opérées par le Christ et racontées dans l'Évangile sont au nombre de dix-sept. Les maladies du corps pour l'Évangile sont des maladies de l'âme. La guérison corporelle doit d'abord être une guérison spirituelle. Les miracles du Christ sont tous des oeuvres de miséricorde, de bienfaisance, de charité. Il "lave" les péchés parce qu'il est bon mais il faut aussi que le pécheur ait la foi. Le péché qui est inscrit dans l'humanité fait référence au péché originel. La maladie est une punition. Pendant plusieurs siècles, l'Église et les prêtres s'intéresseront aux malades. Il faudra attendre la Renaissance pour voir une amorce de séparation entre Église et Médecine, mais qui sera plus nette au XVIIIème siècle. Cependant, de nos jours, dans certaines sectes, on recommande aux adeptes de ne pas consulter les médecins parce que la guérison de leurs maux doit passer par la croyance au "gourou".

3 - LE MOYEN AGE ET LA THÉORIE DÉMONIAQUE

L'ordre de l'Occident médiéval repose essentiellement sur l'Église et la religion et tout ce qui menace cet ordre est suspect d'hérésie. Le malade va exprimer son malaise en fonction du langage de la culture religieuse : le mal ne peut venir que du diable ou de ses suppôts. Les médecins sont tous des clercs, c'est-à-dire soumis à l'autorité religieuse qui pourchasse les "dissidents", ce qui a bien pu attirer le diable et elle va trouver des boucs émissaires choisis parmi ceux qui sont hors de l'Église, donc hors société : les Juifs, les Arabes, les Gitans, les banquiers, les lépreux, les prostituées, les mendiants, les nomades, les comédiens, les joueurs. Comme l'écrit Yves Pélicier : "Au XIIIème siècle, l'Inquisition sera en quelque sorte le moyen thérapeutique appliqué à ces malades atteints du démon. Ces malades "atteints du démon" sont considérés comme des hérétiques et soumis donc au même châtiment que ces derniers. Dans chaque localité il y a un tribunal inquisitorial qui, après une prédication publique, accorde un temps de grâce pendant lequel "le coupable" avouant spontanément son erreur peut être pardonné. Puis commence l'interrogatoire systématique de la population. Les suspects sont examinés sans pouvoir bénéficier de l'aide d'un avocat; les noms des témoins déposant contre eux restent secrets. La "question" ou torture, qui ne semble pas attestée avant 1260, est très souvent employée par la suite. L'enquête achevée, les inquisiteurs prennent conseil des prélats et des notables. Les sentences sont proclamées au cours d'un "sermon public". Beaucoup plus fréquente que la peine de mort, apparaît la peine de prison perpétuelle ou temporaire; elle s'accompagne de la confiscation des biens. Par contre, aux XIVème et XVème siècles, les malades "atteints du démon" furent accusés de sorcellerie et assez souvent brûlés sur le bûcher. A cette époque, c'est surtout la femme qui était considérée comme une créature diabolique et qui était accusée de sorcellerie. Cette époque voyant en effet se développer dans l'Église, l'idéal ascétique et le célibat des prêtres tandis que la vie monastique devenait le refuge des esprits les plus doués, la femme devenait la suprême tentatrice et l'obstacle à cette vie spirituelle pure et chaste. La misogynie devenait donc une conséquence inévitable.

4 - Le XVIème siècle avec la Renaissance et le retour des théories antérieures plus la théorie alchimique et astrologique

La Renaissance permet, grâce à l'imprimerie, la diffusion de l'oeuvre de Galien qui est entièrement imprimée à Venise dès 1550, alors qu'Hippocrate, dès 1525, est traduit et édité avec un soin qui tranche avec la médiocrité antérieure. Donc, après plusieurs siècles d'obscurantisme, les médecins découvrent l'importance de ces travaux anciens que l'Église a laissés à l'état d'ébauche. On reparle donc de la théorie des humeurs, de la théorie de l'atrabile mais la théorie démoniaque est encore vivace et la sorcellerie se développe dans toutes les cultures.

Comme l'écrit Alain Péron dans sa thèse : "A cette époque, par l'interrogatoire, on va chercher la fameuse "marque du diable" où l'on explore le corps de la victime avec de longues aiguilles, à la recherche d'une hypothétique "plaque d'asthénie". Les crimes des sorcières sont multiples : profanation du culte, participation au sabbat et union charnelle avec le démon (l'incube, démon masculin qui abusait d'une femme pendant son sommeil et le succube, démon femelle qui venait s'unir à l'homme), envoûtements, sorts et maléfices sur les hommes, les biens et le bétail. On les accuse également de tuer les jeunes enfants afin de confectionner un onguent avec leur graisse et de rendre les hommes mariés impuissants et stériles (noeud de l'aiguillette). Des Juges comme Nicolas Rémi, Henri Boguet et Pierre de Lancre, publient leurs sentences et conduiront au bûcher des milliers de sorcières. C'est la publication du Malleus Maleficarum, en 1486, qui sera le point de départ de la "chasse aux sorcières" durant deux siècles. Les médecins de l'époque comme Fernel, Platter Ambroise Paré, Paracelse, admettront la thèse démoniaque même s'ils incitent à la clémence. C'est justement Paracelse qui va élaborer une théorie originale fascinant les milieux médicaux : la théorie alchimique et astrologique. Théophraste Bombast Van Hoenheim, dit Paracelse, va être initié à l'alchimie par un moine bénédictin de Wurzbourg, Johannes Heinderberg dit Trithème, astrologue et adepte des théories juives de la Kabbale; cette tradition ésotérique, datant du deuxième siècle après Jésus-Christ, s'appuyait sur les textes de l'Ancien Testament, sur un symbolisme oriental et sur l'astrologie et prônait une ascèse pour faire réapparaître dans l'homme son origine divine. Paracelse aura une vie tourmentée, marquée de nombreux voyages qui le conduiront à Vienne où il s'initiera à l'hermétisme philosophique de l'alchimiste Basile Valentin, moine d'Erfurt. Il arrive enfin à Paris, vers 1517, pour étudier la médecine à l'Université de Paris. Il éprouve une grande sympathie pour les écrits subversifs d'Abelard, le moine châtré. Il a appliqué en thérapeutique le principe de base de l'homéopathie, dit, principe de similitude, qui d'ailleurs existait en certains écrits hippocratiques alors que Galien utilisait les principes des contraires de l'allopathie. Paracelse a mis en oeuvre le principe de similitude en introduisant l'alchimie minérale dans la thérapeutique (iatrochimie); le choix de chaque métal est guidé d'abord par l'observation de sa toxicité spécifique en sachant que la "dose seule fait que le poison est insensible"; ensuite, la maladie qui présente des symptômes analogues à ceux observés en toxicologie sera traitée à très faible dose par le métal choisi. C'est ainsi que Paracelse a le premier introduit le mercure dans le traitement de la syphilis et le fer pour lutter contre l'anémie. Non seulement Paracelse s'est intéressé aux métaux, mais il s'est intéressé aussi aux herbes médicinales et Jean Baudet, dans ses "Histoires de la Médecine" écrit que l'étude Paracelsienne des herbes médicinales s'appuie sur la symbolique, à savoir que la forme de la plante doit révéler son action thérapeutique. Cependant, ce qui ressort le plus de la doctrine alchimique de Paracelse c'est la correspondance entre le macrocosme (l'univers) et le microcosme (l'homme) avec pour chacun trois principes : le sel, le soufre et le mercure pour l'univers correspondant à l'esprit, l'âme et le corps chez l'homme C'est la théorie alchimique de l'unicité de la nature basée sur le panthéisme et le vitalisme, d'où découlent des affirmations telles que les métaux sont des êtres vivants ou encore que la santé de chaque homme est sous la dépendance des astres. D'ailleurs, pendant tout le moyen âge et jusqu'au XVIIème siècle, l'astrologie était considérée comme une vision rationnelle du monde, en particulier par des savants éminents comme Galilée qui tirait des horoscopes ! Paracelse lui même faisait des "prédictions". Il sera suivi quelques années plus tard par un médecin célèbre de Montpellier, Michel de Notre-Dame, dit Nostradamus. Paracelse aura également été inspiré par le Corpus-Hermeticum, traduit en Latin vers la fin du XVème siècle par Marsile Ficin médecin de Cosme de Médicis, féru d'astrologie et d'occultisme. Ce Corpus-Hermeticum expose l'hermétisme, digne successeur des mystères hellénistiques. Cette doctrine ésotérique prétendait qu'Hermès Trismégiste était le père de l'alchimie. D'après cette doctrine tout s'expliquerait dans la nature par le sel, le soufre et le mercure. L'hermétisme a pour objet la transmutation des métaux et la médecine universelle. La maladie étant produite par la rupture dans le corps de l'équilibre entre les trois principes précités, l'adepte se proposait de trouver un remède capable de le rétablir. Il faut signaler également que Paracelse s'était intéressé à l'importance de la suggestion dans les processus thérapeutiques puisqu'il écrivait à son époque : "supprimez l'imagination et la confiance, vous n'obtiendrez pas les phénomènes magnétiques." Il donnait donc déjà un rôle important à l'esprit dans le déterminisme des manifestations physiques. De nos jours, il n'y a plus beaucoup d'alchimistes car la physique et la chimie ont imposé leur efficacité. Cependant, on note une reviviscence de l'astrologie, des prédictions et des guérisseurs, aidés en cela par les médias pour satisfaire un public avide d'obscurantisme et des malades qui se veulent déçus par la médecine actuelle. Rappelons pour terminer, que le XVIème siècle est celui qui connaît Vésale, le découvreur de l'anatomie humaine. Jusqu'au début du XVIème siècle, la connaissance du corps humain était rudimentaire et reposait essentiellement sur des modèles animaux.

5 - LE XVIIÈME SIÈCLE AVEC LA THÉORIE DES ESPRITS ANIMAUX ET LA THÉORIE DES VAPEURS

La science du XVIIème siècle est marquée par l'étude des mouvements de la nature. Mouvement du sang avec la découverte de la circulation sanguine en 1628 par William Harvey, mouvement des planètes avec la théorie de gravitation de Newton, mouvement des micro-organismes avec la découverte du microscope par Jansen, amélioré par Galilée.

On pense que la vie mentale est elle aussi liée à un mouvement, la circulation des esprits animaux, à la suite des travaux de Descartes, décrit dans le "Traité des Passions de l'Âme" (1649) et le "Traité de l'Homme" (1632-1664).

Descartes va montrer que les passions sont toujours accompagnées de modifications physiologiques et va chercher à expliquer par quels mécanismes les phénomènes corporels retentissent dans l'âme : c'est l'effet, selon lui, "des esprits animaux" sur une petite glande située dans le cerveau, dite glande pinéale.

La pensée de Descartes au XVIIème siècle est importante car elle introduit, en France essentiellement, un dualisme âme-corps qui se situe d'ailleurs dans la tradition chrétienne.

Dans les"Méditations Métaphysiques" (1641), Descartes a traité de la réelle distinction qui existe entre l'âme et le corps de l'homme. Dans la *Méditation Sixième*, il écrit ceci : "Il est certain que moi, c'est-à-dire mon âme, par laquelle je suis ce que je suis, est entièrement et véritablement distincte de mon corps, et qu'elle peut être ou exister sans lui." Toutefois il en reconnaît dans certains cas leur union quand il dit : "La nature m'enseigne aussi, par ces sentiments de douleur, de faim, de soif, etc., que je ne suis pas seulement logé dans mon corps ainsi qu'un pilote en son navire, mais outre cela je lui suis joint très étroitement et tellement confondu et mêlé que je compose comme un seul tout avec lui." Cette union entre l'âme et le corps chez Descartes se fera essentiellement quand il s'agira des sens et par l'intermédiaire de cette fameuse glande pinéale.

Si les passions et les émotions vont mobiliser la circulation sanguine et entraîner la libération des esprits animaux, inversement les mouvements de ces esprits vont créer les émotions de l'âme. Cette théorie des esprits animaux, en vogue au XVIIème siècle, était une des premières théories psychosomatiques expliquant les rapports entre le soma et la psyché. Cette théorie des esprits animaux du XVIIème siècle faisait partie de la pensée iatromécanique. Cette pensée iatromécanique, qui tirait son origine de la réflexion cartésienne et de la découverte de Harvey, voulait montrer que le corps était une machine qui fonctionnait suivant les lois de la statistique et de l'hydraulique. Les partis solides étaient plus importantes que les humeurs. A l'opposé de cette pensée iatromécanique s'était développée la pensée iatrochimique. Elle prolongeait les travaux de Paracelse mais elle était essentiellement l'oeuvre du belge Van Helmont. Cette pensée indiquait que le corps était sous la dépendance d'une âme sentante ou principe vital, appelé l'archée, qui siège dans l'estomac. Les processus physiologiques, la digestion en particulier, mettent en oeuvre des ferments. Ce sont ces ferments que l'on a appelés d'une manière générale les vapeurs ou exhalaisons humorales. Ces vapeurs montaient au cerveau et entraînaient des malaises. On disait à l'époque qu'on "avait ses vapeurs".

La thérapeutique qui a bénéficié de l'apport de l'iatrochimie, s'est inspirée des méthodes galéniques qui, elles mêmes, étaient fondées aussi sur une stratégie humorale : saignée, purge, vomitif, vésicatoire. C'est cette thérapeutique qui est bien exploitée et bien décrite dans les pièces de Molière et en particulier dans le "Malade imaginaire".

Le XVIIème siècle va être également marqué toujours par la pensée démoniaque qui persiste et l'on assistera au cours de ce siècle aux grands procès de sorcellerie. Rappelons simplement les trois grandes affaires qui dominèrent en France la scène judiciaire en matière de sorcellerie : en 1611, à Aix-en-

Provence, Madeleine de la Palud accuse le curé Gaufridy de l'avoir ensorcelée et l'envoie au bûcher; en 1632, à Loudun, Jeanne des Anges, Prieure des Ursulines, accuse le curé Urbain Grandier de maléfices, il est exécuté en 1634. En 1634, à Louviers, les convulsions de Madeleine Bavent amènent à suspecter le curé Mathurin Picard qui meurt en 1642 et échappe au procès.

Tous ces prêtres sont accusés de sorcellerie et de débauche à l'égard des femmes; la preuve de cette infamie ressort des crises et des contorsions que font ces femmes, religieuses ou laïques, dont ces prêtres assumaient la direction morale.

6 - LE XVIIIÈME SIÈCLE AVEC ENCORE LA THÉORIE DES VAPEURS ET LA THÉORIE DU MAGNÉTISME ANIMAL

C'est le siècle de l'individualisation des spécialités. C'est aussi celui de la vaccination avec la vaccine antivariolique et la découverte de la vaccine par Jenner qui vaccine son premier sujet le 14 Mai 1796. C'est une des plus grandes dates de l'histoire de la médecine.

La contribution des philosophes du XVIIIème siècle au développement de la Médecine Mentale va être considérable, par exemple Diderot, dans ses "Éléments de Physiologie" (1774) traite le psychisme comme une fonction naturelle du corps.

La théorie des vapeurs, qui avait été déjà émise au siècle dernier, va prendre au XVIIIème siècle une importance encore plus grande grâce à Pierre Pomme, né à Arles en 1735, qui publie en 1763 la première édition de son "Traité des Affections vaporeuses des deux sexes ou maladies nerveuses vulgairement appelées "maux de nerfs". Pomme appelle affection vaporeuse une affection générale particulière du genre nerveux, qui en produit l'irritabilité et le racornissement; elle est appelée hystérique chez les femmes parce que les anciens regardaient les différents dérangements de la matrice comme l'unique cause de cette maladie. On l'appelle hypocondriaque chez les hommes, ou mélancolique, parce que les mêmes auteurs en ont établi la cause dans les hypocondres et dans les viscères du bas-ventre. Le traitement des affections vaporeuses passera par les délayants et les humectants, c'est-à-dire les bains domestiques simples, composés tièdes et froids, les lavements rafraîchissants (on prenait des clystères suivant l'expression de l'époque et très en vogue déjà au XVIIème siècle), les fermentations tièdes avec les herbes émollientes, les tisanes rafraîchissantes, l'eau de veau ou d'agneau ou de poulet, le petit lait clarifié, les bouillons de poulet, d'agneau, de mou de veau, de grenouille ou de tortue, les potions huileuses et mucilagineuses et enfin les eaux minérales rafraîchissantes en préférant les plus légères.

Parallèlement à cette théorie des vapeurs, apparaît une autre théorie expliquant les "affections nerveuses", la théorie du magnétisme animal. Elle est incarnée par Franz Anton Mesmer, jeune médecin allemand qui s'installe à Vienne où il utilise avec succès dans ses premières cures des aimants par application directe sur le corps. Il acquiert une notoriété qui déclenche l'hostilité du Corps Médical Viennois. Il affirmait que les êtres humains, comme les corps célestes, étaient liés entre eux par une énergie spécifique, le "fluide magnétique" et que, par l'intermédiaire de ce fluide, il était possible à un sujet de provoquer chez un autre sujet des modifications psychiques et somatiques importantes. Ainsi, il expliquait des phénomènes considérés avant lui comme relevant d'une influence divine, maléfique, ou relevant de la passion, ou encore déterminés par des vapeurs. Ce fluide n'avait rien de surnaturel pour Mesmer, mais il représentait une force physique explicable par les lois de la nature, une sorte de manifestation dans le domaine de l'humain, du principe de l'attraction universelle. Il a donné le nom de magnétisme animal à cette manifestation par rapport au magnétisme minéral et il écrivit sa Théorie du Magnétisme Animal en 1779. Chassé de Vienne, il s'installe à Paris en 1778 et invente son "célèbre baquet" : c'était une cuve de deux mètres de diamètre, remplie d'eau, avec un mélange de limaille de fer et de verre pilé pour réaliser la fameuse "eau magnétisée"; du couvercle émergeaient des tiges de fer dont les malades, placés autour du baquet en thérapie de groupe, devaient se toucher par les pouces et appliquer la pointe des tiges de fer sur leur mal. Il y avait une majorité de femmes autour de ce célèbre baquet. Puis le Maître faisait son entrée, souvent vêtu d'habits de soie, couleur lilas, et accompagné d'une musique de Mozart. Il regardait ses patients, les effleurait (les fameuses passes) et déclenchait quelquefois chez certains d'entre eux, des crises convulsives ou des décharges somatiques qui entraînaient le soulagement de ces malades et la disparition de leurs symptômes.

Installé d'abord à l'Hôtel Bouillon de la place Vendôme, le baquet a dû être transporté dans un autre hôtel du quartier Montparnasse, transformé en une somptueuse clinique. Mesmer avait commencé à faire des thérapies individuelles en appliquant des aimants sur le corps des malades pour modifier les forces magnétiques qui étaient responsables de la maladie mais, comme sa renommée devenait de plus en plus importante, il ne pouvait plus travailler en thérapie individuelle et fut obligé de prendre les malades en groupe, d'où l'idée du baquet.

Mesmer eut beaucoup d'imitateurs et la "manie du baquet" dura Jusqu'en 1785. Il faut dire que ce rituel créé autour du baquet entraînait une modification de l'état de conscience, aboutissant à une léthargie ou à une transe, déclenchant la "fameuse crise".

Les hôtels de Mesmer étaient le rendez-vous du tout Paris de l'époque. Mais, bien que protégé par Laplace et Cuvier, il se heurta à la Faculté de Médecine et dut quitter Paris pour Spa en Belgique. Delson, un de ses anciens disciples, suscita la création d'une commission destinée à apporter une caution scientifique au magnétisme animal. En 1784, Louis XVI nomma deux Commissions composées de membres éminents de l'Académie des Sciences et de la Société Royale de Médecine. Parmi ces membres se trouvaient entre autres, Benjamin Franklin, Lavoisier, de Jussieu, Guillotin. Les conclusions des deux Commissions daignèrent tout caractère scientifique à cette méthode. Pour elles, le fluide universel n'existait pas et le "Mesmérisme" était également condamné pour sa teneur érotique dangereuse et ses moeurs douteuses...

Mesmer déçu se retira plus tard sur les bords du Lac de Constance où il pratiqua jusqu'à sa mort, en 1815, la médecine rurale. Nous avons vu que Mesmer eut beaucoup d'imitateurs, mais une des figures marquantes de ce XVIIIème siècle fut le Marquis de Chastenet de Puységur.

Il pratiquait lui aussi les expériences de magnétisme animal autour du baquet mais le remplacera progressivement par un arbre aux branches duquel étaient fixées des cordes que les patients attachaient autour de la taille. Il découvrit en 1784 le "somnambulisme artificiel" par opposition au somnambulisme naturel spontané et remarqua que, dans cet état, on pouvait agir sur les symptômes par la parole.

Le modèle de la crise mesmérienne est abandonné au profit d'une action fondée sur le dialogue verbal. La cure pratiquée par Puységur était assez complexe : il effectuait toujours les "passes" mais en donnant en plus au malade de l'eau magnétisée et des amulettes et en privilégiant ce qu'il appelait la "sympathie morale et physique" du médecin à l'égard de son patient. Puységur rappelait souvent ces deux mots devenus célèbres :

"Croyez et Veuillez". Désormais, deux théories différentes allaient s'affronter :

- la théorie physiologique de Mesmer, qui était la théorie fluidiste,

- la théorie psychologique de Puységur, qui était la théorie animiste.

Cependant, si l'Académie Royale des Sciences et la Société Royale de Médecine avaient condamné le Mesmérisme, elles donnaient de l'importance au pouvoir de l'imagination prôné par le Marquis de Puységur. En effet, en rendant leur verdict, elles avaient dit : "L'Imagination sans magnétisme produit des convulsions, le magnétisme sans imagination ne produit rien."

Puységur avait gagné contre Mesmer.

Le Magnétisme Animal était condamné et le facteur psychologique reconnu. Il faut signaler à ce propos que déjà, comme nous l'avons vu, Paracelse au XVIème siècle écrivait : "Supprimez l'imagination et la confiance, vous n'obtiendrez pas les phénomènes magnétiques." Un autre personnage important de ce XVIIIème siècle est l'Abbé de Faria. Portugais d'origine, il arrive à Paris en 1788 et participe à la Révolution. Il ouvre en 1813 un cours public de magnétisme.

Adversaire du mesmérisme, il est, selon les termes mêmes de Schultz, véritablement le premier à utiliser rationnellement la suggestion verbale. Estimant que le sommeil artificiel dépend essentiellement de la volonté du patient et non de celle du thérapeute, il introduit le terme de "concentration", utilisant alternativement des techniques de suggestion de trois types :

- concentration de la pensée les yeux fermés,

- concentration de la pensée les yeux ouverts,

- concentration de la pensée avec attouchements en divers points du corps. Personnage pittoresque dont la renommée s'effondre, il sera immortalisé par Alexandre Dumas qui en fera un des personnages du Comte de Monte-Cristo. On le retrouvera emprisonné au Château d'If. Sa mémoire sera réhabilitée par Bernheim, Janet et Egas Moniz qui écrira sa biographie.

Mais le XVIIIème siècle n'est pas seulement le siècle des "Vapeurs" et du "Magnétisme Animal". Il est aussi le siècle où l'on commence à isoler des affections corporelles qui seraient liées à des manifestations psychiques. C'est en 1769 que le médecin écossais William Cullen donne le terme de "névroses" à des affections que l'on désignait autrefois par "maladies nerveuses", catégorie déjà isolée depuis un siècle par la médecine britannique. Les anciens auteurs, bien sûr, connaissaient l'hystérie comme nous l'avons dit depuis Hippocrate, l'hypocondrie depuis Diocles de Caryrte et Galien. Mais c'est à Willis, en 1667, puis à Sydenham en 1682, qu'il convient d'attribuer le regroupement de maladies nerveuses reliées à l'épilepsie et au tempérament convulsif et surtout l'inscription de l'hystérie et de l'hypocondrie dans cette catégorie de troubles.

Aux théories anciennes, en particulier aux théories galéniques des vapeurs et des humeurs, on oppose après Willis et Sydenham l'idée d'un dysfonctionnement global du système nerveux, responsable des troubles protéiformes de l'hystérie et de l'hypocondrie.

Un autre écossais, Robert Whytt, assurera le succès de la notion de "maladies nerveuses". Il décrit, à côté des maladies nerveuses caractérisées comme l'hystérie et l'hypocondrie, des troubles nerveux "simples", liés à une "faiblesse inhabituelle du système nerveux" et comportant "des tremblements, des palpitations, des lipothymies, des phénomènes convulsifs liés à la peur, à la surprise, au deuil et à d'autres états émotionnels". A l'ère "pré-neurologique", ces maladies regroupent encore un ensemble de troubles disparates, dont la seule unité réside dans une conception physio-pathologique impliquant l'altération de la sensibilité nerveuse "sympathique". C'est cette première conception scientifique des maladies nerveuses qui fera parler à leur propos de "troubles sympathiques" ou de "troubles neurovégétatifs" ou encore de dystonie neurovégétative.

Les "névroses" de Cullen seront décrites dans le droit fil des conceptions précédentes et notamment de celles de Robert Whytt, énoncées quatre ans plus tôt en 1765. Boerhaave de Leyde professait une théorie selon laquelle l'état de maladie survenait quand les fibres étaient relâchées ou raides, les vaisseaux dilatés ou obstrués, les parties liquides affectées en quantité (pléthore ou carence), en qualité (fluidité, épaississement, cacochymie). Cette importance donnée à la fibre et à sa tension rappelait les travaux de Whytt et l'origine neurovégétative, sympathique et parasympathique des "maladies nerveuses". Nous savons que cette théorie de la dystonie neuro-végétative aura eu un succès très important dans la pensée médicale et se perpétue encore de nos jours.

7 - LE XIXÈME SIÈCLE ET LES THÉORIES PSYCHOLOGIQUES

C'est un des plus grands siècles pour la médecine scientifique, car c'est celui de Claude Bernard et de son ouvrage sur l'"Introduction à la Médecine Expérimentale" (1855), de Laennec et de son "Traité de l'Auscultation Médiate" (1819) des travaux de Pasteur (1822-1895), de l'avènement de l'anesthésie, de l'antisepsie, de la radiologie médicale.

Le mouvement des idées dans la psychiatrie du XIXème siècle est étroitement dépendant des progrès des sciences et du développement de la psychologie. En psychologie, le fluidisme de Mesmer qui a été condamné en 1784 par deux commissions de scientifiques, est remplacé comme nous l'avons vu par l'animisme de Puységur et de l'Abbé Farla. Désormais, ce n'est plus le fluide qui entraîne des manifestations corporelles, c'est l'imagination, c'est-à-dire le psychisme. On ne va plus traiter les malades par le magnétisme mais par la suggestion. L'animisme va donner lieu à l'avènement très important de l'hypnose qui marquera toute la thérapeutique psychosomatique du XIXème siècle, avec Berhneim, Liebault, Charcot, mais aussi Freud.

L'apport de Philippe Pinel dans ce siècle est important en France car sa "Nosographie philosophique", en 1818, marque le début de l'influence des méthodes anatomo-cliniques et la première relation établie clairement entre névroses et absence de lésion observable des structures nerveuses. Les névroses, selon Pinel, sont des troubles de la sensibilité et de la mobilité que n'accompagnent ni fièvre primitive, ni inflammation, ni lésion des structures... Elles reconnaissent des "causes morales", attribuables aux passions, et des causes "sympathiques" affectant le cerveau à partir de "réactions sympathiques" viscérales. Il est étonnant de constater que la pensée médicale du XIXème et du XXème siècles aura été plus imprégnée de cette origine "sympathique" des névroses que de l'origine "morale".

Une des grandes figures de ce XIXème siècle est l'américain Beard qui isole, en 1880, la neurasthénie correspondant à ce que Whytt appelait dans sa classification des névropathes, les "nerveux". Les symptômes de la neurasthénie étaient au nombre de six (la céphalée, l'insomnie, la dépression cérébrale avec un état mental particulier marqué par des troubles de mémoire, de la volonté et une inquiétude, l'asthénie neuro-musculaire, la rachialgie et la dyspepsie gastro-intestinale). A ces symptômes principaux, s'ajoutaient des symptômes secondaires comme des vertiges, des douleurs, des palpitations, des oppressions thoraciques, des troubles sexuels, des tremblements. Pour expliquer cette neurasthénie, on a vu réapparaître les théories anciennes, de l'humeur peccante, de l'atrabile, de l'archée, de la dystonie neuro-végétative mais surtout les théories digestives qui se sont organisées autour de deux conceptions, celle de la dilation de l'estomac et celle de la ptôse des viscères abdominaux. A ces deux théories digestives, s'est ajoutée la théorie génitale (affections des organes génitaux chez la femme et onanisme chez l'homme). On s'est rendu compte également que la neurasthénie survenait souvent après un surmenage ou des ennuis, mais qu'il y avait aussi très probablement un facteur constitutionnel entraînant une manière d'être et de réagir.

Les traitements proposés, associaient les règles d'hygiène, d'hydrothérapie, le massage, l'électricité et surtout l'action morale suggestive que le médecin devait exercer sur l'esprit du malade.

Donc, au XIXème siècle, le champ nosographique des névroses se partageait essentiellement entre trois entités protéiformes aux limites incertaines : la neurasthénie qui regroupait l'ensemble des troubles anxieux somatiques et psychiques, l'hystérie et l'hypocondrie.

Ce siècle a connu également les travaux du psychologue Pierre Janet qui a écrit en 1889, "L'Automatisme Psychologique" et, plus tard en 1919, son "Traité sur les Médications psychologiques".

La théorie des névroses de Pierre Janet repose sur la notion d'un déficit fonctionnel de l'énergie neuro-psychique (la tension psychologique).

Janet postule le caractère automatique et inférieur des phénomènes névrotiques relativement aux fonctions de l'adaptation au réel. Cette conception hiérarchisée et dynamique du fonctionnement psychique le conduit à considérer les névroses comme des troubles des diverses fonctions de l'organisme, caractérisés par l'arrêt du développement sans détérioration de la fonction elle-même.

Dans l'hystérie comme dans la psychasthénie, il distingue un processus psychogénique qui a son origine dans les événements vécus et les idées fixes et un subtratum organique, c'est-à-dire une prédisposition névrotique qu'il attribue à des facteurs héréditaires et constitutionnels.

La théorie de Pinel par exemple, dérivée des conceptions anatomo-cliniques, de "l'absence de lésion", lui semble très critiquable.

Mais c'est évidemment à Freud et à ses successeurs que l'on doit les apports essentiels au concept de névrose , une délimitation nosographique, longuement évolutive au cours de l'oeuvre freudienne, qui s'imposera pour longtemps à la psychiatrie, une conception théorique dont on sait qu'elle fut la pierre angulaire de l'édifice de la psychanalyse.

La genèse du concept de névrose va résulter chez Freud de l'interaction permanente de la pratique analytique et de l'élaboration des théories du fonctionnement mental fondée sur le primat de l'Inconscient. Il opposera dans une perception étiologique et étiopathogénique, les "névroses actuelles" (regroupant la névrose d'angoisse, la neurasthénie et l'hypocondrie) dont la cause devra être recherchée dans des désordres de la vie sexuelle actuelle, aux "psycho-névroses" dont le conflit sous-jacent dépend dc l'histoire infantile du sujet. Le terme de "névrose actuelle" apparaît dès 1898 dans l'oeuvre de Freud. L'opposition des névroses actuelles aux psychonévroses est essentiellement étiologique et pathogénique : la cause est bien sexuelle dans les deux types de névroses mais ici elle doit être cherchée dans les désordres de la vie sexuelle actuelle et non dans les événements importants de la vie passée. Par ailleurs, cette étiologie est somatique et non psychique. La source d'excitation, le facteur déclenchant du trouble se trouvent dans le domaine somatique tandis que dans l'hystérie et la névrose obsessionnelle il est dans le domaine psychique. Ce facteur serait, dans la névrose d'angoisse, l'absence de décharge de l'excitation sexuelle, dans la neurasthénie un soulagement inadéquat de celle-ci (masturbation par exemple).

Enfin, le mécanisme de formation des symptômes serait somatique (par exemple transformation directe de l'excitation en angoisse) et non symbolique. Freud n'a jamais abandonné ses vues sur la spécificité des névroses actuelles. Il les a à nouveau exprimées à différentes reprises, indiquant que le mécanisme de formation des symptômes serait à chercher dans le domaine de la chimie (intoxication par des produits du métabolisme des substances sexuelles). On verra que ce concept de névrose actuelle a conduit directement aux conceptions modernes sur les affections psychosomatiques.

La thérapeutique de ces névroses "à expression somatique" va passer essentiellement au XIXème siècle par l'hypnose. Elle sera la thérapeutique de choix des "nerveux". C'est James Braid qui, en 1843 en Angleterre, réfutera définitivement la théorie fluidique et, pour lui marquer son opposition, remplacera le terme de magnétisme par celui d'hypnotisme. Il énoncera une théorie neuropsychologique de l'hypnose, selon laquelle celle-ci est induite par la fixation visuelle et admettra plus tard la suggestion verbale. L'hypnose était donc entrée dans l'histoire. Cependant, la lutte entre les fluidistes et les animistes va se déplacer dans une nouvelle lutte mais cette fois entre les tenants d'explications physiologiques de l'hypnose et les tenants de l'explication psychologique.

En France, cette lutte va être représentée par deux écoles :

- l'École de Nancy,

- l'École de Paris.

- L'École de Nancy.

Cette École de Nancy va être représentée par deux personnalités importantes, d'une part Antoine Liébault (1823-1904) et d'autre part, Hyppolite Bernheim (1840-1919). Ils n'avaient pas tous les deux la même conception de l'hypnose bien que faisant partie de la même école. Liébault pensait que c'était le sommeil hypnotique qui créait la suggestibilité, alors que pour Bernheim les phénomènes de suggestion n'étaient ni fonction d'un état magnétique (Mesmer), ni fonction d'un état hypnotique (Braid), ni fonction d'un sommeil provoqué (Liébault) mais d'une propriété physiologique du cerveau : "la suggestibilité, c'est-à-dire l'aptitude à transformer une idée en acte."

L'hypnose est donc un état de suggestibilité imposé, provoqué par la suggestion. Le sommeil n'est plus indispensable et la suggestion peut exister même à l'état de veille.

- L'École de Paris.

En 1882, Jean-Marie Charcot fait une communication à l'Académie des Sciences. Il donna une nouvelle dignité à l'hypnose mais, pour lui, l'hypnose était considérée comme pathologique et rattachée à l'hystérie.

C'est cependant l'âge d'or de l'hypnose entre 1880 et 1890. De nombreux travaux lui sont consacrés. Le Premier Congrès International de l'hypnotisme expérimental et thérapeutique se tient en août 1889 à Paris et Freud va y assister. Le deuxième Congrès International se tiendra en 1890.

Après Liébault, Bernheim, Charcot, Pierre Janet va également s'intéresser à l'hypnose et en fera une des thérapeutiques psychologiques importantes, mais une personnalité domine, c'est celle de Sigmund Freud.

Âgé de vingt-neuf ans, Freud va passer quatre mois à La Salpêtrière, entre 1885 et 1886; il est convaincu de la réalité des phénomènes hypnotiques et découvre les vertus thérapeutiques de la catharsis et du phénomène de transfert.

Pendant l'été 1889, il se rend à Nancy afin de parfaire sa technique et reconnaît avoir reçu là, "les plus fortes impressions relatives à la possibilité de puissants processus psychiques demeurés cependant cachés à la conscience de l'homme".

On sait que Freud traita les hystériques par hypnose de 1889 à 1893. Il abandonna les traitements électriques (la faradisation, les courants galvaniques) pour utiliser l'hypnose.

Il a été influencé comme nous l'avons vu par Charcot, Liébault et Bernheim, mais surtout au départ par Breuer qui utilisait déjà l'hypnose à Vienne depuis 1880 sous la forme cathartique.

Son cas célèbre, Fraulein Anna O..., âgée de vingt et un ans (Bertha Pappenheim) décrit dans les Études sur l'Hystérie, a été la base de la réflexion de Freud sur l'importance de l'hypnose.

Rappelons ce cas brièvement : Anna O... était une grande hystérique qui, tombée malade pendant qu'elle soignait un père tendrement aimé, présentait une multitude de symptômes : hallucinations visuelles et auditives, paralysie des membres avec contractures et anesthésie, accès de toux nerveuse, algies de la nuque, troubles du comportement avec accès d'agressivité, troubles du langage, syncopes, troubles de l'écriture, idées de suicide.

Breuer utilisa la méthode cathartique symptôme par symptôme et affirma que dès qu'Anna O... se souvenait d'un événement traumatique, le symptôme disparaissait. C'est ce qu'il a appelé la "talking cure" ou encore "la narration dépuratoire". Elle fit disparaître les contractures, les paralysies, les anesthésies, les troubles de la vision et de l'audition, les névralgies, la toux, les troubles du langage. Mais Freud utilisa l'hypnose sous trois formes :

- la Suggestion Directe,
- la Méthode Cathartique,
- la Druckméthode ou méthode de pression des mains sur le visage ou le front. Il appelait parfois cette méthode, l'analyse hypnotique. Il utilisait souvent pour le même malade ces méthodes successivement, suivant les résistances qu'il rencontrait mais il privilégia l'une ou l'autre pour des malades précis.

- La Suggestion Directe

Il traita :

- Mathilde H. Jeune fille de dix-neuf ans qui souffrait d'une paralysie partielle des jambes mais qui présenta plus tard des troubles de l'humeur qu'il traita par la méthode cathartique. Il faut souligner que cette malade guérit spontanément le jour anniversaire de ses fiançailles.
- Anna Kresler, la mère du célèbre violoniste, atteinte elle aussi d'une paralysie des membres inférieurs.
- Élise Gomperz, la femme du grand philologue, qui souffrait de névralgies faciales .

- une jeune mère qui ne parvenait pas à allaiter son enfant. Elle guérit en quelques séances d'hypnose. Il en parlera dans son texte célèbre de 1892 : "Un cas de guérison hypnotique avec des remarques sur l'apparition de symptômes hystériques par la contre-volonté."

Mais Freud devint vite "fatigué" par la suggestion directe, par sa monotonie, par ses résultats inconstants, par la résistance des patients. Il l'abandonna pour passer à la méthode cathartique.

- La Méthode Cathartique

Il traita en particulier :

- Frau Emmy Von N... (Fanny Moser) âgée de quarante ans, le premier Mai 1889.
  C'était l'épouse d'un richissime horloger établi en Suisse.
  Elle présentait des troubles multiples depuis la mort de son mari : un bégaiement, un curieux claquement de la langue qui fut comparé au son qu'émet le coq de bruyère lors de l'accouplement, des tics, des douleurs des membres inférieurs, des douleurs du visage, des douleurs gastriques, des syncopes, des hallucinations.
  Freud l'hypnotisa pendant plusieurs semaines, tous les jours et parfois deux fois par jour (induction par le regard du doigt).
  Il associa à ce traitement des bains chauds et des massages bi-quotidiens. C'est avec Emmy Von N. que Freud comprit la limite de la méthode cathartique : elle ne permettait pas assez le libre cours des pensées et se rendit compte que l'arrêt du traitement entraînait des rechutes et que la malade guérissait par complaisance.
  On apprendra, quelques années plus tard, qu'Emmy Von N. n'était pas guérie effectivement et que Forel l'avait adressée pendant l'hiver 1893-1894 à la Clinique de Wetterstrand en Suède pour subir une cure de sommeil prolongée.

L'abandon de la méthode cathartique correspondait aussi à l'évolution de sa pensée et avec sa séparation progressive d'avec Breuer, à propos de leur divergence théorique : la théorie sexuelle pour Freud par rapport à la théorie des états hypnoïdes de Breuer.

- La Druckméthode

Il traita :

- Miss Lucy R. gouvernante anglaise âgée de trente ans, en 1892, pour une rhinite purulente à rechutes et surtout pour une perte de l'odorat. Freud mit en évidence le refoulement de l'amour de cette gouvernante pour son patron et la conversion somatique de l'idée inacceptable. Il fut satisfait du traitement.

- Fraulein Élisabeth Von R... âgée de vingt-quatre ans.
  Elle présentait des troubles de la marche et des algies des jambes l'empêchant de se tenir debout. Elle était atteinte d'astasie-abasie.
  Freud mit en évidence, par cette technique, que la douleur de la cuisse droite était liée à son père qui posait chaque matin sa jambe très enflée à cet endroit lorsque sa fille lui changeait les bandages.
  Il déclare qu'à la fin du traitement il vit danser Fraulein Élisabeth Von R...
- Fraulein Rosalie H... âgée de vingt-trois ans. Freud la traitait pour une dysphonie : elle apprenait le chant et avait une sensation d'étranglement de la gorge chaque fois qu'elle chantait. Freud, par l'analyse hypnotique, mit en évidence que la sensation d'étranglement était liée à une haine étouffée qu'elle éprouvait vis-à-vis de son oncle.
- Frau Cécilie M... Elle souffrait essentiellement d'une névralgie faciale extrêmement violente. Freud mit en évidence une conversation que Cécilie avait eue avec son mari, au cours de laquelle il lui fit une remarque blessante. Elle porta tout à coup la main à sa joue devenue douloureuse et s'écria : "c'est comme un coup reçu en plein visage".

Enfin, on sait que Freud abandonna définitivement ses pratiques hypnotiques du jour où une patiente se jeta à son cou à la fin d'une hypnose et au moment où entra dans la pièce une personne de service. Il raconte ce fait dans "*Ma Vie et la Psychanalyse*" écrit en 1926. Désormais, il allongera ses patientes sur un divan, lui étant derrière, et ne les touchera plus. Cette position lui permettra de voir sans être vu, comme il le dira. Il abandonnera donc la druckméthode en 1900. Freud ne croira plus en un traitement qui vise essentiellement et seulement la levée des symptômes. Sa pensée analytique s'élaborera de plus en plus et il traitera Dora par la technique psychanalytique.

Donc, pour résumer, c'est après un long cheminement que Freud abandonnera l'hypnose.

- tout d'abord, il abandonne la suggestion directe car la monotonie de l'induction le fatigue, les résultats sont inconstants et beaucoup de patients ne sont pas facilement hypnotisables.

- ensuite, il abandonne la méthode cathartique car elle fait trop référence aux états hypnoïdes de Breuer et elle ne permet pas le libre cours des pensées.

- enfin, le regard et le toucher des patientes peuvent entraîner des acting out préjudiciables à une élaboration psychique de bonne qualité.

Si l'on veut faire un bilan des traitements hypnotiques de Freud, on peut dire :

- qu'il a guéri, paraît-il, la jeune femme qui avait des difficultés d'allaitement.

- qu'il a vu danser Fraulein Élisabeth Von R. à la fin de son traitement.

- qu'il tient pour positif le résultat auquel il est parvenu avec Lucy Von R.

- mais qu'il ne se prononce pas dans le cas d'Emmy Von N. et de Cécilie. Or, on sait qu'elles n'ont jamais été délivrées de leurs troubles.

- en outre, on ne connaît pas l'évolution de la jeune mère, ni celle d'Élisabeth Von R. ou de Lucy R.

Bien que Freud, trente ans plus tard, se montrât sceptique quant à l'efficacité de l'hypnose, il gardera toujours une position très ambiguë vis-à-vis d'elle, lui faisant écrire par exemple en 1918 : "L'application de notre thérapie à de nombreux malades nous obligera largement à lier l'or pur de l'analyse au cuivre de la suggestion directe et l'influence hypnotique pourrait même y retrouver une place..."

En 1921, dans Psychologie Collective et Analyse du Moi, il écrira : "Sous beaucoup de rapports, l'hypnose est encore difficile à comprendre et se présente avec un caractère mystique."

Enfin, en 1923, on lira encore : "On ne peut pas surestimer l'importance de l'hypnotisme pour le développement de la psychanalyse. Au point de vue théorique et thérapeutique, la psychanalyse gère l'héritage qu'elle a reçu de l'hypnotisme.

Freud s'est beaucoup interrogé sur la relation entre l'hypnotiseur et l'hypnotisé et sur les facteurs de changement existant au cours de l'hypnose. On sait qu'il a insisté sur l'aspect érotique de la relation hypnotique, en disant que le rapport hypnotique consistait dans l'abandon amoureux total à l'exclusion de toute satisfaction sexuelle. Mais Freud a insisté surtout sur l'aspect de soumission dans la relation hypnotique, l'hypnotiseur prenant la place de l'idéal du moi du sujet; il jouerait le rôle du père tout puissant de la horde primitive. Mais, il s'est aussi interrogé sur le pouvoir des mots.

En 1890, il disait que les mots sont l'instrument essentiel du traitement psychique. Il écrivait : "Un profane trouvera sans aucun doute qu'il est difficile de comprendre comment des troubles pathologiques du corps et de l'âme peuvent être éliminés par de simples mots. Il aura l'impression qu'on lui demande de croire en la magie. Et il n'aura d'ailleurs pas tout à fait tort, car les mots que nous utilisons dans notre langage de tous les jours ne sont rien d'autre que de la magie édulcorée. Mais il faudra suivre un chemin détourné afin d'expliquer comment la science entreprend de restaurer les mots pour leur rendre au moins une partie de leur ancien pouvoir magique."

Pierre Janet est le deuxième personnage qui a marqué la fin de ce XIXème siècle et qui a joué en France un rôle très important.

En 1889, il écrit "*L'Automatisme Psychologique*" et décrit en particulier son cas célèbre, Marie.

Elle a dix-neuf ans quand elle est prise en hypnose par Janet. Elle présente une cécité de l'oeil gauche et une anesthésie de l'hémiface gauche. Pendant une séance d'hypnose elle va se souvenir d'un événement traumatique vécu à l'âge de cinq ans : on l'avait forcée malgré ses cris à coucher avec un enfant de son âge qui avait de la gourme sur tout le côté gauche de la face. Janet décrit son intervention : "Je la ramène avec l'enfant dont elle a horreur; je lui fait croire qu'il est très gentil et n'a pas de gourme. Après deux répétitions de cette scène, la sensibilité du côté gauche apparaît et, après l'hypnose, Marie voit clair de son oeil gauche."

Pierre Janet a décrit également la passion somnambulique pour expliquer la relation entre l'hypnotiseur et l'hypnotisé : "C'est un étrange état érotico-hypnotique, marqué par la puissance des tendances amoureuses des patientes somnambules pour leur hypnotiseur."

Enfin, il entreprend des travaux sur la psychogenèse de l'hypnose qu'il décrit dans son ouvrage de 1919 "*Les Médications Psychologiques*". Il émettra sa théorie de la dissociation. Freud a parlé de Janet à plusieurs reprises et en particulier dans "*Ma Vie et la Psychanalyse*".

Il écrit : "J'ai toujours traité Janet lui-même avec respect parce que ses découvertes ont été en parallèle, pendant un bon bout de temps, à celles de Breuer qui furent faites à une date antérieure et publiées à une date ultérieure". Ainsi, à la fin du XIXème siècle, l'hystérie allait nettement se détacher des autres entités nosographiques. Il faut dire qu'avant Charcot et Freud, Briquet y avait contribué par la publication de son Traité en

1859. Cet auteur avait décrit avec précision les caractères cliniques propres aux accidents hystériques, permettant à cette affection d'être séparée une fois pour toutes de l'épilepsie, de la neurasthénie, et de l'hypocondrie. Les recherches de Briquet méritaient à tous égards de fixer l'attention des observateurs, car il avait montré la nature psychique de cette affection. Hélas, son livre n'eut qu'un faible retentissement dans le milieu médical et la plupart des médecins restèrent indifférents et même sceptiques à l'égard de l'hystérie lorsque Charcot, vers 1870, inaugura par la description de la grande attaque et de l'hémi-anesthésie la série de ses belles études cliniques et de ses "Leçons du mardi" à la Salpêtrière. Mais la pathogénie de la névrose hystérique sera surtout élaborée par Freud et la théorie psychanalytique.

8 - LE XXÈME SIÈCLE AVEC LA THÉORIE PSYCHANALYTIQUE, LA THÉORIE PSYCHOSOMATIQUE ET LA THÉORIE DU STRESS

L'originalité de l'oeuvre freudienne a été marquée par la découverte de l'Inconscient. Elle fut vécue à l'époque comme une révolution culturelle, aussi bien dans la culture médicale que dans la culture en général. Nous avons vu, au cours de l'étude de l'hypnose, que Freud expliquait désormais les troubles hystériques par des refoulements de souvenirs pathogènes où le désir jouait un très grand rôle.

Il avait isolé, comme nous l'avons vu plus haut, deux types de névroses somatiques, les névroses actuelles (névrose d'angoisse, neurasthénie et hypocondrie) dont l'origine est à rechercher dans le présent et l'hystérie dont l'origine est à rechercher dans les conflits infantiles refoulés dans l'inconscient. La psychanalyse devait lui permettre de traiter les hystériques en faisant venir à la conscience les souvenirs pathogènes pour en permettre leur élaboration. Pour lui, les névroses actuelles n'étaient pas accessibles à la psychanalyse. Le travail psychanalytique ne pouvait être mené à bien que par l'organisation du transfert qui restera pour Freud le levier thérapeutique indispensable. L'origine du conflit chez l'hystérique sera le complexe d'Oedipe.

Pour parler des troubles somatiques de l'hystérique, Freud utilisera le terme de conversion, "ce saut du psychique dans l'innervation somatique", comme il le dira.

La conversion consistera en une transposition d'un conflit psychique et une tentative de résolution de celui-ci dans des symptômes somatiques moteurs (paralysie par exemple) ou sensitifs (anesthésie ou douleurs localisées par exemple).

Ce terme de conversion est corrélatif pour Freud d'une conception économique : la libido détachée de la représentation refoulée est transformée en énergie d'innervation. Mais ce qui spécifie les symptômes de conversion, c'est leur signification symbolique : ils expriment par le corps des représentations refoulées.

En France, la mort de Charcot en 1893 et l'arrivée à la tête de "l'École de la Salpêtrière" de Babinski, ont entraîné la neurologie française et par là même la médecine dans son ensemble, à assimiler les hystériques non pas à de vrais malades comme les avait décrits Freud, présentant une névrose sérieuse digne d'intérêt, mais à des simulateurs qui pouvaient être facilement guéris par la persuasion. Babinski a créé pour eux le terme de pithiatisme.

Les médecins formés à l'école de Babinski ont, pendant de nombreuses années, refusé, voire ignoré, les travaux de Freud sur la conversion hystérique. De nos jours encore, dans un certain nombre de services de neurologie, on méconnaît ces travaux.

En 1923, Groddeck (Médecin du sanatorium de Baden-Baden) écrit "*Le Livre du Ça*". Pour Groddeck, les malades psychosomatiques sont souvent de grands déprimés, des hypotoniques qui ont besoin pour sortir du monde dévitalisé qui les habite, d'être "vigoureusement stimulés et aimés". L'intérêt qu'on leur porte, la chaleur qu'on leur prodigue, voire le "nursing", ont ici valeur de "perfusion narcissique". C'est donc ce que Groddeck faisait avec son talent exceptionnel.

Si ses conceptions thérapeutiques pouvaient avoir une certaine justesse, par contre, ses conceptions théoriques l'étaient moins.

La théorie psychosomatique prendra surtout son essor avec les travaux de l'École Américaine de Chicago, dont le premier représentant fut Alexander. En 1930, il écrit son ouvrage : "*La Médecine Psychosomatique*". Cet auteur, comme Freud, distingue nettement la maladie somatique de la conversion hystérique. Dans cette dernière, il n'y a pas de lésion anatomique et le symptôme a une valeur symbolique. Dans l'hystérie, les symptômes portent également sur la musculature à innervation volontaire ou les voies sensorio-perceptives, alors que les maladies psychosomatiques dépendraient d'innervation erronée chronique du système neuro-végétatif, concomitante physiologique de certaines émotions, d'état d'excitation chronique par suite de sentiments de rivalité, d'agressivité, d'hostilité, d'anxiété. Par exemple, un sujet souffrant d'hypertension artérielle serait bien maîtrisé au niveau de la musculature volontaire, tandis qu'au niveau neuro-végétatif viscéral, il serait constamment sous la pression d'une émotion réprimée, d'une agressivité ou en compétition et fonctionnerait sous le régime adrénergique pour aboutir finalement, après les phases d'hypertension labile, à une hypertension fixée. Ainsi, l'hypertension serait-elle devenue l'un des prototypes des maladies psychosomatiques; elle serait liée aux tendances hostiles et agressives bloquées, tandis que les tendances inhibitrices liées à la dépendance engendreraient plutôt l'ulcère gastro-duodénal.

Mais Alexander se réfère à un schéma énergétique en vertu duquel la vie mentale réglerait l'équilibre entre la production d'énergie par le Bios et sa décharge. Les névroses, mais aussi les somatoses, correspondraient à un destin particulier de cette énergie vitale. La stagnation de cette énergie dans l'appareil mental donnerait des névroses, alors que sa stagnation anormale dans un organe ou un appareil fonctionnel somatique, spécifiquement investi par la vie affective, créerait une névrose d'organe "comme la névrose gastrique" par exemple. Alexander met aussi en évidence des comportements somatiques liés d'une manière indissoluble à des états émotionnels, créant en quelque sorte des "patterns psychosomatiques" : tristesse et larmes, gaieté et rires, colère et hypertension artérielle, états thymiques et ventilation, etc...

Mais ceci n'est pas suffisant pour expliquer le passage du physiologique au pathologique. Aussi, Alexander pense qu'un état émotionnel spécifique se traduit dans un premier temps par un trouble fonctionnel localisé à un appareil ou à un organe; dans un deuxième temps, de fonctionnel le trouble deviendrait organique par le jeu d'un réglage physio-pathologique souvent vérifié, selon lequel un trouble fonctionnel est susceptible, après un certain délai, d'engendrer une lésion anatomique. Il fait intervenir également un "facteur somatique X" qui serait à l'origine de la vulnérabilité constitutionnelle du tissu de l'organe ou du système spécifique.

Enfin, Alexander fait intervenir une notion fondamentale selon laquelle le système sympathique est stimulé par les états émotionnels actifs (agressivité, lutte, fuite) alors que le système parasympathique le serait par des réactions passives. Dans le premier groupe on retrouverait l'hypertension artérielle, le diabète, dans le second l'asthme, les colites, l'ulcère duodénal.

On a souvent considéré Alexander comme le père de la médecine psychosomatique. Plus tard, en 1944, Flanders Dunbar écrit son ouvrage : "*Le Diagnostic Psycho somatique*".

C'est à elle que l'on doit les principaux travaux sur les personnalités. Pour Alexander, le primum movens de la somatose est la décharge impossible de l'énergie par les voies motrices et mentales, alors que pour Dunbar c'est la personnalité prémorbide qui conditionne à la fois l'apparition d'une somatose et son point d'impact dans l'organisme. Ainsi, Dunbar décrit une personnalité diabétique, une personnalité de l'hypertendu, une personnalité du coronarien, une personnalité rhumatismale, etc. Cette conception a connu un succès indéniable aux États-Unis.

Mais le point le plus intéressant de la théorie de Dunbar est la référence au fonctionnement mental.

C'est l'exclusion du conflit hors de la conscience, dit-elle, qui crée une sorte de court-circuit par des mécanismes sous-corticaux. Ici sont déjà pressenties les bases de la psychosomatique contemporaine qui situe le processus de somatisation au niveau même du défaut du fonctionnement mental. Cependant, parallèlement à cette conception psychogénétique américaine, une autre conception plus neuro-physiologique va être émise, expliquant l'apparition des maladies psychosomatiques, c'est la théorie du stress.

La théorie du stress a été élaborée en 1956 par le médecin physiologiste canadien Hans Selye et exposée dans son ouvrage "Le *Stress de la Vie*". Cette théorie a été facilitée par les recherches antérieures de Walter Bradford Cannon (1871-1945).

Cannon fut un des plus grands physiologistes d'Amérique du Nord, professeur à Harvard, qui a étudié chez l'homme et chez l'animal un certain nombre de variables physiologiques en fonction de situations psychologiques expérimentales. Pour surmonter la situation qui a produit l'anxiété, deux solutions sont envisagées par Cannon. Premièrement, la préparation à l'action, par exemple l'attaque et deuxièmement la fuite devant elle ou le retour à une situation de dépendance comme celle du petit enfant qui se réfugie vers sa mère pour se protéger au lieu de faire face lui-même au danger. Pour Cannon, la première réaction émotionnelle est liée à une recrudescence de l'activité sympathique, et la deuxième réaction à une augmentation de l'excitation para-sympathique.

Pour Selye, le stress est un état de tension aiguë de l'organisme, obligé de mobiliser ses défenses pour faire face à une situation menaçante. C'est ce que Selye a appelé le "Syndrome Général d'Adaptation" (S. G. A.).

En s'inspirant des observations de Cannon, Hans Selye distingue trois phases séquentielles d'adaptation de l'organisme à toute modification de son environnement une phase d'alarme, une phase de résistance et une phase d'épuisement. La phase d'alarme ou "phase de choc" est caractérisée par une tachycardie, une diminution du tonus musculaire, un abaissement de la température du corps, la formation d'ulcères gastriques ou intestinaux, l'augmentation de la concentration sanguine, par une anurie, des oedèmes, de l'hypochlorydrie, d'une leucopénie suivie d'une hyperleucocytose, d'une hyperglycémie transitoire et, finalement, d'une diminution du sucre dans le sang et par la décharge de l'adrénaline de la médullo-surrénale. La phase de résistance est caractérisée par l'accroissement de l'activité et l'augmentation du volume de la cortico-surrénale, une involution rapide du thymus et des autres organes lymphatiques, ainsi que le renversement de la plupart des signes caractéristiques de la première phase. Si les conditions de stress persistent, la résistance au stimuli s'accroît grâce aux hormones corticales. La troisième phase ou phase d'épuisement, apparaît après une action prolongée des événements stressants. Quels que soient le nombre et la variété de ces "stresseurs", l'organisme humain n'a qu'un seul type de mécanisme physiologique de défense, et celui-ci dépend principalement de l'intégrité de la cortico-surrénale dont l'hyper-activité est responsable des troubles de l'adaptation. L'organisme humain est donc victime de l'excès de ses propres mécanismes de défense biologique. C'est cette réaction d'épuisement qui va entraîner une symptomatologie précise, marquée tout d'abord par la fatigue, l'insomnie, un état dépressif, un cortège de troubles fonctionnels semblables à ceux que l'on rencontre dans la pathologie anxieuse (céphalées, vertiges, anorexie, nausées, douleurs musculaires, gêne respiratoire, colites, cystite à urines claires, etc.) et les troubles psychosomatiques (ulcères de stress, dermatoses, hypertension artérielle, etc.).

Les conceptions développées par Selye ont fait l'objet de critiques de la part des psychosomaticiens. Pour eux, tous les sujets ne répondent pas de la même manière aux stress. Les réactions individuelles variables d'un sujet à l'autre sont fonction essentiellement des antécédents pathologiques, de l'histoire familiale personnelle et surtout de la structure mentale du sujet, en bref de la structure de toute sa personnalité et de ses mécanismes mentaux de défense.

Dans ces conditions, les psychosomaticiens pensent que les théories agressologiques en général et celles de Selye en particulier, conduisent à court-circuiter l'appareil mental d'une part, les spécificités individuelles d'autre part.

La théorie psychosomatique, en France, a été élaborée en 1958 par un groupe de psychanalystes psychosomaticiens appartenant à la Société Psychanalytique de Paris, rassemblés sous le nom de l'École de Paris (Christian David, Michel Fain, Pierre Marty, Michel de M'Uzan, Léon Kresler et Michel Soulé).

L'originalité de ces travaux repose sur une découverte fondamentale : le processus de somatisation apparaît lorsque le sujet n'est pas capable de traiter mentalement les contradictions qui pèsent sur lui. La non-mentalisation des contradictions existentielles laisse les pulsions sans traduction psychique, faisant apparaître des états de détresse somatique spécifique dont certains ont été bien décrits par Alexander. De même, le court-circuit de l'appareil mental, lorsqu'il est la règle, donne à la personnalité une configuration particulière dont certains traits ont été justement mis en évidence par Flanders Dunbar et que l'École de Paris a décrit sous le nom de pensée opératoire.

A partir de ce concept de mentalisation, on peut considérer, qu'il existe trois catégories de sujets : ceux qui présentent une bonne mentalisation, ceux qui présentent une mauvaise mentalisation et enfin ceux qui présentent une mentalisation incertaine. Les premiers paraîtraient assez bien protégés vis-à-vis des somatisations importantes ou fréquentes, les seconds seraient représentés par les névroses de comportement (sujets, ayant une insuffisance foncière et permanente des représentations mentales et qui vont faire des désorganisations progressives souvent graves et évolutives comme des affections cardio-vasculaires, des maladies auto-immunes, des cancers) enfin, les troisièmes, auraient, par intermittence et pour des raisons difficiles à préciser, une faillite du processus de mentalisation qui entraîneraient des régressions psychosomatiques et des maladies dites à crises comme l'asthme, l'eczéma, l'ulcère duodénal, les migraines et les rachialgies.

Le grand mérite de ces auteurs et surtout de Pierre Marty, est d'avoir tenté la théorisation de l'organisation psychosomatique de l'être humain. Cette organisation peut être représentée spatialement par une pyramide avec à la base les différentes fonctions somatiques et au sommet l'appareil mental se terminant par la construction de l'Oedipe. Au centre de la pyramide, nous avons le faisceau central commun de la lignée mentale qui est le faisceau constitutif de l'organisation mentale jalonné par les trois phases : l'orale, l'anale, la phallique. Toutes les fonctions somatiques vont chez un "individu normal", rejoindre au fur et à mesure de l'évolution, la lignée mentale pour donner à la phase anale une organisation psychosomatique quasi complète. Ces fonctions somatiques vont rejoindre la lignée mentale car elles sont toutes prises dans une relation qui est la relation mère-nourrisson. Au départ, toute fonction physiologique agit avec une énergie mécanique qui est l'instinct de vie. Mais au fur et à mesure que les fonctions physiologiques, somatiques, seront prises dans la relation avec la mère, elles fonctionneront en plus de l'énergie mécanique avec une énergie libidinale.

S'il existe une organisation psychosomatique déterminée par les instincts de vie et la pulsion, il existe une désorganisation s'il y a préséance des instincts de mort sur les instincts de vie et un refoulement de la pulsion. Cette pathologie de l'organisation se présentera sous deux formes : d'une part des inorganisations où il y a une insuffisance permanente du fonctionnement psychique que l'on retrouvera dans les grandes maladies psychosomatiques et, d'autre part, les désorganisations où l'insuffisance psychique est accidentelle et temporaire, qui donneront une pathologie fonctionnelle ou une pathologie psychosomatique mineure.

Marty, à la suite de Spitz, a montré l'importance de la fonction visuelle pour la constitution de l'appareil mental. On sait qu'un bébé de trois mois va sourire à sa mère en la regardant parce qu'il se souvient des satisfactions corporelles qu'elle peut lui apporter, par exemple par l'intermédiaire de l'alimentation. Donc la fonction visuelle sert déjà à trois mois à se souvenir des "bonnes choses".

A huit mois, c'est l'angoisse devant l'étranger.

Le bébé a peur car il a projeté sur l'étranger toutes les frustrations ressenties et accumulées auprès de sa mère. C'est le non-dépassement de cette angoisse devant l'étranger et son corollaire, le besoin de rester près du familier, qui entraînerait plus tard l'angoisse de séparation. C'est cette angoisse de séparation qui sera à l'origine de la névrose d'angoisse. Nous en reparlerons.

Le "malade psychosomatique" surtout celui qui présente une névrose de comportement aurait un type de pensée spécifique qui a été défini, en 1958, par Pierre Marty et Michel de M'Uzan sous le nom de pensée opératoire : c'est une activité consciente, sans lien organique avec un fonctionnement fantasmatique de niveau appréciable, à laquelle il manque toujours la référence à un objet intérieur vivant. Elle donne une "relation blanche", le sujet se montrant pendant l'investigation présent certes, mais vide. Il a une façon caricaturale de raconter son histoire. Les choses sont décrites avec une exactitude insolite. Ce récit est impersonnel, il colle à la réalité.

La discrétion des affects, l'absence d'angoisse, de lapsus, de digression, donnent à ce discours une couleur terne. Cette pensée signe la faillite du fonctionnement mental. Corrélativement, on retrouve chez ces patients un autre témoin de ce mauvais fonctionnement : la pauvreté ou l'absence de la vie onirique. Un autre élément de cette pensée opératoire est la réduplication projective : ces malades ne peuvent se vivre comme différents des autres; tout le monde est semblable : "Je suis comme tout le monde" disent-ils. Quand on leur demande de parler de leur enfance, ils répondent : "elle a été comme la vôtre; elle a été comme tout le monde".

Non seulement ces malades psychosomatiques fonctionnent avec ce type de pensée opératoire, mais toute leur vie est aussi dite "opératoire": seul le présent compte et, parmi le présent, le factuel, c'est-à-dire le pragmatique. Ils ne s'intéressent qu'au factuel et à l'actuel. Ils investissent surtout leur vie professionnelle. Parmi les loisirs, ils choisissent essentiellement l'activité. Ils ont d'énormes difficultés à se reposer et à avoir des occupations faisant appel à une richesse intérieure comme la lecture, la philosophie, l'art, etc.. On rencontre fréquemment en clinique, des sujets jeunes, grands travailleurs, toujours en activité, ayant une pensée opératoire et une vie opératoire. C'est ce que Kammerer avait appelé les "Névroses du Travail", que les Américains appellent les personnalités du type A et que les psychosomaticiens appellent aujourd'hui les "Névroses de Comportement". On peut prévoir, chez ces sujets jeunes par exemple, un jour, une décompensation sous le mode coronarien et l'on pourrait imaginer une médecine préventive si les médecins généralistes étaient formés à cette pathologie.

Parmi les psychosomaticiens de l'École de Paris, certains se sont plus particulièrement intéressés à la médecine psychosomatique de l'enfant (Michel Fain, Léon Kresler, Michel Soulé).

Dans leur ouvrage "*L'Enfant et son Corps*", ils fondent les bases de la psychopathologie du nourrisson, indispensable à la connaissance de la psychopathologie de l'adulte et du fonctionnement psychique d'une partie des patients que le médecin va rencontrer.

Michel Soulé a écrit également, en collaboration avec Lebovici : "La Connaissance de l'enfant par la psychanalyse". Cet ouvrage fait le point des connaissances sur le fonctionnement mental de l'enfant.

Les psychosomaticiens d'enfants ont insisté sur le fait qu'au début de son évolution le nourrisson n'a pas de psychisme. Donc les tensions, les conflits, vont se traduire dans les différentes fonctions somatiques et non pas dans un appareil psychique. Il y a chez lui un nombre important de modes expressifs conflictuels.

Pour Michel Soulé, comme le nourrisson n'a pas encore d'appareil psychique, il est fécond d'envisager le trouble fonctionnel à travers la théorie de la communication et la cybernétique puisqu'à cette période, seul le physiologique existe. Le trouble fonctionnel serait lié au dysfonctionnement de la dyade mère-nourrisson. Cette relation fonctionne essentiellement par la transmission et la réception de codes, de signaux, et d'une manière circulaire.

Tout signal contradictoire aura une répercussion sur un des éléments de la dyade qui doit être en équilibre et qui se trouvera donc en déséquilibre. Le trouble fonctionnel peut apparaître donc comme un compromis qui permet l'équilibre, mais il est aussi une expression et un appel.

Michel Fain compare le psychosomatique adulte et le nourrisson. Pour lui, ce dernier serait normalement et automatiquement un psychosomatique puisqu'il a un psychisme embryonnaire et qu'il est incapable d'intégrer des états de tension auxquels il peut être soumis. Mais en fait il n'en est rien car la mère, par son intuition, son instinct maternel, va venir compenser l'insuffisance psychique du bébé. Ceci met l'accent sur le rôle primordial de la fonction maternelle, dans la construction psychique future de l'enfant. Cette fonction maternelle, expression de l'instinct maternel, règle selon "les signaux" qu'elle perçoit dans une identification primitive et profonde, les temps et les modes d'intervention ou de non-intervention au niveau d'une infinité de communications : sensori-motrices, alimentaires, infra-verbales, verbales, etc.

La fonction maternelle va exprimer les désirs et les besoins du nourrisson dans un dosage délicat. La mère doit répondre différemment selon qu'elle se trouve en présence d'un besoin ou d'un désir et selon qu'il s'agit d'un étage évolutif ou d'un autre étage évolutif supérieur. A chaque étage évolutif, le nourrisson passe du besoin au désir, puis du désir au besoin de l'étage supérieur. Le désir *a priori* exige des qualités plus précises de la mère. Il provoque l'éveil de l'instinct maternel. Si la mère méconnaît le signal de désir, elle peut bloquer la fonction au stade de simple besoin et bloquer l'évolution ultérieure des autres étages. Le besoin, lui, est plus simple. Il est plus transposable d'un enfant à un autre. Dans ces conditions, le nourrisson semble pouvoir être confié à d'autres personnes que la mère (parents, nourrice par exemple).

La nouvelle formule fonctionnelle exige un retrait de la mère par rapport à ses positions précédentes. Un tel retrait et l'adaptation à l'organisation qui s'installe, d'une importance considérable pour l'état comme pour l'avenir du nourrisson ou de l'enfant, fait encore intervenir au premier plan la qualité de l'instinct maternel. Idéalement, la mère investit ainsi effectivement ni trop, ni trop peu, chacun des systèmes fonctionnels de son nourrisson, puis les désinvestit pour en laisser progressivement et finalement en abandonner la régulation au sujet lui-même. C'est cette absence de retrait de la mère qui pourra entraîner, comme nous l'avons vu, l'angoisse de séparation. Elle doit assurer une fonction essentielle également qui est celle de pare-excitations, c'est-à-dire éviter que le nourrisson reste soumis à des excitations trop fortes et durables, qu'il s'agisse d'excitations extérieures traumatiques durables (lumière, chaleur, froid, bruit) ou d'excitations intérieures (faim, soif). Des excitations trop intenses et trop prolongées, en raison de leur effet traumatisant, conduisent à une désorganisation du nourrisson. Par contre, une diminution trop importante et trop durable des excitations extérieures et intérieures, dans une espèce d'aseptisation générale, est susceptible d'empêcher ou de réduire considérablement les fixations des sujets ou de nuire ainsi à leur avenir régressif et défensif (non habitués aux traumatismes, si on leur évite tout, ils ne pourront plus se défendre).

La mère va aussi "proposer" à son enfant des modèles identificatoires à ses propres fonctionnements. Elle doit faire opter le nourrisson pour la vie. La mère va donc favoriser l'étayage en faisant opter son nourrisson pour des fonctionnements de vie par rapport aux fonctionnements mortifères (le vomissement au lieu du plaisir de l'alimentation; la veille au lieu du plaisir du sommeil).

Ce qui paraît important pour la genèse des troubles fonctionnels, d'après Michel Soulé, c'est le premier trimestre de la maternité d'une femme; en effet, il existe la dépression de la deuxième quinzaine chez la mère. Après une phase d'euphorie liée à la naissance et à ses bénéfices, elle va être seule avec son bébé. Ce bébé n'apporte à la mère que des "déjections" ou des "glou-glou". Donc, il faut qu'elle ait un pouvoir de fantasmatisation extraordinaire pour y trouver des satisfactions. En plus, l'amour maternel est toujours ambivalent, avec une partie négative et une partie positive. La haine doit donc être continuellement contre-investie. Si c'est impossible, le souhait de mort apparaît.

Les recherches psychosomatiques chez l'enfant peuvent permettre, dans une certaine mesure, de prévoir le devenir mental de cet enfant. Michel Soulé pense par exemple que le trouble fonctionnel du nourrisson peut être une préforme de structure soit psychotique, soit névrotique, soit perverse

- l'anorexie précoce du garçon et l'insomnie tranquille les yeux ouverts serait une préforme de psychose ou de pré-psychose.
- la forme pâle du spasme du sanglot serait une préforme de l'hystérie.
- la forme bleue du spasme du sanglot serait une préforme de la perversion.

D'après ce que nous venons de dire, on peut donc penser que le processus de somatisation a son origine très tôt dans la vie du patient.

Si l'on admet qu'à la naissance il existe un stade d'indifférenciation somatopsychique dont témoigne la massivité des symptômes physiopathologiques chez le nourrisson, il est logique de rechercher à cette étape première de la vie les racines des somatisations ultérieures de l'enfant et de l'adulte. A ce stade, anxiété et processus biologique sont encore indifférenciés, fusionnés. Ils ne forment qu'un.

La somatisation d'adulte serait donc, dans cette perspective, un retour à la fusion somatopsychique archaïque. Dans ces conditions, l'étude du développement mental à partir de la naissance, en liaison avec la maturation des fonctions physiologiques, contient tous les concepts psychosomatiques potentiels. Tous ces travaux ont montré l'importance que peuvent prendre les défaillances de l'élaboration des mécanismes mentaux à partir des difficultés survenant dans la relation mère-nourrisson. Une évidence s'impose : le nouveau-né meurt s'il vient à manquer de mère. La mère doit médiatiser les relations de l'enfant avec le monde, subvenir à ses besoins, "gérer" cet organisme impotent en assumant pour lui certaines fonctions nécessaires à la vie. Elle agit pour lui mais ceci pendant un temps. Ensuite, il faudra que le bébé et la mère sortent de la dyade, car la construction psychique ne peut pas se passer du père et de la triangulation.

Les travaux psychosomatiques des dernières années ont donc mis l'accent sur trois points essentiels :

- l'importance première de la relation mère-nourrisson pour la bonne structuration de l'appareil mental.
- le rôle déterminant du père et de l'Œdipe pour parfaire cette structuration.
- enfin, la prédominance que l'appareil psychique joue chez l'être humain comme protecteur en quelque sorte des fonctionnements somatiques. Un appareil psychique qui fonctionne bien entraînera un bon fonctionnement somatique. La faillite du fonctionnement mental entraînera des somatisations.

La médecine psychosomatique française a été également enrichie par les travaux de Michel Sapir qui nous a fait connaître l'oeuvre de Michaël Balint. On sait que ce psychiatre anglais fut le premier à s'intéresser à la relation médecin-malade. Il a publié son ouvrage : "*Le Médecin, son malade et la maladie*" en 1957, qui fut édité en France par les Presses Universitaires de France en 1960.

Il montra surtout dans son livre trois points essentiels : le rôle joué par le psychisme du malade dans le déterminisme d'une maladie corporelle, l'importance du médecin lui-même dans l'efficacité thérapeutique (ce qu'il appelle le remède-médecin) et enfin l'amélioration de la relation médecin-malade par une formation personnelle du médecin, se faisant en groupe, en présence d'un psychanalyste (c'est ce que l'on appelle aujourd'hui les groupes Balint). Michel Sapir a également été le cofondateur de la Société Française de Médecine Psychosomatique et de la Revue de Médecine Psychosomatique, créée en 1958.

Ainsi l'histoire des somatisations est passée successivement par les notions de possession par les esprits, de perturbation des liquides humoraux, du déplacement de l'atrabile dans le cerveau, de la migration utérine, de l'atteinte du péché et de sa conséquence la punition, du rôle du démon, du déplacement des esprits animaux et des passions, de la circulation des vapeurs, des mauvaises répartitions du fluide, de l'imagination, de troubles neuro-végétatifs avec l'importance donnée au sympathique et au parasympathique et enfin, pour en arriver à la notion de perturbation du fonctionnement psychique. Cette notion de perturbation du fonctionnement psychique a permis l'élaboration des concepts de névrose et de somatose (maladies psychosomatiques). Hélas, comme nous allons le voir, malgré les progrès de la médecine psychosomatique, depuis 1950 environ, et des progrès de la psychiatrie, la somatisation est rarement diagnostiquée en tant que telle, le généraliste évoquant devant son patient, presque toujours, une pathogénie physique (par exemple "mauvaise circulation" ou "trouble du métabolisme du magnésium"). Nous essaierons de comprendre ce phénomène.

Le XXème Siècle	La Théorie Psychanalytique : rôle joué par les angoisses La Théorie Psychosomatique : rôle de la faillite du fonctionnement psychique. La Théorie du Stress.
Le XIXème Siècle	Les Théories Psychologiques : l'Imagination.
Le XVIIIème Siècle	Théorie des Vapeurs et Théorie du Magnétisme Animal.
Le XVIIème Siècle	La Théorie des Esprits Animaux et des Vapeurs.
Le XVIème Siècle (Renaissance).	Retour des Théories Anciennes + Théories Alchimique et Astrologique
Le Moyen Age	Le Démon
Le Christianisme	Le Péché et la Punition
Antiquité Grecque	Les Humeurs et l'Atrabile
Sociétés Primitives	Les Esprits

Tableau récapitulatif de l'origine des somatisations à travers l'histoire.

Le XXème Siècle	Anxiolytiques ; Anti-dépresseurs ; Relaxation ; Psychothérapie en face à face ; Hypnose ; Psychanalyse.
Le XIXème Siècle	Traitements électriques, gymnastique, cures thermales, hypnose.
Le XVIIIème Siècle	**Saignée ; Purgatif ; Révulsif** ; Dietétique ; Phytothérapie **Opium ; Belladone ; Magnétiseur.**
Le XVIIème Siècle	**Saignée : Purgatif ; Révulsif** ; Diététique ; Phytothérapie **Opium ; Belladone.**
Le XVIème Siècle	**Saignée : Purgatif : Révulsif** ; Diététique : Phytothérapie **Opium, Belladone.**
La Médecine sous le le Christianisme.	Rejet de la Médecine - La Thérapeutique est la Foi
La Médecine Grecque	Saignée ; Purgatif ; Révulsif ; Diététique ; Phytothérapie Opium ; Belladone
Les Médecines primitives.	La MAGIE et ses rituels → Le Sorcier ; → Le Chaman

Tableau récapitulatif de l'évolution du traitement des somatisations à travers l'histoire.

PREMIÈRE PARTIE

Le généraliste face à la somatisation

CHAPITRE 1

LA CLINIQUE DE LA SOMATISATION

C'est le généraliste qui, le premier, va être confronté au vaste problème de la somatisation représentant, d'après toutes les statistiques, environ soixante pour cent de son activité professionnelle. La tâche est pour lui particulièrement difficile car, compte tenu de l'évolution de la technicité médicale, il n'a plus le droit de "passer" à côté d'une organicité rapidement curable et a même le devoir de tout faire pour éviter une erreur de diagnostic. Cependant, pour éviter des erreurs dans un sens ou dans l'autre, il faut toujours avoir recours d'abord à la clinique et l'on peut dire qu'il existe une clinique de la somatisation comme il existe une clinique de l'organicité stricte, l'une et l'autre faisant partie bien entendu de l'examen médical dans sa totalité, pratiqué quotidiennement par des généralistes.

1 - LES SYMPTÔMES ÉVOCATEURS

Le généraliste doit toujours être orienté vers le diagnostic de somatisation devant des caractéristiques particulières de la symptomatologie, dès l'entretien et avant l'auscultation :

- toute polysymptomatologie durable ayant fait l'objet de multiples investigations ou d'intervention chirurgicale inefficace. En effet, nous savons qu'une des spécificités de la somatisation est l'atteinte de plusieurs organes à la fois et son déplacement d'un organe à l'autre, avec une quête quasi obsédante de recherche de l'organicité, obligeant le médecin à demander de multiples investigations complémentaires. Parfois le patient ne s'arrête pas là et va jusqu'à obtenir une intervention chirurgicale qui, bien évidemment, s'avère totalement inefficace dans les mois suivants.

- tout symptôme fonctionnel isolé, inaccessible aux thérapeutiques classiques, qui disparaît puis réapparaît ou qui persiste. La somatisation, dans son aspect fonctionnel, est souvent rebelle aux thérapeutiques classiques, qu'elles soient spécifiques du dysfonctionnement organique ou encore qu'elles fassent appel à une chimiothérapie anxiolytique ou antidépressive.

La somatisation peut également disparaître pendant quelques temps et réapparaître ensuite. Sa disparition et sa réapparition sont liées à de nombreux facteurs qui, en règle générale, appartiennent à l'histoire du patient et à sa vie relationnelle.

- tout symptôme qui se déplace dans un autre organe ou une autre fonction. Nous savons en effet qu'une des grandes caractéristiques de la somatisation est de se déplacer dans un autre organe ou une autre fonction. Par exemple, on verra un patient présenter un ulcère duodénal, guérir de son ulcère au bout de quelques mois et au décours de la guérison faire un infarctus du myocarde. On a constaté également qu'un patient qui guérissait de son asthme pouvait faire par la suite une poussée d'eczéma. Cette question est d'importance car le spécialiste de l'organe croit souvent que son patient a été "guéri" alors qu'il a fait une autre somatisation. Il est simplement passé dans le premier cas du gastro-entérologue au cardiologue et, dans le deuxième cas, du pneumologue au dermatologue.

Nous reviendrons sur ces déplacements et ces balancements d'une symptomatologie à une autre.

Ce fait devrait montrer encore une fois aux praticiens que la médecine n'est pas selon la définition des dictionnaires, l'art de prévenir et de soigner l'homme atteint de maladie.

- les symptômes faisant appeler le généraliste en urgence : le "malaise" (évanouissement ou perte de connaissance, plus fréquents chez la femme mais existant également chez l'homme; la crise de tétanie ou de spasmophilie; la crise de migraine).

Si nous avons isolé ces trois symptômes, c'est parce qu'ils présentent dans la consultation du généraliste une fréquence extrêmement importante et qu'ils donnent lieu, en général, à beaucoup de controverses et à des comportements ou attitudes thérapeutiques qui sont loin d'être conformes avec l'origine et le déterminisme de ces crises.

Nous en reparlerons dans un chapitre spécial.

Cependant, chaque fois qu'un médecin se trouve en face d'un "malaise" chez une jeune femme, d'une crise de tétanie ou d'une crise de migraine, il est presque toujours en présence d'une somatisation.

- les symptômes qui atteignent les lieux du corps très chargés affectivement : l'estomac (nausées, douleurs gastriques, vomissements), le ventre (colites), la sphère gynécologique (dysménorrhée, aménorrhée, vaginisme, dyspareunie), le coeur (palpitations, crise de tachycardie, douleurs dans la poitrine), la sphère urinaire (cystalgie à urines claires), le dos et les lombes (algies dorsales et lombaires mal définies et persistantes, pouvant entraîner d'importantes perturbations dans la vie familiale et professionnelle), la respiration (respiration courte, impression d'étouffer, étourdissement, sensation pseudo-vertigineuse).

Tous ces symptômes, qui demandent bien évidemment des investigations complémentaires à la recherche d'une organicité définie, doivent tout de même, dès l'entretien, orienter le médecin vers la recherche d'une cause psychogène. Ils sont très évocateurs d'une perturbation de la vie affective.

2 - LES SYMPTÔMES TROMPEURS

- Les symptômes de conversion hystérique

Les symptômes de conversion hystérique sont surtout les paralysies hystériques d'un bras, d'une jambe ou des deux membres à la fois; les contractures hystériques en général atteignant les extrémités (mains ou pieds); l'aphonie hystérique; le ptôsis hystérique; l'anesthésie hystérique d'un membre; la cécité hystérique.

Le trouble hystérique est donc une perte ou une altération des fonctions physiques faisant suggérer une maladie somatique, donc il est trompeur. Le généraliste a un rôle très important à jouer devant la conversion hystérique car c'est le premier à voir le malade et à l'orienter.

D'une manière générale, l'orientation se fera bien entendu vers le neurologue, ce qui est tout à fait normal pour éliminer une organicité. L'organicité étant éliminée, il faudra toujours penser à la conversion hystérique et l'adresser d'urgence à un psychiatre-psychosomaticien pour confirmer le diagnostic et mettre en route une thérapeutique adéquate.

Disons le d'emblée, la conversion hystérique est une urgence psychiatrique. Ces malades doivent être traités avant six mois. Au-delà, des bénéfices secondaires s'installent, qui vont rendre très difficile la mobilisation du symptôme. C'est dans ces cas particulièrement graves par leur très forte potentialité d'invalidation, que la collaboration entre généraliste, neurologue et psychiatre est essentielle.

- *Les symptômes fonctionnels trompeurs*

Ce sont des somatisations qui prennent parfois le tableau de troubles organiques authentiques car les examens complémentaires mettent en évidence une lésion soi-disant responsable mais qui s'avère souvent être une pseudo-responsabilité. Certains troubles colitiques où l'on va trouver par exemple des diverticules ou un dolicho-colon, certains troubles gastriques où l'on va trouver des anomalies radiologiques, certains troubles algiques où l'on va trouver une arthrose ou un pincement discal ou une hernie discale.

Il n'y a pas toujours un lien entre la cause décelable par des investigations et la symptomatologie évoquée. On sait par exemple qu'à partir d'un certain âge tout le monde est atteint plus ou moins d'arthrose et que la réponse douloureuse à l'arthrose est bien différente d'un sujet à l'autre. Il en est de même pour les diverticules ou les dolichocolons qui, selon les patients, entraînent des symptômes très douloureux ou un silence total.

Qui peut donc affirmer qu'un diverticule va être l'unique responsable d'une colite spasmodique, entraînant souvent des perturbations dans toute la vie familiale et professionnelle ? Qui peut affirmer que l'arthrose vertébrale, le pincement discal ou l'hernie discale va être l'unique responsable de l'invalidité totale du sujet qui en est porteur ?

C'est encore dans ces cas où l'entente et la collaboration entre médecin généraliste, spécialiste et psychiatre-psychosomaticien s'imposent pour sortir de ce dilemme et traiter au mieux le patient.

- *Les maladies dites psychosomatiques*

On sait depuis longtemps que certains ulcères, surtout les ulcères duodénaux, la recto-colite hémorragique, certains infarctus, certains asthmes, certaines dermatoses comme l'eczéma, le psoriasis, certaines hypertensions artérielles sont déclenchés par une faillite du fonctionnement mental et qu'ils entrent dans le cadre des somatoses.

Toute somatose doit imposer un examen psychologique. Cet examen doit être fait en première intention par le médecin traitant qui devra chercher l'événement ayant déclenché la décompensation psychosomatique. C'est-à-dire que son examen ne se bornera pas à l'examen classique mais il devra toujours être complété par l'examen de l'histoire du sujet, de sa vie affective, de sa vie professionnelle et de sa vie relationnelle.

Un patient atteint de somatose devrait souvent être pris en cothérapie : d'une part, une prise en charge chimiothérapique par le généraliste ou le spécialiste de l'organe lésé et, d'autre part, une psychothérapie passant en général par la relaxation effectuée par un psychiatre-psychosomaticien.

CHAPITRE II

LE DIAGNOSTIC DE LA SOMATISATION

Le diagnostic de la somatisation est possible à partir de la clinique mais aussi en faisant intervenir ce que nous appelons "l'auscultation du discours", l'analyse du vécu, l'étude du comportement du malade dans sa famille, la recherche des antécédents. Ces quatre éléments seront confrontés aux résultats de l'examen médical classique et des investigations complémentaires permettant ainsi le diagnostic positif de la somatisation.

1 - L'AUSCULTATION DU DISCOURS

Depuis Laënnec, les cliniciens ont été formés à l'auscultation du corps du malade pour en découvrir les signes révélateurs, une séméiologie aboutissant en association avec la symptomatologie décrite par le malade, au diagnostic de l'affection. Par exemple, un malade décrit un symptôme de toux associée à une fièvre à quarante avec sueurs abondantes; l'auscultation pulmonaire découvre des signes de râles crépitants et sous-crépitants.

Le généraliste peut orienter le diagnostic vers une pneumonie franche lobaire aiguë.

Mais pour faire le diagnostic de la somatisation, il faut en plus de l'examen classique "ausculter le discours" qui est un élément fondamental de l'examen psychologique. Les éléments du discours orientant vers la possibilité d'une somatisation sont les suivants :

- La description très détaillée de la symptomatologie.

Elle est surtout le fait des patients qui présentent une somatisation fonctionnelle. Ils insistent avec précision sur chaque dysfonction s'accompagnant du geste pour montrer au médecin le trajet exact de la gêne, comme si le "mot" ne suffisait pas à bien se faire comprendre. Lui, qui a un passé médical chargé a l'impression que le praticien ne l'a pas compris puisqu'il ne l'a pas "guéri". D'ailleurs, souvent ces malades disent : "Ils ne trouvent pas ce que j' ai".

- L'inadéquation de cette symptomatologie décrite avec une clinique classique.

Cette description des troubles, bien que très détaillée, ne permettra pas au généraliste de les faire entrer dans un cadre précis de la nosographie organique classique. Ceci peut entraîner une certaine gêne chez le médecin si son système de pensée ne lui permet pas une souplesse d'adaptation pour entendre un discours qui n'est plus celui qu'on lui a appris à la Faculté.

A une symptomatologie correspondaient des syndromes et des affections précises. Devant les fonctionnels, pour "sortir du flou", le médecin doit faire appel à une autre nosographie qui, en règle générale n'a pas été assez développée pendant les études médicales.

- La durée souvent très longue des troubles.

Souvent, la somatisation a commencé très tôt et le généraliste voit des patients porteurs de troubles chroniques depuis de nombreuses années. Nous verrons pourquoi la somatisation passe souvent à la chronicisation mais nous pouvons dire déjà que ce type de malade va se servir de son corps pour exprimer un malaise psychique permanent, le figeant dans une impasse ne lui permettant aucune résolution.

La somatisation est la solution la moins mauvaise, le compromis le plus acceptable.

- **Le caractère exagéré ou dramatisé de la symptomatologie ou au contraire la totale indifférence.**

Souvent, la description détaillée des troubles se fait avec une exagération ou une dramatisation qui devrait attirer l'attention du généraliste.

Il y a là encore une inadéquation entre le trouble et son vécu. Un trouble banal donnera lieu à des plaintes importantes et au contraire une paralysie hystérique par exemple, très invalidante, sera décrite avec beaucoup d'indifférence.

- **L'inefficacité des thérapeutiques classiques symptomatiques.**

Tous les généralistes savent que la somatisation est la plupart du temps rebelle aux thérapeutiques classiques symptomatiques. Un malade qui vomit sera peu soulagé par des antiémétiques; un malade atteint d'algie psychogène ne pourra pas guérir par des prescriptions d'antalgiques, etc.

Cette inefficacité des thérapeutiques classiques symptomatiques est liée en général à l'absence de diagnostic. Elle entraîne le patient à changer de thérapeute et à "essayer" toutes les thérapeutiques existantes allant de la médecine la plus "dure" à la médecine la plus "douce".

Dans beaucoup de cas, il suffira pourtant, après un diagnostic précis de la somatisation et de son cadre nosologique, d'établir une thérapeutique spécifique, chimiothérapique ou psychothérapique, pour apporter une certaine aide à ce patient.

- **La multiplicité des thérapeutiques et l'infidélité à son généraliste.**

Le caractère rebelle aux thérapeutiques symptomatiques fait souvent changer le patient de médecin. Cette rupture aura parfois été "précipitée" par le médecin lui-même, "irrité" devant les échecs successifs que lui inflige ce patient "résistant". La relation médecin-malade est durement mise à l'épreuve dans ces cas et il faut au généraliste une bonne compréhension de cette pathologie pour rester impavide. S'il déléguait plus souvent son pouvoir thérapeutique à un collègue plus spécialisé et expérimenté, il sortirait la plupart du temps de ces situations relationnelles difficiles et au bord de la rupture.

Parfois, il en gagnerait en reconnaissance et en compétence. La délégation de pouvoir pour un autre collègue n'est pas une impuissance, c'est au contraire une puissance et le malade la ressent comme telle.

Chaque fois que nous avons constaté dans notre pratique des ruptures définitives entre un patient et son généraliste, c'était presque toujours à la suite d'un défaut de délégation.

- Des consultations répétées chez les spécialistes et les chirurgiens.

Le malade qui somatise ne va pas d'emblée venir voir un psychiatre-psychosomaticien. Le généraliste lui-même ne l'enverra pas dans un premier temps. Si le patient se plaint de l'estomac, il ira voir le gastro-entérologue; s'il se plaint de la région précordiale, le cardiologue; s'il a des céphalées, le neurologue, etc. Parfois ces consultations court-circuitent le psychosomaticien, aboutissant directement chez le chirurgien, le patient préférant se faire "opérer" plutôt que de venir "raconter sa vie". Il y a heureusement des interventions chirurgicales nécessaires mais hélas, il y a beaucoup trop de patients opérés pour des manifestations qui ne sont pas en rapport avec l'organe enlevé. Actuellement par exemple la mode est à l'ablation de la thyroïde. Nous savons que l'indication opératoire est parfois portée sur des troubles anxieux avec striction laryngée. On attribue la symptomatologie anxieuse à un trouble de la thyroïde, sans avis psychiatrique.

La plupart du temps, ce n'est pas le dysfonctionnement thyroïdien qui entraîne l'anxiété, c'est plutôt l'anxiété qui entraîne le dysfonctionnement de la thyroïde. Il ne faut pas prendre la conséquence pour la cause.

- La recherche quasi obsessionnelle des interventions chirurgicales libératrices.

Certains patients, atteints de somatisation, ne vont pas s'arrêter à une seule intervention chirurgicale et vont aller jusqu'à multiplier les demandes de libération de leurs troubles par le "bistouri salvateur". On les appellera les "balafrés de l'abdomen".

Il faut dire que de nos jours, les chirurgiens sont plus prudents et plus vigilants qu'autrefois, mais il en est encore qui ne pourront pas résister à cette obsession. Ils seront entraînés malgré eux à intervenir sur des troubles qui ont leur origine ailleurs. Hélas, l'angoisse n'est pas "tuée" par le bistouri et, après une accalmie postopératoire de courte durée, elle se déplacera plus tard sur un autre organe, demandant une autre intervention chirurgicale et ainsi de suite.

- Le refus de l'hypothèse psychogénétique des troubles et sa conséquence, le refus de consulter un psychiatre.

Tous les généralistes savent que la plupart des malades présentant des somatisations, refusent de consulter un psychiatre-psychosomaticien . C'est malheureusement une observation courante de pratique quotidienne. Ce n'est pas par hasard si ces patients ont "enfoui" dans leur corps une problématique psychique.

La somatisation est une défense contre ce trouble psychique.

Le généraliste a un rôle déterminant. C'est par la compréhension des phénomènes, par sa formation personnelle, sa patience, son talent, sa relation avec le malade, qu'il pourra progressivement le conduire à réfléchir sur l'origine psychique de sa somatisation et l'orienter.

Il ne faut pas qu'il se fasse, comme certains chirurgiens, le complice de cette "mythomanie somatique" qui consisterait à "croire" ce que son patient "veut lui faire croire". Cette histoire corporelle n'a pas son origine dans le corporel, elle a son origine dans le psychique.

- La clef de cette origine psychique sera parfois donnée par des éléments du discours.

Au cours de l'entretien, le patient, aidé en cela par son médecin, trouvera des ouvertures à une prise de conscience lui permettant de faire "sortir du corps" un trouble qui était organisé pour y rester définitivement.

Parfois, il établira des liens entre ces symptômes et des événements douloureux de son histoire. C'est à ce moment-là, moment privilégié, que le généraliste devra, non seulement écouter, mais "entendre" ce que le patient va lui dire.

Ce sera par exemple l'évocation d'un choc affectif, d'un deuil, d'une séparation, d'une humiliation, d'une déception. d'une rupture, d'un problème relationnel chronique ou aigu, dans le milieu social, professionnel, conjugal, familial, d'une incapacité à réaliser dans la vie un idéal impossible, etc...

Tous ces événements doivent être appréciés, repris par le généraliste, approfondis et souvent il sera étonné par tout ce qu'il entendra et comprendra mieux pourquoi son patient un jour a pu somatiser. Il devra s'enquérir de l'anxiété du patient, de savoir s'il est déprimé, phobique et devra poser dès à présent un certain nombre de questions pour affiner son diagnostic.

2 - L'ANALYSE DU VÉCU

Qu'est-ce que le Vécu ?

Le "vécu" de la maladie est la façon de vivre cette maladie. En terme psychanalytique, la façon dont le Moi du sujet va intégrer cette nouvelle maladie. D'une manière caricaturale, il y aura les deux extrêmes : d'un côté des sujets qui feront "comme si la maladie n'existait pas" et, à l'opposé, des sujets qui vont en faire un "corps étranger" à éliminer de toute urgence. Mais surtout, on peut dire qu'il y a en gros quatre vécus reconnaissables, permettant déjà au généraliste d'orienter son diagnostic de somatisation et de se repérer dans la nosographie.

- *Le vécu indifférent*

C'est celui des conversions hystériques. Souvent ces malades, qui présentent des symptômes très invalidants, comme des paraplégies hystériques les obligeant à vivre dans des fauteuils roulants, arrivent devant le praticien avec un large sourire, expliquant dans la plus "belle indifférence" qu'ils ne peuvent ni marcher, ni se tenir debout, depuis parfois des années.

- *Le vécu anxieux*

Il est celui des sujets atteints de névrose d'angoisse. C'est le tableau de l'anxiété qui domine celui de la somatisation proprement dite et c'est cette domination de l'angoisse dans cette entité qui l'a faite isoler par Freud de la neurasthénie. On retrouve souvent, ici, des familles d'anxieux où toute la vie s'est organisée autour de la "crainte".

- *Le vécu dépressif*

Il est particulièrement fréquent et il est souvent difficile dans ces cas de savoir si la dépression est primaire ou secondaire, si elle est la cause ou la conséquence de la somatisation. C'est le généraliste qui, par un entretien long et orienté, pourra parfois le savoir. On connaît l'importance, de nos jours, des "dépressions masquées" qui se présentent sous forme de somatisation.

- *Le vécu hypocondriaque*

C'est celui des sujets qui se croient toujours atteints d'une maladie grave, en général d'un cancer. Le symptôme devient très invalidant, pénible, insupportable. Ces malades ont toujours besoin d'être rassurés, d'avoir des examens complémentaires pour éliminer ce "faux cancer".

Ce sont des malades ergotants, dolents qui "portent plaintes" quotidiennement et qui font partager leurs souffrances à leur entourage. C'est souvent le vécu qui déterminera l'attitude du patient vis-à-vis de son généraliste, son infidélité, sa demande quasi-obsédante d'une guérison rapide, l'appel aux guérisseurs ou, à l'opposé, au chirurgien, etc.

3 - L'ÉTUDE DU COMPORTEMENT DU MALADE DANS SA FAMILLE

Cette étude est essentielle car elle permettra souvent de mettre en évidence un trouble relationnel au sein de la famille et l'importance du bénéfice primaire que le patient reçoit de sa maladie.

Nous savons que l'économie psychosomatique et l'homéostasie dépendent d'un équilibre personnel mais aussi relationnel où l'entourage familial représente une part très importante.

On doit toujours d'ailleurs se poser la question de savoir si la somatisation n'est pas liée à un trouble relationnel venant de cet entourage familial. Cependant, même si la somatisation est liée à d'autres facteurs, elle pourra être utilisée "sans le savoir" par le patient à des fins multiples.

C'est ce que Freud avait appelé "le bénéfice primaire de la maladie", les bénéfices secondaires étant les indemnités versées au malade ou à l'invalide.

Le bénéfice primaire est la satisfaction trouvée dans le symptôme, la fuite dans la maladie, la modification avantageuse des relations avec l'entourage.

Freud distingue deux parties dans le bénéfice primaire :

* la partie interne : elle consiste en la réduction de tensions que procure le symptôme; celui-ci, pour douloureux qu'il soit, a pour but d'éviter au sujet des conflits parfois plus pénibles : c'est le mécanisme de la "fuite dans la maladie".

* la partie externe : elle serait liée aux modifications qu'apporte le symptôme dans les relations interpersonnelles du sujet. C'est cette partie externe du bénéfice primaire qui nous intéresse, surtout ici. Le symptôme pourra "être utilisé" dans une recherche d'amour et de compréhension pour se "faire plaindre", soit comme un enfant dans une situation régressive, ou comme un coupable qui demande à la fois le châtiment et le pardon. Il pourra également être utilisé au contraire pour évacuer une agressivité, afin de régler "des comptes anciens" avec un entourage qui lui a posé des problèmes (conjoint, enfants).

Le symptôme, même s'il n'avait pas de sens précis au départ, va désormais en prendre un dans cette homéostasie psychosomatique familiale, très particulière et très spécifique.

Toute famille a son homéostasie psychosomatique. Elle est en général très complexe.

Il serait judicieux d'utiliser parfois des thérapies psychosomatiques familiales pour mobiliser un symptôme psychosomatique dont une partie de son expression est liée à un dysfonctionnement de cette dynamique. Elles commencent à exister pour les troubles psychosomatiques du nourrisson mais elles n'existent pas encore pour l'adulte.

Nous serons surpris parfois de voir disparaître des somatisations souvent anciennes, à la suite d'un bouleversement de la structure familiale (décès d'un conjoint, départ des enfants, déménagement, etc.).

Cette étude du comportement du malade dans sa famille, uniquement à partir de son discours, ne sera pas toujours possible et devra être complétée par l'entretien avec un ou des membres de l'entourage qui donneront des renseignements précis sur la vie du malade au sein de cette famille.

Nous avons parlé à propos des patients qui somatisent, de "mythomanie somatique". En effet, nous avons constaté qu'ils étaient très souvent mythomanes et qu'on ne pouvait pas accorder de crédit à tout ce qu'ils disaient, d'où l'importance que peut prendre l'entretien avec d'autres membres de la famille. On apprendra par exemple que le patient ne respecte pas les prescriptions médicamenteuses, qu'il a consulté d'autres praticiens, qu'il associe plusieurs thérapeutiques en même temps et qu'il a tendance à "cacher" tout cela à son généraliste, voire "à lui raconter des histoires".

Nous reparlerons de ce comportement mythomaniaque quand nous étudierons le mécanisme de défense majeure de la somatisation qui est le déni.

4 - LA RECHERCHE DES ANTÉCÉDENTS

Il est important de connaître les antécédents des malades chez lesquels on suspecte une somatisation.

On sait qu'il existe des familles de vasculaires, de cancéreux, d'anxieux, de déprimés, de rhumatisants, etc. Si on ne maîtrise pas bien ces facteurs constitutionnels, probablement génétiques, on sait par observation et expérience qu'ils existent. Ils posent un des problèmes de la complaisance somatique qui est actuellement du domaine de la recherche. Nous en reparlerons plus tard. On retrouvera souvent des antécédents d'anxiété, de dépression, chez les parents ou les grands-parents des malades qui présentent des somatisations. On mettra souvent en évidence les mêmes somatisations, ou parfois d'autres, atteignant des fonctionnements différents mais restant dans une "logique psychosomatique". Par exemple, on trouvera un père asthmatique avec un enfant eczémateux, ou un fils ulcéreux avec un grand-père coronarien.

On peut mettre en évidence dans les antécédents, quand on est au fait des travaux portant sur la psychosomatique, un mode de pensée fréquent chez les sujets qui présentent des somatisations, la pensée opératoire. C'est un mode de pensée essentiellement centré sur le rationnel et le pragmatique entraînant la plupart du temps une suractivité professionnelle sans loisir.

Nous verrons que la connaissance de l'existence de cette pensée opératoire chez un sujet pourrait aboutir à une véritable prévention des somatisations.

5 - L'EXAMEN CLASSIQUE

Après l'entretien classique et l'entretien psychologique, le généraliste passera à l'examen classique comme il le fait habituellement dans sa pratique quotidienne pour tous ses patients. Il se terminera souvent par la prescription d'investigations complémentaires pour éliminer une maladie strictement organique demandant une thérapeutique classique efficace, le but de l'examen du généraliste étant d'établir un diagnostic le plus précis possible pour prescrire la thérapeutique la mieux adaptée.

Ce n'est qu'au retour des examens complémentaires que le généraliste revoyant son patient pourra envisager le diagnostic de la somatisation ou demander une consultation spécialisée à un confrère somaticien, s'il doute. N'oublions pas cependant que la lésion organique n'infirme pas le diagnostic de somatisation puisque nous savons qu'il existe des somatisations lésionnelles comme l'ulcère duodénal ou la recto-colite hémorragique.

La différence entre une somatisation lésionnelle et une maladie organique, se situe dans la prépondérance des facteurs psychiques dans le premier cas; ils ont été déterminants.

On peut dire que toute maladie, qu'elle soit fonctionnelle ou lésionnelle, peut être une somatisation, même si l'on décrit en règle générale un groupe de somatisations lésionnelles classiques. Une angine par exemple, peut survenir au décours d'un conflit ayant amoindri les défenses immunitaires. On pourra dire dans ce cas que l'angine est une somatisation.

Dans beaucoup de cas, le généraliste aura recours au spécialiste pour infirmer ou confirmer son diagnostic et rassurer son patient.

CHAPITRE III

LE RECOURS AU SPÉCIALISTE SOMATICIEN

1 - L'EXAMEN MÉDICAL CLASSIQUE

Le spécialiste somaticien reprendra l'entretien classique avec le patient, en restant le plus souvent très "technicien" puisqu'on lui demande un avis surtout qu'il est en général le dernier recours. Il sera très rigoureux dans son analyse symptomatique et séméiologique.

Cet examen devra aboutir la plupart du temps à répondre à la question du patient et du généraliste : est-ce "nerveux" ?

Or, la question est d'emblée un piège.

Comme nous l'avons dit, d'une part ce n'est pas la découverte d'une organicité qui doit infirmer le diagnostic de somatisation et d'autre part, si le spécialiste ne trouve aucune organicité et répond "c'est nerveux", ce constat débouche plus ou moins implicitement sur un désintérêt des praticiens pour ce malade et ne se termine pas par la prescription d'une thérapeutique adaptée.

2 - LES INVESTIGATIONS SPÉCIALISÉES

La plupart du temps, il aura besoin d'investigations très spécialisées comme des examens endoscopiques, des radiographies, des tomographies, un scanner, une I.R.M. etc...

L'investigation complémentaire est là encore comme l'examen classique, un piège. Elle est certes très utile car elle va permettre dans un grand nombre de cas de visualiser une affection que l'on supposait ou parfois que l'on ignorait; elle est donc indispensable; elle fait partie de la médecine moderne et c'est elle qui a permis la connaissance et le diagnostic précoce des affections graves curables rapidement. Elle est à la base des succès thérapeutiques de notre époque et fait reculer chaque jour l'ignorance scientifique.

Cependant, elle peut représenter un piège et devenir manichéenne. Si on a affaire à un fonctionnel, elle pourra le faire douter et même faire douter le généraliste à la découverte d'une perturbation même minime des examens complémentaires.

Elle pourra transformer "le fonctionnel" en "un organique potentiel". Ce malade qui dit souvent : "On ne m'a rien trouvé mais j'ai sûrement quelque chose" est dès lors satisfait qu'on ait enfin découvert ce qui devient désormais la "cause du mal".

Et pourtant, comme nous l'avons dit, il n'y a pas hélas toujours adéquation entre la découverte radiologique par exemple et la cause de la symptomatologie. Et parfois cette adéquation existe aussi, ce qui fait l'extrême complexité de la médecine et surtout de cette médecine des somatisations. Un exemple : un sujet présente des vertiges avec céphalées, algies nucales et dorsales, une sensation de fatigue depuis qu'il a d'importants problèmes professionnels. Son médecin traitant, devant la chronicité des troubles et l'intensité des douleurs, demande un avis rhumatologique. On lui découvre une arthrose cervicale et dorsale. A partir de ce moment, on attribuera les vertiges, les céphalées, les algies, à l'arthrose. Ce malade ne sera pas soulagé par la thérapeutique anti-inflammatoire. Il le sera bien plus tard par des antidépresseurs car il présentait en fait une "dépression masquée" se traduisant par des somatisations. Cette difficulté à faire le diagnostic a été liée dans ce cas, comme dans beaucoup d'autres, à une méconnaissance de la psychiatrie psychosomatique.

3 - LES RÉPONSES AU GÉNÉRALISTE

Le spécialiste somaticien va donner au généraliste plusieurs types de réponses : il aura découvert une affection où le déterminisme psychique n'est pas primordial et où il est nécessaire d'établir une thérapeutique adaptée. Par exemple, un gastro-entérologue découvre chez une patiente qui se plaignait de gastralgies depuis longtemps et à qui on avait dit "c'est nerveux", une hernie hiatale qu'il faudra traiter spécifiquement.

Un autre malade qui se plaignait de céphalées et à qui on avait dit aussi "c'est nerveux", devant son anxiété constitutionnelle, présente en fait un anévrisme cérébral découvert par un examen neurochirurgical et qu'il a fallu bien entendu, opérer.

Parfois le spécialiste découvre un infarctus du myocarde chez un P.D.G., gros fumeur et qui vient de faire une faillite. Là, il est urgent de s'occuper de l'infarctus mais il serait plus tard nécessaire de le montrer à un psychosomaticien car la faillite aura joué un rôle déterminant dans la décompensation.

Enfin, comme nous l'avons déjà dit, il y a des cas où le spécialiste répond au généraliste que son patient n'a rien d'organique et que "tout est nerveux". Par exemple, une jeune femme qui fait des crises de tachycardie alors qu'elle est phobique.

Donc, nous voyons qu'il y a en gros trois types de réponses :

- la découverte d'une maladie purement organique pour le spécialiste et pour le psychiatre-psychosomaticien (hernie hiatale).
- la découverte d'une maladie surtout organique pour le cardiologue, alors que pour le psychosomaticien il s'agit d'une somatisation lésionnelle (l'infarctus du myocarde après une faillite).
- la découverte d'une somatisation fonctionnelle pour le spécialiste et confirmée par le psychiatre-psychosomaticien (la malade phobique qui fait des crises de tachycardie). Que va faire le généraliste en face de ces réponses ?

Dans le premier cas, il va écouter le spécialiste et suivre son protocole thérapeutique.

Dans le deuxième cas, il va également écouter le spécialiste et suivre aussi son protocole thérapeutique.

Dans le troisième cas, il va traiter les crises de tachycardie par des thérapeutiques conseillées, par exemple des bétas-bloquants.

C'est dire qu'il y a une communion de pensée entre généraliste et spécialiste et que le psychiatre-psychosomaticien est en règle générale court-circuité. Le cardiologue et le généraliste savent pourtant que la faillite du PDG a été déterminante dans l'apparition de l'infarctus mais, pour eux, cela ne justifie pas une prise en charge par un psychiatre-psychosomaticien.

Il en est de même pour la troisième patiente. Les béta-bloquants suffisent et, même si l'état s'aggrave, la tachycardie ne justifie pas pour eux ce type de consultation.

4 - LES RÉSISTANCES DES MÉDECINS À LA SOMATISATION

Le médecin a beaucoup de difficultés en général à admettre le déterminisme psychique d'un trouble somatique. Il le comprend mal, l'apprécie mal, le cerne mal, ne sait pas comment orienter son patient, à qui l'adresser, comment expliquer. Il est la plupart du temps mal formé à la psychiatrie ou n'a pas voulu se former. Il reste encore plus ou moins implicitement dans une dichotomie corps-esprit. Le médecin somaticien est le médecin du corps, le psychiatre doit rester le médecin de l'esprit, voire le médecin de la folie.

Comme un infarctus, même après faillite, ou une crise de tachycardie d'une phobique, n'ont rien à voir avec la folie, il est inutile, voire dangereux de consulter un psychiatre, même si celui-ci est psychosomaticien.

D'ailleurs, certains médecins disent à leurs patients qu'il est préférable de consulter un psychologue plutôt qu'un psychiatre ou, s'ils ont besoin de relaxation, de faire appel à un "kiné" plutôt que d'être pris en charge par un psychiatre. Dans l'esprit de certains médecins, il vaut mieux tout, sauf le psychiatre. Si les médecins ont des résistances vis-à-vis de la psychiatrie, il faut dire que le patient lui-même en présente et refuse souvent de consulter à la demande de son généraliste ou de son spécialiste.

DEUXIÈME PARTIE

Le psychiatre-psychosomaticien face à la somatisation

CHAPITRE I

UNE NOSOGRAPHIE DES SOMATISATIONS

Le généraliste, par rapport à sa forme de pensée médicale, a besoin d'une nosographie pour mieux se repérer dans cette clinique difficile des somatisations, d'autant qu'elle a été vite enseignée et donc vite oubliée. Elle doit faire partie de sa culture médicale au même titre que la nosographie classique.

Le généraliste doit, dans un premier temps, replacer la somatisation dans un des trois groupes pathologiques susceptibles de la voir apparaître : la somatisation fonctionnelle (représentée par la névrose d'angoisse, la névrose phobique, la névrose hypocondriaque, la névrose traumatique, les états dépressifs, et certains états psychotiques), la somatisation conversionnelle représentée par l'hystérie de conversion et enfin les somatisations lésionnelles où l'on va retrouver en particulier les grandes maladies psychosomatiques classiques comme l'ulcère duodénal, l'infarctus du myocarde, etc... Il est important que le généraliste fasse un diagnostic précis car, suivant le type de somatisation, il pourra apporter d'emblée une aide médicamenteuse spécifique, des anxiolytiques par exemple si la somatisation est la conséquence d'une angoisse, des antidépresseurs si la somatisation est la conséquence d'une dépression, des neuroleptiques si la somatisation est la conséquence d'une psychose.

Dans un second temps, il devra essayer de comprendre ce qui s'est passé dans l'histoire de son patient pour qu'il décompense sur le mode somatique.

1 - LES SOMATISATIONS FONCTIONNELLES

Ces somatisations sont des perturbations des fonctionnements somatiques, en règle générale réversibles et ne s'accompagnant pas de lésions des organes. Elles sont très fréquentes et constituent à peu près soixante pour cent des consultations du généraliste. On les rencontrera dans diverses entités de la nosographie psychiatrique : la névrose d'angoisse, la névrose phobique, la névrose hypocondriaque, la névrose traumatique, les états dépressifs, certains états psychotiques.

Névrose d'Angoisse

Le généraliste doit connaître cette entité décrite par Pitres et Régis, mais surtout isolée par Freud, en 1895, de la neurasthénie, de l'hypocondrie qui faisaient partie avec elle du groupe des névroses actuelles. Son isolement a été lié au fait que dans cette névrose l'angoisse était le symptôme prédominant. Depuis 1895, cette névrose doit avoir encore sa place dans la nosographie des somatisations.

Elle représente en effet une réalité clinique et quotidienne de la pratique de l'omnipraticien. Elle est donc très fréquente et se présente essentiellement sous deux formes : celle de l'anxiété généralisée avec son cortège de troubles fonctionnels et celle de la crise d'angoisse, appelée par les Anglo-Saxons "l'attaque de panique".

- L'anxiété généralisée.

L'anxieux va présenter trois sortes de troubles : des troubles psychiques, des troubles somatiques et des troubles du comportement.

*** Les symptômes psychiques**

Ces symptômes sont représentés par une "attente anxieuse", flottante et diffuse, cherchant à se fixer sur un prétexte. Le malade appréhende l'avenir, redoute le pire et fixe à chaque instant son anxiété sur des événements qui pourraient la justifier (lecture du journal, sonnerie téléphonique, retard d'un proche, informations télévisées, discours d'un voisin ou d'un ami, etc..). La preuve non fondée de ses craintes ou les tentatives de l'entourage pour rassurer ce patient ne le calment que provisoirement. La thymie est pessimiste avec un sentiment d'infériorité et l'idée d'être poursuivi "par la malchance". La volonté est hésitante et irrésolue.

*** Les symptômes somatiques**

Ce sont tout d'abord des symptômes de tension motrice. Secousses, ébranlements ou tressautements musculaires, tremblements, tensions, douleurs musculaires, fatigabilité , incapacité à se détendre, battements de paupières, froncements de sourcils, crispations du visage, agitation, fébrilité, sursauts. A ce tableau s'ajoutent des troubles neurovégétatifs, transpiration, palpitations ou tachycardie, mains froides et moites, sécheresse de la bouche, étourdissements, sensations vertigineuses, tête vide, paresthésies (fourmillements des mains ou des pieds), nausées, bouffées de chaleur ou de froid, pollakiurie, diarrhées, gêne au creux de l'estomac, boule dans la gorge, accès de rougeur, de pâleur, pouls et respiration rapides au repos. Ce sont toutes ces manifestations fonctionnelles qui, en règle générale, entraînent le médecin à multiplier les examens complémentaires, à la recherche d'une organicité, sans que soit posé un jour le diagnostic de névrose d'angoisse.

*** Les symptômes comportementaux**

Ce "fond anxieux" va déterminer un état permanent de tension et d'alerte, une vigilance anxieuse avec subagitation incessante, auto-interrogation, exclamations, lamentations, plaintes et appels à l'aide à la fois confiants et agressifs dans le cadre d'un perpétuel besoin de réassurance. La tension anxieuse est toujours exagérée, orientée vers la "catastrophe imminente", conduisant à une distractivité et à une indisponibilité pour des tâches plus importantes. Ces patients présentent des difficultés de concentration, des insomnies, des sensations d'être "à bout", une irritabilité, et une impatience chronique.

- La crise d'angoisse ou attaque de panique

La crise d'angoisse se manifeste par l'apparition brutale d'une appréhension, d'une crainte ou d'une terreur intense, souvent associée à un sentiment de catastrophe imminente. Cette anxiété aiguë submerge tous les processus de pensée atteignant l'intensité d'une terreur panique et donnant parfois au patient un faciès qui exprime l'état d'un être traqué par le danger.

Cette crise s'accompagne de symptômes d'angoisse somatique : dyspnée, palpitations, douleurs ou gêne thoraciques, sensations d'étouffement ou d'étranglement, étourdissements, vertiges ou sensations d'instabilité, sensations d'irréalité (dépersonnalisation ou déréalisation), paresthésies, bouffées de chaud et froid, transpiration, impressions d'évanouissement, tremblements ou secousses musculaires, ainsi que la peur de mourir, de devenir fou ou de commettre un acte non contrôlable pendant une attaque. La crise d'angoisse dure habituellement quelques minutes, plus rarement plusieurs heures.

Les troubles se compliquent fréquemment d'une peur anticipatoire de ne rien pouvoir faire ou de perdre le contrôle pendant une attaque de panique, de sorte que le sujet hésite à être seul ou dans des endroits publics éloignés de son domicile. Quand le sujet évite de nombreuses situations de ce type, il convient de faire le diagnostic d'agoraphobie avec attaque de panique, plutôt que de crise d'angoisse. Nous en reparlerons dans le chapitre concernant la névrose phobique.

Parfois, des symptômes vont dominer le tableau clinique et, par leur caractère spectaculaire, vont s'organiser en entité clinique. Parmi ces entités, on peut en isoler deux : d'une part le "malaise" et, d'autre part, la "spasmophilie".

- Le malaise

C'est une sensation désagréable d'évanouissement que l'on appelle lipothymie quand il n'y a pas de perte de connaissance complète, ou syncope dans le cas contraire.

Le généraliste est fréquemment appelé auprès de patients ayant fait "un malaise"; il s'agit le plus souvent de femmes. Après avoir éliminé surtout une cause cardiaque, on est en présence en règle générale d'un malaise que le généraliste va appeler vaso-vagale, mais que nous appelons névrotique pour marquer le déterminisme psychogène et le rôle joué par l'angoisse.

Rappelons en effet que cette conception neurovégétative des somatisations est historiquement régressive et que nous devrions mettre l'accent de nos jours sur le fonctionnement psychique. Or, la plupart du temps, on incrimine à l'origine de ce trouble vaso-vagale, des facteurs prédisposants mais non déterminants, comme la chaleur, "un manque de sucre", "un manque de calcium", etc.

Il y a effectivement "un manque", mais il ne se situe pas au niveau glycémique ou calcémique, même si les résultats de laboratoire montrent une hypoglycémie ou une hypocalcémie. Ce sont des épiphénomènes, ce sont des conséquences du "malaise". Le généraliste devra toujours rechercher la cause qui a pu mobiliser une angoisse, car c'est cette mobilisation de l'angoisse qui entraîne l'évanouissement ou la syncope.

Un exemple : Véronique, âgée de vingt ans, fait un lundi matin, vers onze heures, un malaise dans la pharmacie où elle est préparatrice. Son patron lui dit : "C'est un malaise hypoglycémique" et lui donne du sucre. A sa séance suivante, on va lui demander de réfléchir à ce malaise. Elle va parler du dimanche précédent où son fiancé était parti à Marseille; il lui a téléphoné le lundi matin, une heure avant le malaise, en lui apprenant qu'il avait passé la nuit chez une ancienne copine. S'agissait-il là d'un manque de sucre ?

- *La spasmophilie*

La spasmophilie, ou tétanie idiopathique, est un état d'hyperirritabilité neuromusculaire particulière, généralement latente, mais qui peut se manifester par des lipothymies, des paresthésies, des spasmes viscéraux, des crises convulsives. La calcémie est normale.

Or, la plupart du temps, on propose aux spasmophiles du calcium ou du magnésium.

On sait qu'en fait, la spasmophilie entre soit dans le cadre de la névrose d'angoisse, soit dans celui de la névrose phobique ou enfin dans la névrose hystérique.

Il n'y a pas une spasmophilie, mais des spasmophilies dont le déterminisme est multiple et dû, soit à la somatisation d'une crise anxieuse, soit à celle d'une phobie, soit à une conversion.

L'angoisse mobilisée dans la crise de spasmophilie est, soit l'angoisse de séparation, soit l'angoisse de castration (l'une ou l'autre pouvant être traduite par le patient par l'angoisse de mort).

C'est souvent en présence d'un événement qui a rappelé la mort, que l'angoisse de séparation est mobilisée et que la crise de spasmophilie va se déclencher.

Un exemple : Brigitte, âgée de vingt-deux ans, va danser un soir "en boîte" et, au cours de la nuit, elle fait une crise de spasmophilie. Le lendemain, elle appelle son médecin traitant qui lui prescrira du magnésium. A sa séance de psychothérapie, elle nous apprendra qu'elle avait été "en boîte" pour rencontrer un copain qui n'y était pas; elle a été très déçue; en plus, elle est déprimée car sa mère lui a dit que son oncle, qu'elle aime beaucoup, allait mourir d'un cancer du foie.

Nous sommes là encore bien loin du trouble du magnésium !!!

L'absence du copain a mobilisé chez Brigitte l'angoisse de séparation, activée également par la mort prochaine de l'oncle aimé. C'est cette angoisse qui s'est somatisée et a déclenché la crise.

Non seulement l'anxieux présente une symptomatologie clinique reconnaissable, mais il présente également un style de pensée que l'on peut appeler la pensée anxieuse, qui va structurer une personnalité spécifique que l'on peut décrire comme personnalité de l'anxieux.

La personnalité de l'anxieux comprend des éléments constitutionnels (constitution hyper-émotive de Dupré) impliquant "un terrain" ou une vulnérabilité neurobiologique propice aux réactions émotionnelles exagérées, et des éléments psychologiques probablement acquis dans l'enfance, avec besoin de protection et d'amour et dépendance infantile.

La personnalité de l'anxieux est caractérisée par une "incertitude douloureuse" manifestée dans le domaine intellectuel (doute), et dans le domaine affectif (sentiment d'insécurité).

L'évolution de la névrose d'angoisse va être variable, avec des périodes de rémission et des périodes de crise, avec des formes mineures (petits anxieux timides et inhibés ou, au contraire, subagités en permanence mais sans crises spectaculaires) et des formes majeures (crises intenses et fréquentes et sémiologie dramatique avec rictus anxieux, accès de dépersonnalisation et raptus suicidaires. A la faveur de la vulnérabilité somatique, des circonstances, des conflits affectifs et des mécanismes de défense, la névrose d'angoisse va s'organiser en :

- névrose fonctionnelle (donnant les maladies fonctionnelles chroniques).
- névrose hypocondriaque.

- névrose d'organes (affections psychosomatiques).
- névrose phobique.
- névrose hystérique de conversion.
- névrose obsessionnelle.

L'étiopathogénie de la névrose d'angoisse a donné lieu à de nombreux travaux. Il est difficile de savoir quel en est le déterminisme exact. Nous savons que Freud en a donné une conception à la fois biologique et psychique : sur le plan biologique, il y avait une accumulation de tensions sexuelles inassouvies (coïtus interruptus, abstinences, etc.), et sur le plan psychique une absence, une insuffisance de l'élaboration psychique de cette excitation sexuelle somatique, celle-ci ne pouvant être transformée en libido psychique et ne trouvant donc qu'une seule issue, le "soma", cause des symptômes d'angoisse.

Cette conception de l'angoisse comme substitut de la représentation psychique manquante, fait partie de la première théorie de l'angoisse élaborée entre 1893 et 1895.

La deuxième théorie est celle de l'angoisse résultant du refoulement libidinal Elle sera émise entre 1909 et 1917. Le refoulement est inséparable de la notion de danger et le danger le plus important pour Freud est le danger de castration.

La troisième période va de 1926 à 1932 et Freud exprime sa conception dans "*Inhibition, Symptôme et Angoisse*" . Ce n'est plus le refoulement qui produit de l'angoisse, c'est l'angoisse qui produit le refoulement. L'angoisse est le rappel par le Moi, en face d'une exigence pulsionnelle nouvelle, d'une situation de danger ancienne.

Le signal d'angoisse suscite de la part du Moi une réaction passive ou active. Beaucoup de psychanalystes pensent actuellement que dans la névrose d'angoisse le danger n'est pas du domaine de la castration, mais plutôt du domaine de la séparation. Cette angoisse de séparation serait réactivée dans la réalité par tous les événements rappelant la Mort.

Souvent, les sujets anxieux sont nés de parents anxieux (la mère le plus fréquemment) ayant créé une relation de dépendance et d'immaturité affective empêchant l'enfant de devenir un adulte autonome. La "séparation psychique" de l'enfant et de la mère, représente pour l'anxieux un véritable danger.

Cette angoisse de séparation serait très probablement le facteur prédisposant au développement de la névrose d'angoisse, l'angoisse de castration prédisposant beaucoup plus à la névrose hystérique. Mais en clinique, il y a souvent des associations ou des passages de la névrose actuelle à la névrose hystérique.

Freud a d'ailleurs toujours dit que dans toute psychonévrose il y avait un noyau de névrose actuelle. La neurasthénie serait le noyau de l'hystérie de conversion, la névrose d'angoisse celui de l'hystérie d'angoisse ou névrose phobique, l'hypocondrie, le noyau des paraphrénies (démence précoce et paranoïa au sens de Freud).

Freud utilisera deux belles métaphores expliquant les rapports entre la névrose actuelle et la psychonévrose : la psychonévrose est comme un grain de sable qui va recouvrir de couches de nacre la coquille abritant l'animal, ou encore, c'est une guirlande qui s'entoure autour du fil de fer de la névrose actuelle.

La thérapeutique de la névrose d'angoisse passe essentiellement par la chimiothérapie pour l'attaque de panique (antidépresseurs tricycliques comme l'Imipramine et la Clomipramine, les anxiolytiques et les bêtabloquants) et pour l'anxiété généralisée avec somatisation fonctionnelle, par une association chimiothérapique (anxiolytiques) et relaxation psychothérapique. D'une manière générale, la psychothérapie en face à face et la psychanalyse apportent peu d'amélioration. C'est ce que d'ailleurs Freud avait noté puisqu'il excluait les névroses actuelles de la thérapeutique analytique.

La Névrose Hypocondriaque

La névrose hypocondriaque a une histoire bien plus ancienne que la névrose d'angoisse.

C'est Hippocrate qui a utilisé le premier le terme "d'hypocondrie" mais pour en faire seulement un usage anatomique et désigner le "mal des hypocondres".

Par contre, c'est à Galien que revient la primauté de la description de la maladie "hypocondriaque".

De l'Antiquité jusqu'au XVIIIème siècle, on fera de l'hypocondrie un trouble lié à l'atrabile, ou aux humeurs.

On retrouvera dans la littérature un hypocondriaque célèbre, Argan, décrit par Molière en 1673 dans "*Le Malade Imaginaire*".

A la suite de Molière, Boissier de Sauvages, dans sa "*Nosologie Méthodique*", en 1771, fera une recherche clinique précise et minutieuse de ces patients hypocondriaques et parlera à leur propos de "maux imaginaires".

En 1795, Cullen lui aussi, dans son "*Étude des Névroses*", considérera l'hypocondrie comme un trouble de l'imaginaire avec en plus un affaiblissement consécutif à l'abus des plaisirs.

Mais la séparation radicale de l'hypocondrie avec son origine dans le bas-ventre, comme le pensaient les anciens, sera définitivement réalisée par Falret en 1822, qui disait : "Les passions n'ont pas leur source dans le bas-ventre comme on le croit généralement encore", et un peu plus tard par Georget (1823) qui va faire de l'hypocondrie une "névropathie" ou une "cérébropathie".

L'hypocondrie va ainsi sortir "du bas-ventre" pour monter "dans le psychisme". On va commencer également à décrire deux sortes d'hypocondrie, une hypocondrie délirante, ou hypocondria major, que l'on peut rencontrer dans les psychoses, et une hypocondrie névrotique, ou hypocondria minor, qui nous occupe ici dans ce chapitre.

Cette hypocondrie névrotique sera souvent liée par la suite à la neurasthénie pour en être séparée en 1907 par Dupré et Camus qui vont décrire une entité, la cénestopathie comme perturbation de la sensibilité centrale des organes. Désormais, les hypocondriaques seront appelés des cénestopathes. C'était cependant un retour à une étiologie organiciste : l'origine ne se situait plus dans le bas-ventre mais dans un trouble de la sensibilité.

Or, Freud, à partir de 1914, tout en classant l'hypocondrie dans les névroses actuelles, replace son origine dans les troubles psychiques et plus particulièrement dans une perturbation de l'économie libidinale.

La définition de l'hypocondrie a été donnée pour la première fois par Séglas en 1895 : "état psychopathique caractérisé par des préoccupations exagérées sur l'état de santé, en rapport avec des sensations suggestives que le malade cherche à interpréter d'une manière plus ou moins raisonnable, dans leurs causes et dans leurs "conséquences". Ce sont CL. Crocq et M. Sailhan qui rappellent cette définition dans leur article de l'E. M. C. sur les "Névroses Actuelles".

La clinique de l'hypocondrie est en général très précise et permet de faire le diagnostic facilement. Cette affection commence en général à l'adolescence, bien que fréquemment le trouble s'installe à la trentaine chez l'homme et à la quarantaine chez la femme. La névrose hypocondriaque se traduit par :

- des sensations cénesthésiques pénibles, ressenties comme douloureuses et focalisant l'attention consciente. C'est en général la douleur obsédante qui est la première caractéristique séméiologique de l'hypocondrie. Le généraliste devrait toujours y être attentif.

- la préoccupation excessive, voire exclusive et angoissée sur l'état de santé avec interprétation erronée de certaines sensations et de certains signes physiques que le patient juge anormaux, entraînant la crainte ou la croyance d'être atteint d'une maladie grave, en général, un cancer.

- un comportement geignard, irritable et perpétuellement insatisfait, conduisant le malade à multiplier les consultations médicales, à faire procéder à de nouveaux examens, à essayer de nouveaux médicaments et à "fatiguer", voire "épuiser" l'entourage familial et social par sa quête permanente et insatiable de reconnaissance et de secours.

- la mise en acte de l'organe hypocondriaque qui devient omniprésent. Le sujet va "isoler" son "organe douloureux" du reste du corps et va se l'approprier. Il dira : "ma colite", "mes palpitations", "ma migraine", "mon dos", etc.

Toute la vie, toutes les relations seront fonction de "son organe malade". Il y a manifestement dans l'hypocondrie, une régression narcissique grave et un désinvestissement libidinal de la vie toute entière. Beaucoup de symptômes fonctionnels auront tendance à s'hypocondriaciser, c'est-à-dire à devenir quasi obsédants et à envahir toute la vie du malade. On peut isoler parmi ces troubles surtout les céphalées, même migraineuses, la colite spasmodique et les rachialgies. Nous reparlerons de ces troubles quand nous traiterons des "Dépressions".

Ce style de pensée et de fonctionnement peut faire parler d'une pensée hypocondriaque ou d'une personnalité hypocondriaque.

Comme nous l'avons dit, cette personnalité implique une régression narcissique. Ce sujet va s'occuper essentiellement de lui, de son corps, de son organe malade. Abadie, en 1930, a parlé de "Constitution Arganique" qui serait une disposition morbide remontant à l'enfance. Le généraliste d'ailleurs devra faire le diagnostic de la névrose hypocondriaque de l'enfant, qui débute souvent par des plaintes réitérées concernant des douleurs du ventre, de la tête, du dos, de la région appendiculaire, etc... Après avoir éliminé une organicité évidente, il faudra toujours penser à la formation de cette personnalité hypocondriaque qui débute. Souvent, le futur hypocondriaque, étant enfant ou adolescent, va en plus se préoccuper des petites anomalies de son corps (évolution pubertaire, poils, comédons, traits du visage, etc...); il va pouvoir s'intéresser aux lectures médicales.

Un exemple célèbre est Jean-Jacques Rousseau qui, dans "*Les Confessions*", écrit : "Je ne lisais pas la description d'une maladie que je ne crusse être la mienne. Je suis sûr que si je n'avais pas été malade, je le serais devenu par cette fatale étude."

On sait que Jean-Jacques Rousseau avait souvent des vertiges au pied du lit de Mme de Warens et écrivait à ce propos : "je crus mourir et je me mis au lit."

En effet, la clinophilie est très fréquente chez les hypocondriaques qui trouvent dans leur lit une espèce de refuge, de protection. La pensée hypocondriaque est toujours sous-tendue par une anxiété. Nous avons vu d'ailleurs que c'était une évolution possible de la névrose d'angoisse.

L'évolution de la névrose hypocondriaque se fait vers la chronicité, l'invalidité et la désocialisation. L'hypocondriaque change sans cesse de médecin, multiplie les examens complémentaires, expérimente toutes les médications nouvelles, officielles ou marginales, recourant aux guérisseurs ou aux charlatans, conseillé par les uns et les autres. La thérapeutique devient incohérente, les plaintes insatisfaites, épuisant la patience de l'entourage. L'hypocondriaque va se replier de plus en plus sur lui, rétrécissant le champ de ses activités et menant une existence recluse, souvent confinée en chambre.

Il devient parfois de plus en plus agressif, avec conduite suicidaire, violence verbale, procédurière et physique à l'encontre des médecins qui l'ont déçu. Là encore, le généraliste a un rôle majeur à jouer pour éviter ce passage à la chronicité et à l'invalidité. Il devra faire le diagnostic de la névrose hypocondriaque très tôt et adresser son patient rapidement à un psychiatre psychosomaticien.

L'étiopathogénie de la névrose hypocondriaque est complexe. Cependant, on met en évidence chez tous les hypocondriaques, les caractéristiques suivantes :

- désinvestissement et désintérêt pour la vie sociale.
- hyperinvestissement de l'organe malade avec transformation du plaisir corporel en douleur.
- agressivité s'exprimant en particulier par la plainte hypocondriaque.
- désir d'élimination de l'organe malade qui devient en quelque sorte un objet persécuteur.

On peut se demander, compte tenu de ces caractéristiques, si la névrose hypocondriaque n'est pas la conséquence d'un deuil impossible où le sujet aurait perdu quelque chose réellement, ou aurait la sensation d'avoir perdu quelque chose d'important pour lui. Le travail de deuil de l'objet perdu du fait de la faillite du fonctionnement mental (on retrouve la notion de névrose actuelle) se ferait dans la sphère somatique. L'impossibilité de ce travail, et donc de l'élimination de l'objet qui devient persécuteur, serait liée en plus de la carence mentale, au fait qu'il devient le pôle d'attraction d'une problématique masochique avec sentiment de culpabilité inconsciente d'où la douleur permanente et la plainte.

Le sujet se rend responsable en quelque sorte de cette perte d'objet et il devra désormais "payer". L'amour pour l'objet s'est transformé en haine pour le sujet. Ce patient hypocondriaque, préoccupé sans cesse à "régler ses comptes" avec l'objet perdu, autrefois aimé et qui va désormais le haïr et le persécuter, ne sera plus disponible pour la vie sociale.

On peut concevoir l'hypocondrie comme une défense somatique d'une paranoïa, c'est-à-dire d'une psychose. La névrose hypocondriaque est pour nous "une persécution somatique".

Le traitement de cette névrose hypocondriaque est donc très difficile compte tenu justement de tout ce que nous venons de dire.

Le généraliste doit comprendre la pathogénie de l'hypocondrie pour éviter d'être le complice de cette "persécution somatique". La thérapeutique devra passer par la chimiothérapie antidépressive et surtout par une prise en charge psychothérapique où la recherche du deuil réel ou imaginaire sera essentielle ainsi que l'analyse du masochisme.

Névrose Traumatique

La névrose traumatique peut être définie comme un état névrotique organisé, durable, déterminé, provoqué ou occasionné par un traumatisme psychique (événement soudain et violent débordant les capacités de défense de l'individu).On les appelait souvent autrefois des névroses d'effroi.

Le terme de névrose traumatique a été introduit en 1884 par le psychiatre allemand Oppenheim, à propos de troubles neuropsychiques consécutifs, non plus à des traumatismes de guerre longtemps étudiés, mais à des accidents civils. Sa première description est celle des états névrotiques consécutifs à la frayeur éprouvée lors des accidents de chemin de fer. Cependant, C. Barrois (1988), dans son ouvrage : "*Les Névroses Traumatiques*", nous rappelle que la notion de névrose traumatique est très ancienne.

Hérodote raconte qu'un combattant athénien de la bataille de Marathon, en 490 avant Jésus-Christ, nommé Epizelos, était devenu aveugle car il avait été effrayé par la vue, en face de lui, d'un Perse de grande taille, très barbu et pesamment armé, dont l'arme le dépassa pour tuer son ami qui était derrière lui. On peut parler ici de cécité hystérique posttraumatique.

Cependant, les premières descriptions médicales remontent au XIXème siècle, avec d'abord Pinel et surtout Oppenheim qui décrivit les deux formes cliniques de la névrose traumatique, la forme hystérique et la forme neurasthénique, après des accidents de chemin de fer jusqu'alors considérés comme postcommotionnels (Le "Ralway-brain" de Putnam et Walton). Charcot dans les années 1885-1889, s'est opposé à l'individualisation de cette entité, soutenant qu'il s'agissait d'une forme étiologique particulière d'hystérie ou de neurasthénie.

Janet, en 1889, puis Freud et Breuer (1892 et 1895) isolèrent des cas d'hystérie où le traumatisme avait une valeur prédominante et que l'on pouvait guérir par la "catharsis". Cependant, Freud s'écarta rapidement de cette conception de l'hystérie traumatique pour en faire une psychonévrose liée au conflit œdipien.

Il réserva le concept de névrose traumatique aux névroses de guerre (1921). La névrose traumatique en effet fut surtout étudiée dans le cadre des névroses de guerre.

Crocq, dans un article sur les "*Névroses Traumatiques*", dans le "*Précis de Psychiatrie clinique de l'Adulte*" [1], rappelle que la psychiatrie de la première guerre mondiale, malgré la prédominance accordée aux hypothèses organicistes (commotion ou "shel-shock" en anglais, épuisement ou "exhaustion" en anglais) a commencé à s'intéresser à l'étiologie névrotique de ces troubles de guerre qui survenaient en grand nombre, en "véritables épidémies" parfois, et que l'on pouvait guérir ou améliorer par la persuasion sous choc faradique, la narcose à l'éther ou à l'alcool et des "psychothérapies morales" ou psychanalytiques (Congrès de Budapest en Septembre 1918, avec Freud, Abraham, Ferenczi et Simmel).

La psychiatrie anglo-saxonne de la seconde guerre mondiale a montré la fréquence de ces névroses traumatiques (350.000 cas pour la seule armée américaine, entre décembre 1941 et août 1945) et sur le plan étiopathogénique le rôle de la violence des combats, de la durée de l'exposition en zone opérationnelle, de la cohésion du groupe et aussi du rôle prédisposant de la

---

1 P. Deniker, Th. Lempérière, T. Guyotat, *Précis de Psychiatrie Clinique de l'Adulte* - Masson - Paris, 1989.

personnalité antérieure étant plus déterminant que la frayeur ou l'épuisement. Pendant cette dernière guerre mondiale, on a utilisé la narco-analyse sur une très grande échelle et les "programmes de réhabilitation".

La psychiatrie des guerres postérieures à 1945 a confirmé ces acquisitions. A l'opposé, il faut souligner la remarquable résistance psychique des populations civiles face aux agressions de guerre. On doit également noter la relative rareté des névroses traumatiques chez les prisonniers de guerre (Guerre 1939-1945 et Guerre d'Indochine).

La névrose traumatique étudiée en temps de guerre a permis aux médecins d'être sensibilisés aux traumatismes en temps de paix.

Les études ont commencé surtout avec les traumatismes crâniens et Pierre Marie en 1919, a décrit son "Syndrome subjectif commun des traumatisés du crâne". Puis, peu à peu, cette notion de névrose traumatique s'est étendue à tous les accidents corporels majeurs ou mineurs, où l'on voyait apparaître quelques jours ou quelques semaines après l'accident, une symptomatologie qui, en règle générale, n'avait aucun lien d'organicité avec le traumatisme physique lui-même.

La clinique de la névrose traumatique est assez précise; elle comprend : un temps de latence, des symptômes spécifiques et des symptômes non spécifiques.

- Temps de latence

D'une manière générale, les symptômes de la névrose traumatique n'apparaissent pas immédiatement après l'accident, mais après un temps de latence qui est variable. Il va de quelques jours à quelques semaines.

- Symptômes spécifiques

Le symptôme majeur de la névrose traumatique, véritable signe pathognomonique est représenté par le "syndrome de répétition".

Il se manifeste de façons différentes mais la manifestation la plus fréquente est le "rêve ou cauchemar de répétition". Presque toutes les nuits, ou plusieurs nuits de la semaine, le malade va revivre la scène traumatisante qui a été à l'origine du déclenchement de sa névrose. Le cauchemar reproduit souvent l'événement lui-même, avec les scènes similaires et les personnages qui étaient là dans la réalité ou il peut être légèrement déformé par les lois du déplacement, de la condensation et du symbolisme. Il est souvent vécu avec une charge émotionnelle intense, entraînant parfois des cris et des gesticulations.

Le syndrome de répétition peut aussi se manifester par des fantasmes, des ruminations mentales et des décharges émotives ou agressives.

Le rêve traumatique de répétition est une tentative d'abréaction, de catharsis c'est-à-dire de libération ou de liquidation de cette émotion, de ces affects qui ont été déclenchés par le traumatisme et sont devenus pathologiques. Si le patient répète son rêve, c'est qu'il ne peut pas arriver à se libérer des affects par carence de la mentalisation.

- Symptômes non spécifiques

Les symptômes non spécifiques de la névrose traumatique sont au nombre de trois : les symptômes de la névrose d'angoisse, les symptômes psychonévrotiques et les symptômes psychosomatiques.

Les symptômes de la névrose d'angoisse sont représentés essentiellement par une anxiété, une inhibition intellectuelle et motrice et la pathologie fonctionnelle que l'on a décrite dans la névrose d'angoisse. Cependant, des troubles dominent, ce sont les vertiges, les céphalées, les troubles de la mémoire, les difficultés de concentration, l'asthénie.

Les symptômes psychonévrotiques apparaissant au cours de la névrose traumatique, sont des phobies, des obsessions mais surtout des crises et des conversions hystériques à but utilitaire (pour échapper au danger) mais pouvant prendre une signification symbolique. On peut noter la fréquence des amnésies hystériques post-traumatiques (une sorte de tentative de maîtrise de l'événement par le refus ou la méconnaissance), des fugues, des crises excitomotrices et des impulsions agressives.

Les symptômes psychosomatiques apparaissant au cours de cette névrose peuvent intéresser toutes les fonctions et les appareils (cardio-vasculaires, respiratoires, digestifs, cutanés). Cependant, durant la guerre, on a surtout observé les ulcères gastro-duodénaux que l'on a appelés les ulcères du blitz (bombardement).

Le généraliste devra connaître cette pathologie fréquente qui surviendra après des événements traumatiques divers comme les catastrophes naturelles (inondations, tremblements de terre), les catastrophes causées accidentellement par les hommes (accidents de voiture, accidents d'avion, incendies), les catastrophes causées délibérément par les hommes (guerres, tortures, camps de la mort), les chocs causés par diverses agressions corporelles (viols, agressions physiques pour vol, tentatives de meurtre) et enfin les nombreux accidents du travail.

Le médecin traitant ne devra pas rechercher à tout prix une organicité devant des céphalées, une asthénie, des vertiges, des troubles de la mémoire, une symptomatologie conversionnelle, il devra penser à la névrose traumatique et la traiter en tant que telle.

Nous allons donner deux exemples cliniques correspondant aux deux grandes formes rencontrées dans la névrose traumatique, formes cliniques qui avaient déjà été énoncées par Oppenheim et que l'on peut décrire encore aujourd'hui : les formes où domine un élément dépressif (appelées par Oppenheim les formes neurasthéniques) et les formes hystériques où apparaît un symptôme de conversion.

Un exemple clinique de névrose traumatique à forme dépressive : Bernard, âgé de trente ans, a eu un grave accident de voiture ayant entraîné un traumatisme crânien, des fractures de côtes, des fractures du poignet. Deux mois plus tard, il va se développer une névrose traumatique marquée par un état dépressif, des vertiges, des céphalées, des difficultés de concentration, des troubles de la mémoire. Son généraliste multipliera les bilans qui seront toujours négatifs. Dès l'entretien, on apprendra que ce patient a eu, avant son accident, une succession de deuils dans sa famille (décès de son père, décès de son beau-père, décès d'une nièce) et une situation conflictuelle dans sa vie professionnelle (il dirige désormais l'entreprise ayant appartenu à son beau-père mais qui reste encore au nom de ce dernier).

Il avait déjà beaucoup de mal à s'imposer comme le nouveau patron dans son entreprise. L'accident l'ayant "diminué" a accentué son sentiment d'infériorité et son angoisse de castration (rivalité avec le beau-père).

L'angoisse de séparation mobilisée par les deuils antérieurs, associée à l'angoisse de castration augmentée par les séquelles physiques de l'accident, a entraîné Bernard dans la névrose traumatique. Il faut ajouter enfin que ce patient, depuis son enfance, a toujours présenté une personnalité très anxieuse. Une thérapeutique anti-dépressive, associée à une psychothérapie fit régresser presque tous les troubles.

Un deuxième exemple clinique de névrose traumatique à forme hystérique : Stéphan, âgé de quatorze ans, a eu un accident de voiture. Il était dans la voiture de ses grands-parents quand un autre véhicule est venu les percuter par l'arrière alors qu'ils étaient à l'arrêt. Le choc fut brutal, Stéphan eut très peur et se mit à pleurer. Pourtant, il n'y eut aucun blessé et les dégâts matériels furent peu importants. Le lendemain de l'accident, il commença à se plaindre du bras droit, puis, trois jours plus tard, il fit un "malaise". Son généraliste demanda des examens complémentaires qui se révélèrent bien entendu négatifs. Deux semaines plus tard, s'installa une crampe de l'écrivain avec tremblements et impossibilité totale d'écrire, obligeant Stéphan à interrompre sa scolarité pendant six mois.

On apprendra que Stéphan est un phobique et qu'avant l'accident il ne pouvait pas aller dans les grandes surfaces à cause du monde (agoraphobie). Il est très timide et a déjà eu, trois ans auparavant, des somatisations sous forme de spasmes respiratoires.

Il est difficile de savoir pourquoi exactement il a somatisé sous la forme de la crampe de l'écrivain. Par contre, c'est l'angoisse de la mort qui a été au premier plan : il a eu très peur que ses grands-parents meurent. Cette crainte de la mort a mobilisé à la fois l'angoisse de séparation et l'angoisse de castration, l'angoisse de séparation entraînant les malaises et l'angoisse de castration le symptôme de conversion.

Son pédiatre nous l'avait adressé pour entreprendre une psychothérapie de relaxation. Il abandonnera très vite sous l'influence des parents, la "guérison" se faisant tardive, les malaises augmentant ce qui conduisit à nouveau Stéphan au CHU pour une autre série d'examens complémentaires et en particulier un E.E.G. et un scanner.

Nous avons su que ces examens s'étaient révélés encore négatifs et qu'il avait été à nouveau pris en charge dans un centre par un nouveau psychothérapeute.

La personnalité du patient atteint de névrose traumatique n'est pas spécifique Cependant, il s'agit presque toujours de sujets auparavant anxieux, très marqués par le traumatisme qui a entraîné chez eux une grande insécurité, les rendant dépendants de leur entourage. Le malade est en général polarisé par ce traumatisme et va réduire son champ de conscience, ses activités, ses projets, ses désirs, etc.

L'évolution de la névrose traumatique est variable mais il faut la traiter tôt et d'une manière efficace si on veut qu'elle guérisse sans séquelles. Car cette névrose non traitée ne peut pas guérir spontanément et va évoluer souvent très vite vers la chronicité et la sinistrose, surtout lorsque le traumatisme est un accident du travail. Le patient va multiplier les expertises pour obtenir une pension d'invalidité à un taux le plus lucratif possible. Là encore, le généraliste a un rôle de prévention de ces invalidités qui coûtent chaque année très cher à la société et qu'on aurait pu éviter dans une grande majorité des cas, si le diagnostic avait été fait plus précocement, permettant l'institution d'une thérapeutique efficace.

L'étiopathogénie de la névrose traumatique est événementielle. L'événement est un traumatisme psychique violent, soudain, vécu comme un danger extrême, menaçant l'intégrité physique du sujet et dans un contexte d'insuffisance de moyens pour y faire face avec une absence de secours venant de l'extérieur.

Ces événements se rapportent en général à des accidents (de la circulation, du travail), à des agressions (viols, tentatives de meurtre, rixes), à des catastrophes, à la guerre, tous événements constituant une menace subite pour la vie du sujet.

C'est la théorie psychanalytique qui a permis de donner les explications les plus intéressantes. Pour Freud, la réaction initiale serait une réaction de frayeur qui implique la surprise et l'impréparation au danger. Le danger est en général la mort. Il y aurait très probablement pour chacun de nous, comme on décrit l'estime de soi (self esteem), un sentiment de sécurité interne variable et dépendant de toute notre histoire affective. C'est sans doute ce sentiment de sécurité interne qui se trouverait durement mis à l'épreuve devant un traumatisme et mobiliserait les angoisses profondes de l'être humain que sont angoisse de séparation et angoisse de castration.

Fénichel, en 1945, avait déjà dit : "Si le traumatisme survient chez une personnalité saine (sans antécédent névrotique) reposée et préparée à le recevoir, on assistera alors seulement à une réaction psychophysiologique immédiate et sans séquelles " Cette personnalité saine est pour nous une personnalité dont le sentiment de sécurité interne est bien structuré à partir de la construction de l'image du corps, de l'identité, des identifications et des incorporations.

La névrose traumatique serait une pathologie de la structuration du sentiment de sécurité interne.

Le traitement doit passer d'abord par la prévention, comme nous l'avons dit. Quand la névrose est installée, la thérapeutique associe à la fois la chimiothérapie anti-dépressive à la relaxation psychothérapique ou à la psychothérapie verbale en face à face. Il faudra faire parler très longuement le patient de son traumatisme, pour permettre les "abréactions", du sens qu'il a pu prendre par rapport à son histoire (cas de Bernard), le dédramatiser et le replacer dans la réalité pour en faire seulement un de ses avatars. La relaxation permettra de redonner au sujet un sentiment de sécurité interne perdu.

Les États Dépressifs

L'état dépressif est défini comme étant caractérisé par l'apparition de deux symptômes fondamentaux, d'une part une modification pénible de l'humeur et, d'autre part, une inhibition. psychomotrice portant sur la volonté (aboulie, inertie), sur les processus intellectuels (pertes de mémoire, difficultés de concentration) et sur l'ensemble de la motricité qui est ralentie. Il s'y ajoute toujours des symptômes somatiques qui conduisent le patient à consulter d'abord son généraliste.

L'état dépressif fait partie de l'histoire affective de l'être humain. Tout le monde a été plus ou moins déprimé un jour ou l'autre. Il y a donc en effet des dépressions dites "normales" qui tournent court et qui guérissent avec la vie, et des dépressions pathologiques qui ne peuvent pas se passer d'une aide thérapeutique.

L'histoire des états dépressifs, dont nous avons déjà eu un aperçu dans le chapitre consacré à l'historique des somatisations, va nous permettre de dégager la notion de dépression, de la grande dépression psychotique, endogène qui est la mélancolie et qui a été jusqu'au XIXème siècle, la seule dépression connue.

Homère, déjà au IXème siècle avant Jésus-Christ, parle de Bellérophon qui aurait été frappé d'un malheur proche de l'état mélancolique, pour avoir offensé les Dieux en tentant d'escalader l'Olympe sur le dos de Pégase. Homère parle également d'une drogue luttant contre la mélancolie, le "pharmakon", mélange d'herbes égyptiennes, secret détenu par la "belle Hélène".

Donc, à cette époque, l'homme terrorisé par les forces de la nature, attribue aux Dieux tous ses malheurs et fait appel à une explication surnaturelle pour tenter de comprendre l'origine de sa dépression et de tous ses maux.

Avec Hippocrate (Vème siècle avant J. C.) apparaît la notion de "bile noire" ou atrabile, substance épaisse, rongeante et térébrante, vraisemblablement sécrétée par la rate; lorsqu'elle est sécrétée en excès, elle donne l'épilepsie, la folie furieuse (c'est la manie), la tristesse, des lésions cutanées. Quand la crainte et la tristesse persistent longtemps, c'est un état mélancolique, dit Hippocrate dans les Aphorismes VI.

Ainsi est créé pour la première fois le mot mélancolie (littéralement maladie de la bile noire).

La mélancolie hippocratique désigne en fait, semble-t-il, tous les états dépressifs.

Mais comme nous l'avons déjà dit, Hippocrate est le premier à éliminer la cause surnaturelle pour attribuer au cerveau et aux humeurs le déterminisme de la dépression. Ceci entraîne une conséquence; il faut traiter les déprimés: évacuation à l'aide de purgatifs, déviation de l'humeur d'une partie du corps à l'autre par des rafraîchissements, des bains, la diète, des exercices, le sommeil. Mais deux thérapeutiques dominent :

- l'Ellébore qui a des vertus purgatives et qui va rester pendant des siècles la médication spécifique de la mélancolie, les anciens ayant l'illusion de débarrasser leur organisme d'un excès de bile noire.

- la Mandragore, cette herbe mythique qui aurait poussé au paradis terrestre, dont la racine en forme de "petite poupée" était utilisée chez les Grecs et les Romains comme philtre. C'était l'herbe de l'amour. Pour la mélancolie, on pouvait même l'utiliser à distance, en la plaçant sous l'oreiller.

Galien (IIème siècle après J. C.) reprit les thèses d'Hippocrate et rattache également la mélancolie à l'excès de bile noire ou atrabile.

L'atrabile peut se localiser soit à l'encéphale, soit affecter l'organisme tout entier ou encore se situer d'abord au niveau de l'estomac et atteindre ensuite l'encéphale par l'intermédiaire des "vapeurs", expliquant ainsi les plaintes hypocondriaques qui surviennent lorsque la mélancolie débute au niveau de l'estomac et des hypocondres. Il préconisait les saignées pour débarrasser l'organisme de cette bile noire et un régime sans viande noire.

En plus de la mélancolie due à la bile noire, Galien a décrit après Arétée de Cappadoce, la mélancolie amoureuse qui serait liée, non pas à une déception amoureuse comme le pensait ce dernier, mais à la continence qui entraînerait la rétention du liquide séminal, sa dégénérescence et l'envoi de vapeurs toxiques au cerveau. Le coït devient alors une thérapeutique. On est très proche de la conception freudienne de la névrose d'angoisse.

D'autres médecins de l'antiquité, à la suite d'Arétée de Cappadoce, parleront d'une origine morale de la mélancolie et envoyèrent les malades "au philosophe".

Sénèque, dans ses "Lettres et Traités moraux", conseille une psychothérapie de soutien à tous ceux qui sont atteints du "taedium vitae" (dégoût de la vie) ou de la "nausea" (sensation de dégoût insurmontable); il conseille également de doser et d'alterner l'effort et la détente, le travail et le jeu. La leçon de Sénèque serait aussi celle de Descartes (correspondance avec la Princesse Elisabeth) et de Goethe dans "Poésie et Vérité".

Jusqu'au XIXème siècle, les états dépressifs seront surtout décrits sous le terme de mélancolie et les thérapeutiques vont être multiples et originales : la saignée au Moyen Age, avec parfois la trépanation pour permettre aux vapeurs de l'atrabile de s'échapper, le laudanum à la Renaissance, le pirouettement au XVIIIème siècle, le voyage au début du XIXème siècle, prescrit par Heinroth et la cure thermale au milieu du XIXème siècle.

Une meilleure connaissance des différents états dépressifs commence à partir de 1899, où Kraepelin établit le cadre de la psychose maniaco-dépressive, dépression endogène majeure qui sera séparée des dépressions exogènes dont une des formes a été isolée par Beard, en 1880, sous le nom de neurasthénie. On sait que Freud va garder le cadre nosologique de la neurasthénie et en faire une névrose actuelle.

Mais en 1938, Montassut propose de remplacer le terme de neurasthénie par celui de dépression constitutionnelle (différente de la dépression mélancolique par le biotype, l'insomnie vespérale et l'état mental).

La neurasthénie va disparaître peu à peu des manuels de psychiatrie. Son versant somatique, neurovégétatif, la neurasthénie proprement dite, entrera dans le cadre de la névrose d'angoisse, et son versant psychique, la psychasthénie, dans la névrose obsessionnelle.

Et pourtant, si l'entité a disparu, elle correspond à une réalité clinique incontestable de malades souvent fatigués, déprimés, présentant des troubles fonctionnels rebelles aux thérapeutiques et que l'on range aujourd'hui dans le cadre des dépressions névrotiques ou dans ce que nous appelons les dépressions anaclitiques et que le DSM III R a décrites sous le vocable de Névrose Dépressive.

On range également, à côté de ces dépressions névrotiques et anaclitiques, des dépressions réactionnelles où l'on peut placer la dépression d'épuisement. Enfin, en 1973, Kielholz a isolé les "Dépressions Masquées" (endogènes ou psychogènes) dans lesquelles les symptômes corporels sont au premier plan. La dépression masquée psychogène a été décrite par Pierre Marty, en 1966, sous le nom de Dépression Essentielle, mode d'entrée dans la désorganisation psychosomatique. Les dépressions névrotiques, anaclitiques, réactionnelles, essentielles, sont parfois appelées les dépressions psychogènes par rapport à la dépression endogène qui est la mélancolie.

Le généraliste devra être très à l'écoute des manifestations somatiques de ces différents états dépressifs, pour en faire un diagnostic précoce et adapter une thérapeutique efficace. Car, en effet, tous les états dépressifs se manifestent par des troubles somatiques et, d'abord, par la "fatigue" qui en est souvent le symptôme principal.

Dans notre étude clinique des états dépressifs, nous exclurons ici la psychose maniaco-dépressive pour en reparler quand nous traiterons des états psychotiques. Nous allons envisager pour l'instant les dépressions non psychotiques que le généraliste rencontre le plus couramment.

a) Les Dépressions Névrotiques

Comme le Moi du névrosé est mal structuré, fragilisé du fait de son incapacité à assurer le contrôle des pulsions du Çà et des exigences sociales du Surmoi (adaptation à la vie pratique et édification d'une morale personnelle), la névrose va être la grande pourvoyeuse des états dépressifs. Le tableau clinique de cette dépression devrait être reconnaissable facilement.

La "Fatigue" : c'est le symptôme majeur qui sera évoqué par le patient déprimé. Cette asthénie est typique : c'est une asthénie du matin, non calmée par le repos qui peut même l'aggraver, mais qui s'estompe paradoxalement vers dix-sept heures, s'accompagnant d'une limitation de l'activité intellectuelle et physique, réduisant presque tous les actes de la journée, qui étaient auparavant très faciles, et diminuant une activité sexuelle déjà, avant, plus ou moins précaire. Le malade ressent péniblement tous ces symptômes : il se sent diminué, culpabilisé, il évite les contacts avec autrui et tend à se replier sur lui-même. Cependant, l'inhibition psychomotrice n'est jamais aussi profonde et l'appauvrissement du contact avec autrui n'est jamais aussi net que dans la mélancolie.

Les Troubles de Mémoire : cette asthénie somatique s'accompagne également d'asthénie psychique et d'atteinte de la fonction de mémorisation. Le malade se plaint souvent que la mémoire lui fait défaut, qu'il oublie les choses les plus essentielles, qu'il ne retrouve plus des objets courants qui autrefois étaient facilement retrouvables (perte des clefs de voiture, des papiers d'identité, perte du porte-monnaie, oubli de choses essentielles). Ces troubles de mémoire vont entraîner des réactions de l'entourage qui n'accepte pas cet état et accuse le patient comme s'il en était plus ou moins responsable.

La Tristesse : cette tristesse est constante. Le malade a le sentiment d'un vide intérieur. Il se sent abandonné. Rien ne l'intéresse, tout l'ennuie, tout l'irrite. Il rumine sans arrêt ses difficultés. Rarement il s'accuse, plus souvent, il a contre les événements et l'entourage des crises de révolte. Il a en effet l'impression qu'on ne le comprend pas, qu'on ne l'aide pas, qu'on ne l'aime pas. Les propos du patient traduisent son découragement, son sentiment d'abandon, d'isolement. Tout l'ennuie ou l'irrite; ses pensées reviennent sans arrêt sur ses difficultés vitales. C'est de vivre dont ce malade est fatigué, car "la vie est son problème". Il s'insurge contre le destin, se pose en victime. Il éprouve un sentiment de dévalorisation, d'infériorité et même de culpabilité qui, pour n'avoir pas l'acuité de celui du mélancolique, n'en est pas moins toujours constant si on le recherche bien. Il se plaint également d'une insuffisance d'affection. Ainsi, peu à peu, le récit du déprimé va s'organiser autour d'un thème central qui constitue la position affective fondamentale de sa dépression : une perte d'amour qui a provoqué une chute de sa propre estime et finalement un manque à s'aimer lui-même. Nous voilà au centre de la dépression névrotique.

En effet, parfois le malade va évoquer ce qu'il ressent lui-même comme le facteur déclenchant de sa dépression : déception sentimentale, ingratitude d'un ou d'une amie, impair affectif d'un parent, plus ou moins vécu comme un abandon, infidélité d'un conjoint, froideur ou attitude strictement professionnelle d'un patron qui a été chaudement investi affectivement par le patient. L'origine de la dépression névrotique est souvent une insuffisance, si ce n'est la rupture d'un lien étroit et mutuel d'amour, sans que ce soit forcément la mort ou la disparition de l'objet d'amour, c'est-à-dire sa perte pure et simple. Ces événements déclenchants sont d'autant plus pathologiques que le névrosé est toujours insatisfait par sa quête de dépendance et d'amour Comme le dit R. Barande : "en quelque sorte, ce manque à avoir a avivé brutalement son manque à être qui s'exprime par un vif sentiment d'infériorité et de dévalorisation de lui-même, secondaire à ce dont vient de faire preuve l'objet d'amour décevant."

D'ailleurs cette situation de perte ou d'insuffisance d'amour va entraîner des sentiments mélangés d'amour et de haine envers l'objet aimé, d'un véritable combat intérieur où s'entremêlent, se succèdent des mouvements affectifs divers, faits à la fois d'agressivité et de persistance de sentiment favorable. Cette lutte intérieure est épuisante et l'on conçoit que ce déprimé soit toujours fatigué, voire épuisé, et pense parfois à la mort. Cette idée de la mort est exprimée sous la forme d'une aspiration passive "Ah ! si je pouvais mourir, je serais bien débarrassé". Mais penser à la mort, parler, ne signifie pas désirer se suicider. Car ce malade qui vient demander une aide, contrairement au mélancolique, garde bien une relation protectrice avec le monde extérieur; il l'a d'ailleurs montré par le récit de ses déceptions et de ses frustrations. Celles-ci apparaissent bien dans leur répétition comme un moyen constant d'échange et de raccrochage à la réalité. Il ne faut pas négliger cependant les idées suicidaires, car c'est souvent à la suite d'un raptus anxieux, d'une manière impulsive, que l'acte peut se faire. Il représente la plupart du temps un appel à l'aide plus ou moins dramatique, un dernier moyen pour reconquérir l'amour de l'objet perdu.

L'Anxiété : l'anxiété est également constante. Le malade a une vue pessimiste de l'avenir mais il conserve encore quelques espoirs d'où ses tentatives intermittentes de lutte contre le sort. Le déprimé s'inquiète de tout, a peur de la mort, de la solitude, son appréhension de l'avenir est totale et vécue sous un jour sombre, sans que tout espoir de retrouver le bonheur soit cependant anéanti, bien au contraire (à l'opposé du mélancolique). L'anxiété peut être l'objet d'une recrudescence à l'approche du sommeil, que le sujet redoute parfois plus qu'il ne l'espère. L'insomnie n'est pas totale ici; c'est une difficulté à l'endormissement, ou une impression d'un sommeil agité, entrecoupé de rêves douloureux, de cauchemars. Quelquefois, le malade va se réfugier au contraire dans le sommeil et va présenter une hypersomnie qui est pour lui le seul moyen de se soustraire à une situation insupportable

Cette anxiété s'accompagne également de troubles fonctionnels qui traduisent l'angoisse du patient : algies précordiales et extra systoles, dyspnées plus ou moins nettes, épigastralgies, douleurs et troubles colitiques ou pelviens. Mais, dans le tableau clinique de la dépression névrotique, deux somatisations dominent, que nous allons isoler : les céphalées et les rachialgies.

Les Céphalées et les Rachialgies : les céphalées dépressives sont extrêmement fréquentes et, devant un "mal de tête", le généraliste après avoir éliminé une cause organique, essentiellement une tumeur cérébrale, un angiome ou un anévrisme, devrait toujours penser à la céphalée dépressive. C'est une céphalée modérée mais très intensément vécue sur le plan affectif. Le siège peut être variable : céphalée occipito-nucale du classique syndrome d'Atlas, céphalée paresthésique du vertex, céphalée médiane de la racine du nez, d'une céphalée irradiant le long des masticateurs, céphalée "en casque", donnant au patient une impression que sa tête est serrée dans un casque ou dans un étau. La céphalée dépressive est surtout une céphalée du matin, au réveil, mais qui peut aussi s'accentuer le soir après le retour à la maison, entraînant un coucher précoce et un isolement. Comme la migraine qui est d'ailleurs souvent associée, elle peut être aggravée lors des week-ends et au début des congés. Cette céphalée, bien que mettant en jeu secondairement des mécanismes vasculaires cérébraux, traduit toujours d'après les psychosomaticiens, "une difficulté à penser" comme une crainte de la réalisation verbale de la pensée, comme un blocage de la conscience au sens large du mot. Blocage de la conscience, car le patient ne "veut pas" voir apparaître à cette conscience des pensées interdites. Dans beaucoup de cas la céphalée serait l'équivalent d'une conversion hystérique.

Les rachialgies sont des hypertonies musculaires douloureuses, intéressant souvent tout le rachis, entraînant des cervicalgies, des dorsalgies, et des lombalgies. La méconnaissance des mécanismes étiologiques et réels de ces rachialgies conduit en général le médecin à incriminer à tort des causes locales et à préconiser des thérapeutiques médicales ou chirurgicales inefficaces ou nocives. Ces rachialgies ont en général des caractéristiques spécifiques : pérennité de la douleur que les traitements habituels ne soulagent pas, discordance entre l'intensité de la douleur et la lésion (nulle ou minime), persistance de la plainte après une intervention pourtant parfaitement réussie, richesse d'expressions utilisées pour décrire la douleur (brûlure, picotements, gêne, poids ou bien douleurs intolérables marquées par la mimique), topographie imprécise avec irradiations incohérentes, renforcement vespéral, souplesse parfois assez remarquable du rachis ou au contraire signe objectif trop riche (camptocormie ou démarche à petits pas). Nous avons souvent constaté dans notre pratique qu'il y avait un rapport entre l'algie et un trouble relationnel dans la vie professionnelle où l'activité musculaire était pour le sujet un moyen d'être en équilibre homéostatique. Il faut également noter l'importance de la conversion d'une agressivité chez ces sujets rachialgiques, comme si le trouble était en fin de compte un moyen de décharger une agressivité qui, à partir d'un événement (conflit professionnel ou perte d'un emploi) n'a pas pu s'intégrer fantasmatiquement ou s'investir dans l'activité. C'est peut-être cette agressivité contenue dans le symptôme qui va favoriser la pérennité du trouble comme si celui-ci allait permettre maintenant d'une manière déguisée, de manipuler l'entourage. Chez tous ces sujets qui souffrent du dos, nous avons pu également constater l'importance de l'investissement du travail dans l'enfance. Souvent, la relation à la mère ou au père devait passer essentiellement par un travail manuel bien fait. On demandait à l'enfant de travailler au lieu de jouer. La notion de plaisir était complètement refoulée pour privilégier uniquement la notion de travail physique. La rachialgie, douleur physique, représenterait dans cette dépression, le déplacement d'une douleur morale, liée à une frustration d'amour dans l'enfance, à une absence de plaisir et un retour à un dos qui a souffert trop tôt, entrerait dans le cadre des régressions psychosomatiques.

Un exemple clinique : Yvette a quarante ans et a fait, à la suite de graves difficultés dans sa vie, un état dépressif névrotique car survenant sur une personnalité hystérique. Puis, en 1988, elle eut un accident de la circulation et commença à se plaindre de lombalgies. Des radiographies furent faites qui ne montrèrent aucune anomalie. Des examens complémentaires répétés et des consultations au CHU, ont mis en évidence un canal lombaire étroit qui serait responsable de cette lombalgie persistante. Pour soulager la patiente, on proposa une intervention.

Cette intervention fut pratiquée en 1989, mais hélas, elle ne soulagea absolument pas cette patiente qui souffrit peut-être encore plus après l'intervention neurochirurgicale.

C'est en Janvier 1992 qu'elle revint au CHU pour demander si on ne pouvait pas la prendre en hypnose. Le médecin consulté posa un diagnostic de somatisation et nous l'adressa.

Yvette est une ancienne commerçante dont le premier mari est mort il y a douze ans, à l'âge de cinquante-cinq ans d'une rupture d'un anévrisme de l'aorte. Elle a fait à l'époque un état dépressif important puis a connu un autre partenaire qui lui aussi est décédé, seize ans après le deuxième mariage, d'une leucémie. Cette patiente s'est beaucoup occupée de lui et l'a gardé malade pendant très longtemps. Elle dira d'ailleurs avec une pointe d'humour "Je crois que j'ai été envoyée par le bon Dieu pour m'occuper des malades." Yvette vit seule depuis cinq ans et elle a continué à avoir d'autres problèmes, en particulier avec des locataires.

Cette malade déprimée de longue date à la suite de ses deuils, fut mise sous antidépresseurs et on accepta de la prendre sous hypnose puisqu'elle avait posé elle-même une indication qui nous paraissait justifiée. A la troisième séance d'hypnose, cette patiente souffrait déjà beaucoup moins et pouvait enfin retrouver une activité normale. Pour nous, l'accident de la circulation n'a fait que révéler une somatisation sous-jacente et n'était pas responsable de l'apparition de la lombalgie. De même, l'étroitesse du canal lombaire n'était pas la cause de cette souffrance. Ce cas est exemplaire et malheureusement trop fréquent, où l'on ne fait pas le diagnostic de somatisation et où l'on veut trop rechercher l'organicité d'un trouble. Yvette faisait un état dépressif avec une somatisation révélée par l'accident et avait besoin d'être mise sous antidépresseurs et de retrouver une nouvelle relation perdue à cause du décès de ses deux maris, relation qui a été établie avec son psychothérapeute.

C'est la personnalité névrotique sous-jacente qui permet d'isoler, comme entité ces dépressions névrotiques par rapport aux dépressions anaclitiques et aux dépressions réactionnelles, bien que les limites soient souvent assez floues. Il faudra rechercher les caractéristiques de ces deux types de personnalité névrotique : la personnalité hystérique et la personnalité obsessionnelle.

- la personnalité hystérique : l'hystérique est caractérisée par son narcissisme (culte du corps, de l'aspect superficiel, de son extérieur), sa psycho-plasticité, sa suggestibilité, le théâtralisme, la tendance à jouer un rôle, la tendance à érotiser les rapports sociaux et le besoin de séduire cachant une insatisfaction sexuelle très habituelle, son égocentrisme et la dépendance affective vis-à-vis de l'entourage. La dépression de l'hystérique sera marquée du sceau de cette personnalité : hyperexpressivité des signes fonctionnels, décrits avec beaucoup d'images, décharge émotionnelle bruyante avec larmes, cris, colères, agitation motrice, accusation marquée de l'entourage avec reproches vis-à-vis du conjoint et l'exhibition de la dépression pour récupérer un amour soi-disant perdu. On retrouvera très souvent dans les antécédents, des "crises de nerfs", des "malaises" et des crises de spasmophilie ou de tétanie.

- la personnalité obsessionnelle : l'obsessionnel est caractérisé par sa tendance au doute, aux scrupules (le laissant souvent dans l'indécision), à l'entêtement (il est psychorigide), à la méticulosité (souci de l'ordre, du classement, du règlement), à l'avarice, à l'inhibition dans ses contacts sociaux et dans sa vie sexuelle, à l'introversion et à son goût pour l'autoanalyse de sa vie intérieure, à une asthénie psychique (appelée par Pierre Janet la psychasthénie : baisse de la tension psychologique entraînant un sentiment d'incomplétude et la perte de la fonction du réel). L'obsessionnel se sent souvent menacé par des débordements hostiles ou agressifs qu'il va essayer de contrôler sans cesse; il va également dissimuler ses sentiments ressentis comme honteux ce qui va lui donner une allure froide et raide. La personnalité de l'obsessionnel est presque point par point l'opposé de celle de l'hystérique.

La dépression de l'obsessionnel sera marquée du sceau de cette personnalité : inhibition très importante, préoccupations hypocondriaques remplaçant les algies et les spasmes de l'hystérique (constipation, attention particulière portée à la régularité des selles, fréquence des colites spasmodiques), sentiment d'impuissance, de dépréciation personnelle, culpabilité manifeste sous-tendue par une agressivité importante (reproche par exemple de ne pas être un assez bon fils si le conflit est familial, et en même temps hostilité à l'égard du père, ce qui entraîne un comportement ambivalent), existence d'idées obsédantes (dont le malade a du mal à parler car il en a honte) et accompagnées de rituels obsessionnels pour conjurer ces idées.

L'évolution de cette dépression névrotique se fait en général en quelques semaines mais il existe des formes graves où il y a passage à la mélancolie. Par contre, les rechutes sont très fréquentes ainsi que les séquelles aboutissant par exemple à la névrose hypocondriaque.

L'étiopathogénie de la dépression névrotique a été particulièrement bien développée par les psychanalystes. Comme le dit Philippe Mazet dans son article "*Les États Dépressifs*", la dépression est liée à une perte d'amour qui va entraîner une perte de sa propre estime et finalement un manque à s'aimer soi-même.

Comme chez le mélancolique, la dépression va représenter une sorte de retournement contre lui-même de l'agressivité du sujet, dirigé d'abord sur l'objet perdu, mais le phénomène est loin d'avoir la même intensité ici: il n'y a pas la profonde culpabilité que l'on trouve en général dans la mélancolie; en même temps, il y a persistance de la relation d'objet qui reste ouverte sur autrui; les échanges restent possibles avec le monde extérieur; on peut même dire que la dépression est une forme plus ou moins cachée et inconsciente, chez le névrosé, de tentatives de récupération de l'amour perdu, en même temps qu'elle est une manière "d'accuser et d'agresser" l'objet. A partir de cette perte d'amour, il y a donc chez le déprimé un refoulement des pulsions de vie (l'amour) et prédominance des pulsions de mort (haine). Ce refoulement des pulsions de vie va entraîner cette sensation de vide intérieur et de vacuité douloureuse et la prédominance des pulsions de mort va faire apparaître un sentiment de culpabilité qui représente une forme détournée d'agressivité en rapport avec les besoins déçus d'amour passif.

Le traitement de la dépression névrotique doit associer la chimiothérapie antidépressive et anxiolytique et la prise en charge psychothérapique.

b) Les Dépressions Anaclitiques

Il n'est pas habituel de décrire chez l'adulte ces formes de dépression. Elles ont été décrites par René Spitz, en 1946 aux États-Unis, chez les nourrissons qui étaient brusquement privés de leur mère, après qu'ils aient eu pendant au moins six mois une relation normale. Le tableau clinique décrit par Spitz est le suivant :

* au premier mois, les enfants deviennent pleurnichards, exigeants et s'accrochent à l'observateur qui prend contact avec eux.

* au deuxième mois, il y a un refus de contact. Les enfants restent la plupart du temps couchés à plat ventre dans leur berceau. Ils sont insomniaques. Ils continuent à perdre du poids. Ils ont tendance à contracter des maladies intercurrentes, le retard moteur se généralise et apparaît une rigidité de l'expression faciale.

* après le troisième mois, la rigidité du visage devient établie. Les pleurs cessent et sont remplacés par de rares geignements. Le retard augmente et apparaît une léthargie. Si l'on restitue l'enfant à sa mère entre le troisième et le cinquième mois au plus tard, les troubles disparaissent avec une rapidité surprenante.

Si nous isolons ces dépressions anaclitiques du reste des autres dépressions non psychotiques, c'est pour en affirmer d'une part l'extrême fréquence et, d'autre part, leur spécificité pathogénique.

En pratique quotidienne, nous sommes en présence très souvent de sujets qui présentent soit un état dépressif aigu à la suite d'une séparation brutale, soit un état dépressif permanent parce qu'ils se vivent "trop seuls". Ils ont le besoin pathologique d'une présence constante.

On peut reconnaître à la dépression anaclitique deux tableaux cliniques, celui de l'état dépressif brutal et celui de l'état dépressif permanent.

- **État dépressif brutal** : le patient qui vient de perdre quelqu'un ou quelque chose (une personne ou un animal) sur lequel il se reposait ou vis-à-vis duquel il dépendait et qui était en fin de compte indispensable à sa vie, va brutalement être pris d'une attaque de panique (décrite plus haut dans la névrose d'angoisse), accompagnée d'une impossibilité à rester seul (et cette seule idée augmentant la panique), d'un abattement, d'une tristesse très importante. Cet état représente une urgence psychiatrique et demande un transfert en milieu hospitalier ou l'apport immédiat d'un nouvel être de remplacement.

- **État dépressif permanent** : Il peut correspondre à la neurasthénie de Beard.

Ce sont des sujets qui sont toujours fatigués, qui présentent une symptomatologie fonctionnelle, une tristesse car ils se sentent toujours "seuls", parce que dans la réalité ou dans l'imaginaire, il leur manque une présence, un peu comme ces nourrissons en l'absence de mère. Le conjoint en général, les parents, les enfants, les amis, aux dires de ces patients, ne sont pas assez "présents". Ce sont des sujets qui n'ont pas pu acquérir une autonomie. Ils se sentent toujours "vides", malheureux, incapables de se prendre en charge et de trouver à partir d'eux-mêmes la moindre énergie vitale. Ce sont en quelque sorte des "handicapés de la dépendance". Ces patients auront tendance à "s'attacher" à leur généraliste qui sera le substitut à "l'être manquant". Cet attachement entraînera une relation thérapeutique pervertie car le patient aura besoin de souffrir et de prendre des médicaments pour consulter sans cesse son généraliste. Le médecin deviendra en quelque sorte une espèce de mère imaginaire, le médicament une nourriture et le patient un nourrisson.

Exemple clinique : Solange est âgée de vingt-huit ans et vient nous consulter car elle se dit "dépressive". Elle se sent toujours fatiguée, épuisée, abattue. Elle a des idées noires, des crises de cafard. Pour se sentir mieux, elle mange, elle "bouffe" comme elle dit. Actuellement son état s'est aggravé car elle a dû suivre son mari qui a eu une mutation professionnelle de la région parisienne à la région limousine et elle a perdu son emploi. Cet emploi était très important pour elle, car il la "comblait". Son mari, qui est très occupé, la délaisse souvent et elle se sent "seule". Pourtant, elle a trois enfants, mais, parfois, elle ne peut plus les supporter; elle a l'impression d'avoir toute la charge de la maison et c'est trop lourd. On apprendra en fait qu'elle n'est pas autonome et qu'elle a toujours besoin d'une présence physique, qu'elle se sent toujours délaissée, pas assez aimée, avec un grand vide intérieur, un "gouffre" comme elle dira. Solange sera prise en relaxation psychothérapique pendant plusieurs années.

La personnalité de ces déprimés anaclitiques est très immature. Ce sont des sujets, comme nous l'avons dit, qui sont vis-à-vis de l'Autre comme des enfants. Ils ont toujours besoin d'une présence, d'une dépendance, ils se sentent toujours vides, abandonnés, perdus. Ils sont incapables d'être autonomes, de vivre seuls. La personnalité du déprimé anaclitique est plus régressive encore que celle du déprimé névrotique. Leur problématique n'est pas celle de la perte de l'amour de l'Autre, mais de la perte de la présence de l'Autre. Parfois ces sujets disent: "qu'importe à la limite s'il m'aime, pourvu qu'il soit présent". Cette personnalité est fixée au stade du besoin de l'Autre et non pas du désir de l'Autre, comme dans la dépression névrotique.

L'étiopathogénie de cette forme de dépression nous incite à parler de l'instinct d'attachement qui avait été décrit par John Bowlby. Pour lui, l'enfant est "attaché" à sa mère pour quatre raisons ; il a des besoins purement physiologiques. Il s'agit en particulier de nourriture et de chaleur. La mère les assouvit et l'enfant apprend à s'attacher à elle parce qu'elle lui donne à manger.

* Il a un besoin inné du sein. C'est pourquoi il s'attache à sa mère.

* Il a un besoin inné de contacts somatiques et psychiques avec un être humain. Ce besoin d'objet est relativement indépendant du besoin moral.

* Il regrette l'expulsion du ventre maternel et désire y retourner. Pour Bowlby, l'enfant a à la fois des besoins d'oralité et des besoins de contacts. Ils s'intègrent au cours du développement et se concentrent autour de la mère. Ils sont à la base du "comportement d'attachement".

On sait que Bowlby a étayé sa conception sur les études éthologiques (singes d'Harlow) et sur les recherches de l'École

Hongroise avec Imre Hermann. En effet, cet auteur a décrit un instinct "d'agrippement" en se référant lui aussi aux études étiologiques sur des petits singes : on peut reconnaître que des petits singes qui passent les premiers mois de leur existence accrochés au corps de leur mère, meurent s'ils en sont arrachés par des événements quelconques. Hermann estime qu'il s'agit là d'un instinct aussi important que l'instinct alimentaire ou l'instinct sexuel. Cet instinct de "cramponnement" tente à réaliser l'unité mère-enfant. Ainsi, le petit d'homme apparaît non seulement capable de se cramponner, mais il éprouve cet acte en tant que besoin. Au début, l'agrippement sur le corps maternel n'est encore ni amour, ni agressivité mais la forme archaïque commune aux deux. C'est seulement plus tard, avec la maturité, que l'agrippement peut s'adoucir en une tendre caresse, étreinte. Mais il peut également se déformer en acte d'agressivité, destructif, allant jusqu'à la violence, dont les expressions corporelles sont le fait de mordre, d'arracher les cheveux, de léser certaines parties du corps, de griffer, de s'écorcher mutuellement, de lutter corps à corps.

Avec la maturation, l'instinct d'agrippement se transforme en instinct de recherche ou d'orientation selon la chaleur et l'odeur. Ces sujets, qui sont restés à un comportement d'attachement et avec parfois, même physiquement, un besoin fondamental d'être au contact peau à peau, ont eu des difficultés à introjecter l'objet d'amour. C'est-à-dire la Mère. La présence physique de cette dernière ou de son substitut est donc le dernier recours. Cette personnalité que nous décrivons comme anaclitique, fixée au besoin d'attachement, a été décrite par la psychanalyste suisse Germaine Guex, sous le nom de personnalité abandonnique.

Dans son ouvrage la "*Névrose d'abandon*", Germaine Guex insiste sur la recherche de la sécurité perdue de l'abandonnique dont le prototype serait une fusion primitive de l'enfant avec la mère. Il n'y aurait pas abandon réel par la mère, mais attitude affective de la mère ressentie comme refusant l'amour (fausse présence). Enfin, Germaine Guex invoque un facteur constitutionnel, psycho-organique (gloutonnerie affective, intolérance aux frustrations, déséquilibre neurovégétatif).

Le traitement de ces dépressions anaclitiques peut être une urgence psychiatrique en cas de perte brutale de l'être qui constituait le seul recours à une sécurité interne.

La crise dépressive aiguë demande une hospitalisation en milieu psychiatrique pour assurer un nursing rapide, véritable réanimation instinctuelle. Elle demande une compréhension de ces états par le personnel infirmier qui a un très grand rôle à jouer dans ces cas. Il faut d'ailleurs bien dire que dans les services psychiatriques, la plupart des soignants accomplissent ce rôle avec beaucoup de compétence. Le traitement des dépressions chroniques est beaucoup plus difficile. Le "vide intérieur" est tel qu'il est difficile de le combler complètement. Il devra cependant toujours passer par une prise en charge psychothérapique avec un psychothérapeute qui ne restera pas enfermé dans une neutralité aggravante, mais au contraire établira avec ce patient une relation empathique, chaleureuse, porteuse de réassurance et d'attention

c) Les Dépressions Réactionnelles

La dépression réactionnelle est déterminée par un événement ayant rompu pour un moment l'équilibre psychique d'un sujet qui, jusqu'alors, contrairement aux déprimés névrotiques, ne présentait pas de signes pathologiques. Cette délimitation entre dépression névrotique et dépression réactionnelle, dans bien des cas n'est pas aussi nette. Beaucoup d'auteurs pensent que dans certaines conditions affectives, une perte, quelle que soit sa forme, est susceptible d'entraîner dans une dépression intense et prolongée, une personne n'ayant pas de signes névrotiques manifestes, mais il remarque néanmoins que cette dépression apparaît préférentiellement, à traumatisme égal, sur des personnalités "fragiles".

Ainsi, trois quarts des déprimés réactionnels, d'après Kielholz sont des sujets émotifs, manquant de confiance en eux, prenant tout au tragique, exagérément consciencieux.

Ce sont encore des gens scrupuleux, poussant l'amour de l'ordre jusqu'à "la manie" que leur sensibilité et leur susceptibilité rendent taciturnes, réticents, timides, des gens qui n'extériorisent pas leurs sentiments. Un peu plus de dix pour cent sont des sujets portés à la contradiction, obstinés, susceptibles, irritables, toujours prêts à se révolter contre un événement désagréable, éternellement incompris et croyant en toutes circonstances que leur honneur est en jeu. Dix pour cent sont des "schizoïdes", d'une émotivité désordonnée, ayant des réactions aussi difficiles à prévoir qu'à influencer, des misanthropes, ne se livrant pas facilement, timides, repliés sur eux-mêmes. Cinq pour cent sont seulement des individus sociables, bons et aimables, joviaux, souvent pleins d'humour, mous et expansifs.

Les traits de caractère de ces sujets étant suffisamment marqués, on peut parler à leur propos de névrose de caractère.

Dans la grande diversité des événements douloureux susceptibles d'entraîner la dépression réactionnelle, on peut citer la perte d'un être cher, que ce soit sous la forme du décès, de son départ ou de son amoindrissement physique ou mental; l'échec d'une relation interpersonnelle importante; les difficultés d'ordre professionnel ou financier, scolaire, et de façon plus générale tout événement portant atteinte au prestige moral ou social du sujet; la faillite d'un idéal collectif, religieux, social ou politique; les situations de dépaysement ou de solitude, d'autant plus pathogènes que le milieu culturel actuel diffère davantage du milieu originel: ce peut être le cas pour des transplantés, exilés, jeunes conscrits.

Certaines dépressions dites d'épuisement se voient par exemple chez des femmes très occupées, "débordées", par l'association de leur travail professionnel et de leurs tâches ménagères, ayant l'impression de "mal faire" tout ce qu'elles entreprennent.

Chez l'homme, il peut s'agir de la "maladie des managers", apanage des directeurs ou cadres supérieurs des entreprises, ou encore de l'épuisement de l'ouvrier qui fait beaucoup d'heures supplémentaires. Le dénominateur commun susceptible de déclencher ces dépressions réactionnelles est le facteur déception : ces déceptions sont vécues comme une perte de l'estime de soi, par le biais fréquent de la perte d'apports extérieurs qui rehaussaient l'estime de soi.

Le tableau clinique de la dépression réactionnelle est à peu près le même que celui de la dépression névrotique, mais il faudra toujours rechercher derrière ce type de dépression, la dépression essentielle décrite en 1966 par Pierre Marty et qui est le mode d'entrée de la désorganisation psychosomatique avec apparition des troubles psychosomatiques, dans les jours ou semaines qui vont suivre.

Nous en reparlerons dans les dépressions masquées.

Nous avons vu que la personnalité du déprimé réactionnel est marquée essentiellement par des troubles du caractère. Beaucoup d'auteurs ont donc insisté sur l'existence de cette personnalité très morbide. Mais nous savons que la frontière entre les dépressions réactionnelles et les dépressions névrotiques, n'est pas plus nette qu'entre le normal et le pathologique. L'important donc, devant un état dépressif, n'est pas de dire seulement dépression réactionnelle ou dépression névrotique, ou dépression anaclitique, mais d'essayer de préciser la dimension névrotique plus ou moins grande de la personnalité sous-jacente.

C'est en ce sens que toutes les dépressions psychogènes qui regroupent ces dépressions, peuvent être considérées, à la suite des travaux psychanalytiques, comme à la fois réactionnelles et névrotiques.

Le traitement de ces dépressions réactionnelles passera essentiellement par une chimiothérapie antidépressive et anxiolitique, mais il sera bon dans un certain nombre de cas d'y associer une prise en charge psychothérapique.

d) Les Dépressions Masquées

Le terme de dépression masquée a été donné en 1973 par Kielholz : "dépression endogène ou psychogène dans laquelle les symptômes corporels se situent, sans équivoque, au premier plan alors que les symptômes psychiques restent totalement à l'arrière-plan". Les céphalées, les algies faciales atypiques, les dorsalgies et les lombo-sciatalgies sont les topographies les plus fréquentes. Ces manifestations sont souvent décrites avec imprécision, évoluent selon un rythme circadien "avec majoration matinale dans les dépressions endogènes", et ne sont pas isolées. Elles surviennent sur un fond anxieux avec fatigue, irritabilité, hyperréactivité aux stimulis ambiants. Devant ces dépressions masquées, le généraliste aura un grand rôle à jouer puisque c'est lui qui, le premier, verra ces malades. Ce n'est qu'après un entretien mené comme nous l'avons indiqué plus haut, qu'il sera possible de déceler, une perte de goût pour les contacts sociaux, un manque d'intérêt pour les activités, un émoussement des aptitudes au plaisir, une diminution des projets. Le diagnostic de ces dépressions masquées est d'importance puisque nous avons vu qu'elles pouvaient annoncer une dépression endogène, c'est-à-dire une psychose maniaco-dépressive, au même titre qu'une dépression psychogène. Bon nombre de dépressions masquées, qui recouvrent une dépression psychogène, entrent dans le cadre de ce que Marty a décrit en 1966 sous le nom de dépression essentielle. Cette dépression est appelée essentielle parce qu'il s'agit d'un état où l'aspect à proprement parler dépressif, lié à la reconnaissance du manque et à la souffrance qu'il entraîne, n'est nullement perçu par le sujet qui le vit. Celui-ci reste en général engagé dans ses activités relationnelles et professionnelles et ne se plaint apparemment de rien, si ce n'est tout au plus d'un éventuel sentiment de fatigue, voire de lassitude. D'ailleurs, habituellement c'est l'entourage qui va évoquer en premier le terme de dépression, en raison du caractère dévitalisé que revêt le fonctionnement du sujet, ce qui inquiète les proches. Cette inquiétude va conduire le "déprimé essentiel" chez le généraliste.

Il doit savoir que ce type de dépression est le mode d'entrée parfois dans la désorganisation progressive, destructurant tout l'équilibre mental et somatique du sujet, avec apparition au décours de sa dépression (plusieurs jours à plusieurs semaines) d'une maladie somatique. Pour Pierre Marty, le diagnostic de la dépression essentielle posé doit commander la mise en oeuvre urgente d'une prise en charge psychothérapique spécialisée, pour tenter d'enrayer ou tout au moins de limiter l'ampleur de cette désorganisation naissante. Le diagnostic sera fait sur ce sentiment de fatigue, de lassitude dont nous avons parlé, mais aussi et surtout sur l'apparition de la pensée opératoire que nous avons décrite plus haut, et de la vie opératoire. Le tonus de vie a baissé, ce qui se traduit par un aspect mécanisé du fonctionnement du sujet, avec le recours principal sur le plan mental à une vie qui est centrée essentiellement sur le factuel et l'actuel, c'est-à-dire sur les problèmes concrets du moment, sur le pragmatique, sur le matériel. Le sujet ne rêve plus, n'a plus de souvenirs, ne peut plus faire des références au passé, ne se projette plus dans l'avenir. Il devient robotisé.

Exemple clinique : Léa, âgée de cinquante-neuf ans, est envoyée par son médecin généraliste pour une colite spasmodique s'accompagnant d'un état de fatigue permanent. Dès l'abord, cette patiente est triste, les traits du visage marqués; elle est pâle, parle à voix basse et d'un ton monocorde; légèrement voûtée, elle montre son épuisement et va raconter son histoire. Tout a débuté par une grande fatigue, dit-elle, au mois d'août 1982; on m'a fait des piqûres de calcium jusqu'en octobre mais, comme j'étais fragile de l'intestin, j'ai fait une colite puis une entéro-colite, puis un état dépressif; j'ai eu des bourdonnements dans la tête et des idées noires le matin, mais je n'ai jamais eu d'idées de suicide. J'allais à Montauban voir ma fille et au Maroc en voir une autre, mais la fatigue ne m'a plus permis de les rencontrer. J'étais fatiguée déjà depuis deux ans, car on travaillait à trois dans le même bureau et, dès qu'il manquait quelqu'un, c'était la panique. J'avais des migraines et toujours une grande fatigue le matin. Quand on interroge cette malade sur les événements qui ont marqué sa vie, et surtout ce qui s'est passé aux alentours de 1982, elle insiste sur le départ de l'une de ses filles pour le Maroc, en janvier 1982 . Elle y était très attachée et cette séparation a constitué pour elle un choc affectif immense. En outre, le mariage de cette fille avec un Marocain a été très mal accepté par le mari de la patiente qui est raciste. Cette situation a donné lieu à de fréquentes disputes conjugales, la mère défendant toujours sa fille et son gendre. La deuxième fille avait déjà quitté le milieu familial, en 1978, pour s'installer à Montauban. Je l'avais beaucoup gâtée, dira la malade, et "j'allais la voir tous les quinze jours".

Son enfance s'est déroulée à peu près normalement, sans pathologie particulière, mais on lui disait qu'elle était maigrichonne. Elle était l'aînée de six enfants et jouait pour les derniers le rôle de la maman. Son père était garagiste et sa mère ne travaillait pas. Nous sentons cette malade en état de désorganisation psychosomatique et, comme elle exprime beaucoup de plaintes corporelles avec peu de possibilité d'élaboration mentale, d'association d'idées, de rêves et de fantasmes, nous posons chez elle une indication de relaxation psychothérapique. Ce traitement, qui dura trois ans environ, aura permis de comprendre que la colite spasmodique avait été pour Léa un équivalent dépressif, une espèce de dépression somatique qui était liée à la perte de ses filles.

Il faut que le généraliste sache également que beaucoup de dépressions masquées se présentent sous la forme d'un amaigrissement. Tout amaigrissement progressif, important, qui ne peut pas être rattaché à une organicité précise, doit toujours faire penser à la dépression.

Exemple clinique : Philippe est âgé de trente-deux ans et vient nous voir car il présente, depuis quatre mois, un amaigrissement progressif, important, de quinze kilos. Il pesait soixante-quinze kilos et n'en pèse plus que soixante. Dans un premier temps, il a consulté son généraliste qui a demandé des examens complémentaires, lesquels se sont révélés négatifs, et a prescrit des "fortifiants". Ce malade a consulté plusieurs fois son médecin traitant, sans résultat, et ne pouvant plus accomplir son travail d'artisan, devant une fatigue qui augmentait, il lui demanda un jour un arrêt de travail qui lui a été refusé sous prétexte qu'il était certainement un tire-au-flanc. Le médecin aurait ajouté : "pas étonnant que la Sécurité Sociale soit en déficit avec des malades de ce type". Comme effectivement les examens complémentaires n'avaient montré aucune organicité, son médecin conclut qu'il n'avait rien. Philippe, non seulement présentait un amaigrissement important, mais à l'interrogatoire, on a appris qu'il n'avait plus goût à rien, qu'il ne voulait plus voir les gens, qu'il avait perdu la joie de vivre. On apprendra qu'il a été marqué dernièrement par des malfaçons importantes dans une maison qu'il avait fait construire; il a beaucoup ruminé cet événement, d'autant que ce problème faisait suite à une période de chômage à la fois de son épouse et de lui-même, et d'une maladie inquiétante d'un de ses enfants.

Il faut dire que ce malade présentait également une anxiété constitutionnelle et qu'il avait toujours tendance à se tracasser. L'amaigrissement très important de ce malade, associé à une anorexie et une fatigue intense, devait faire poser chez lui le diagnostic de dépression masquée. Philippe fut mis sous antidépresseurs associés à une thérapeutique anxiolytique et il retrouva, en trois mois, son poids normal et à nouveau le goût de travailler et d'avoir une vie sociale comme autrefois.

La personnalité des sujets qui présentent une dépression masquée, renvoie à la personnalité du mélancolique si la dépression masquée est liée à la dépression endogène et à la pensée opératoire si la dépression masquée est liée à une dépression essentielle.

Dans un cas comme dans l'autre, l'évolution peut être très longue; nous n'insisterons pas sur l'évolution de la psychose maniaco-dépressive qui reste du ressort du psychiatre; quant à l'évolution de la dépression essentielle, nous avons vu que pour éviter la désorganisation progressive, elle demande le recours en urgence de la mise en oeuvre d'une psychothérapie spécialisée.

La thérapeutique de la dépression masquée sous forme endogène reste une thérapeutique spécialisée qui, la plupart du temps d'ailleurs, va passer par une hospitalisation en milieu psychiatrique. La thérapeutique de la dépression masquée sous forme de dépression essentielle, doit passer à la fois par une chimiothérapie antidépressive et anxiolytique et une prise en charge psychothérapique.

La Névrose Phobique

La névrose phobique est une crainte persistante et irrationnelle d'un objet, d'une activité ou d'une situation qui débouche sur un désir contraignant d'éviter l'objet, l'activité ou la situation redoutée.

Les phobies les plus fréquentes sont : l'agoraphobie, la claustrophobie et la phobie sociale.

Le phobique, quand il évite la situation phobogène, est "tranquille" et ne présente pas de trouble.

Par contre, il n'est pas toujours possible de se soustraire à ces situations et donc, le phobique va être confronté à l'angoisse qui va déclencher la pathologie fonctionnelle que nous avons décrite dans la névrose d'angoisse. Le trouble fonctionnel le plus courant, chez le phobique, est la "sensation de malaise", qui va entraîner une phobie secondaire, la peur du "malaise", la peur de la peur, que l'on appelle encore la phobophobie.

Devant tout trouble fonctionnel, et en particulier devant un sujet qui a fait un "malaise", le généraliste devra toujours penser à la névrose phobique et chercher, par un entretien minutieux, si ce patient est agoraphobe, claustrophobe ou atteint de phobie sociale.

L'histoire de la névrose phobique a commencé surtout à partir de la seconde moitié du XIXème siècle, par l'individualisation d'entités cliniques comme l'éreuthophobie décrite en 1893 par Pitres et Régis, l'agoraphobie en 1871 par Westphal et la claustrophobie par Ball en 1879. A la fin du XIXème siècle, les phobies vont être confondues avec les troubles obsessionnels et les rituels compulsifs. Tous les grands traités de psychiatrie de l'époque vont désormais les classer dans la catégorie des obsessions. Mais c'est Freud qui, entre 1895 et 1926, va à nouveau séparer la névrose phobique de la névrose d'angoisse d'abord et de la névrose obsessionnelle ensuite. Il en fera une névrose de transfert qu'il appellera l'Hystérie d'angoisse, avec comme origine l'angoisse de castration. Enfin, vers les années 1960, sous l'influence des approches biologiques et comportementalistes de l'École anglo-saxonne, on assista à nouveau à une autre classification des phobies qui est exprimée actuellement dans le DSM III R. La classification des phobies est la suivante : l'agoraphobie qui est la forme la plus sévère et la plus envahissante, la phobie sociale et la phobie simple avec en particulier la claustrophobie. Si la description clinique de la phobie est relativement admise à l'heure actuelle, l'isolement d'une personnalité, d'une structure phobique, demeure malaisé, oscillant entre les personnalités névrotiques structurées (on parle alors de personnalité hystérophobique ou phobo-obsessionnelle) et des personnalités non structurées de type personnalité anxieuse. De sorte que l'entité nosologique, névrose phobique reste peu claire. D'ailleurs, le DSM III R a supprimé le terme de névrose en plaçant les troubles phobiques dans le groupe des troubles anxieux, à côté des troubles obsessionnels compulsifs.

Nous allons donc nous référer à cette dernière classification pour décrire la clinique de ces états phobiques.

- **l'Agoraphobie** : le terme d'agoraphobie dérive du Grec "agora" qui signifie place du marché, lieu de rassemblement et de réunion. Son utilisation première par Westphal en 1871, centre le trouble, sur les rues et les places en définissant l'agoraphobie comme l'impossibilité de traverser certaines rues ou places, ou la possibilité de le faire avec une crainte liée à l'anxiété. Mais par la suite, le sens du terme s'est étendu à toute son acception, en incluant la peur des rassemblements, des foules et Marks, en 1969, l'a défini comme la peur de sortir dans les lieux publics comme rues, magasins et moyens de transport dans des combinaisons variables. Le DSM III R donne la définition suivante : peur importante du sujet d'être seul ou de se retrouver dans des endroits publics d'où il pourrait être difficile de s'échapper ou dans lesquels le patient pourrait ne pas trouver de secours en cas de malaise subit. Il faut savoir que l'agoraphobie est un trouble très fréquent, mais qui reste plus ou moins nié par le sujet qui, en règle générale, ne va pas consulter pendant une très grande période de sa vie, ou il consultera un jour pour des symptômes fonctionnels qui seront la conséquence de cette agoraphobie. Il aura beaucoup de mal à avouer en fait cette crainte. Elle est beaucoup plus fréquente chez la femme (deux tiers des cas) et débute habituellement à l'âge adulte, entre vingt et trente ans. Dans plus de la moitié des cas, on va retrouver chez l'agoraphobe, des peurs ou des terreurs nocturnes dans l'enfance. Le début de l'agoraphobie peut être soudain, en quelques heures, par l'apparition brutale d'une attaque de panique aiguë violente, suivie d'épisodes d'angoisse répétés, responsables d'incapacité augmentant jusqu'à la claustration en quelques semaines. A l'inverse, elle peut s'installer progressivement par l'émergence fluctuante d'épisodes phobiques sur un fond d'anxiété intermittent et vague. Mais habituellement le trouble débute avec des épisodes discrets d'anxiété, d'irritabilité et de nervosité lorsque le patient quitte son domicile. Puis, brutalement, survient l'attaque de panique sous forme d'une crise d'angoisse aiguë, violente, tenace, qui oblige le sujet à s'enfuir de la situation et trouver un lieu rassurant. Pour lui, c'est une urgence.

Cette attaque dure de quelques minutes à plusieurs heures et le sujet va hésiter à retrouver cette situation dans laquelle l'attaque de panique est survenue.

C'est progressivement que l'évitement phobique s'installe avec la répétition d'attaques de panique successives, en s'étendant graduellement à de nouvelles situations de peur : espaces ouverts, rues, magasins, foule; espaces fermés : ascenseurs, tunnels, théâtres, cinémas ou églises; moyens de transport : métro, train, bus, bateau et avion; lieux élevés : ponts, tours; coiffeur, dentiste, files d'attente chez les commerçants; puis, plus tard, le sujet va éviter de s'éloigner de son quartier, de sa maison ou même de rester seul chez lui.

L'évitement de la situation phobogène ne parvient pas toujours à canaliser l'anxiété du sujet et il va se mettre à appréhender tout risque de solitude, tout changement dans ses habitudes de vie; les déménagements seront proscrits et les voyages abhorrés, les week-ends et les périodes de vacances sont attendus avec une grande inquiétude. Il va limiter ses activités physiques.

Il ne parviendra plus alors à préciser les situations qu'il appréhende; c'est la peur de la peur (phobophobie) qui aboutit progressivement à la claustration et à l'isolement social dans les formes sévères.

Certaines formes peuvent évoluer sans attaque de panique, réalisant un degré de moindre gravité. L'agoraphobe va chercher la présence rassurante d'une personne familière : la mère, le conjoint, un enfant ou alors un objet (un parapluie, un landau ou simplement un sac à main, une valise, parfois même un journal plié sous le bras) ou un animal (chien tenu en laisse); ces personnes, ces objets, ces animaux vont représenter ce que l'on appelle l'objet contraphobique. Parfois, le sujet va même être rassuré par une boîte de médicaments où il y aura seulement un anxiolytique mais qui sera toujours très rassurante. Certains patients vont ponctuer leur trajet de repères de sécurité tels que le médecin, le commissariat de police, la pharmacie ou l'hôpital. C'est souvent à la suite des manifestations fonctionnelles et aiguës ou chroniques que le malade va ressentir, qu'il sera conduit à consulter son généraliste En effet, ces symptômes neurovégétatifs sont extrêmement importants et gênants lorsque le sujet se trouve en présence de la situation phobogène : tachycardie, pâleur, oppression, suffocation, sueurs, tremblements, dérobement des jambes, lipothymies, faux vertiges, hypotension, brouillard visuel, diarrhée, polyurie.

Devant de tels troubles, le sujet, souvent, va avoir des préoccupations hypocondriaques et l'impression de faire un infarctus du myocarde ou une embolie. Il attribuera très difficilement l'origine de ses troubles fonctionnels à l'agoraphobie mais plutôt à des désordres organiques. Le généraliste ne devra pas, bien entendu, tomber dans le piège.

Pour lui permettre d'affronter les situations difficiles beaucoup plus facilement, l'agoraphobe va parfois s'adonner à l'alcool. Mais du fait de l'évolution progressivement extensible de l'agoraphobie, les crises peuvent devenir de plus en plus fréquentes, jusqu'à l'alcoolisation chronique dont les effets, tant physiques que psychiques, arrivent à masquer le tableau initial. Là encore, le généraliste a un rôle très important à jouer puisqu'il devra, devant cet alcoolisme chronique, retrouver l'origine qui est l'agoraphobie.

De même qu'il s'est servi de l'alcool comme d'un moyen pour calmer son angoisse il va s'adonner souvent à des abus médicamenteux.

Or, il faut savoir que, comme pour l'alcool, l'utilisation d'une sédation préventive n'a aucune action sur le cours de la phobie. Elle nécessite de plus, souvent, une augmentation des posologies, pour arriver à une véritable dépendance toxicomaniaque.

En dehors des symptômes spécifiques, l'agoraphobe va présenter également des troubles associés. On pourra retrouver chez lui une anxiété généralisée, à côté des attaques de panique. Le tableau est alors identique à celui des états d'anxiété généralisée, mais ici les crises d'angoisse surviennent lorsque le patient doit sortir, voyager ou rester seul. Parfois, il va présenter des symptômes de dépersonnalisation et de déréalisation : il se sent alors étrange, irréel, désincarné, détaché ou éloigné de son environnement immédiat. Ces épisodes, qui débutent et se terminent de façon brutale, durent de quelques secondes à quelques minutes. Survenant lors des épisodes d'extrême anxiété, ils semblent voisins des sensations de flottement, de malaise, de brouillage ou de "coton dans la tête". Des épisodes dépressifs répétés sont souvent retrouvés également au cours de l'évolution de l'agoraphobie. Parfois sévères, ils sont le plus souvent modérés, avec dominance de l'asthénie, de la tristesse, de la dévalorisation, de la péjoration de l'existence et de l'insomnie. Des obsessions peuvent se retrouver chez les agoraphobes : comme par exemple certaines phobies d'impulsion (peur de se faire du mal, peur d'agresser quelqu'un, peur de s'exhiber, de sauter dans le vide). Elles semblent constituer des formes de transition avec les obsessions-impulsions.

- **Les phobies sociales** : la phobie sociale peut se définir comme étant une peur persistante, irrationnelle, et un désir contraignant d'éviter des situations dans lesquelles le sujet pourrait être observé attentivement par autrui. Il s'agit, le plus souvent de la peur de parler en public, de la peur de rougir, de la peur de manger ou de boire en public, de la peur d'écrire devant les autres, de la peur d'utiliser des toilettes, et de la peur de la sexualité. Souvent, ces phobies entraînent un tremblement dit émotionnel, et il va falloir essayer de comprendre pourquoi le sujet se met à trembler : est-ce la peur de parler en public ou la peur de manger ou de boire en public, ou la peur d'écrire devant les autres ? Comme dans l'agoraphobie, les sujets qui présentent des phobies sociales vont s'adonner souvent à l'alcool et aux abus médicamenteux. Ils feront également, parfois, des états dépressifs.

- **Les phobies simples** : la phobie simple se définit comme une peur persistante, irrationnelle et un désir contraignant d'éviter un objet ou une situation autre que celle d'être seul, ou dans des endroits publics éloignés du domicile (agoraphobie), ou d'être humilié ou embarrassé dans certaines situations sociales (phobie sociale). En règle générale, ces phobies simples, qui n'entraînent pas de troubles trop invalidants si elles sont uniquement monosymptomatiques, ne conduisent pas le sujet à consulter son médecin.

On décrit dans ces phobies : la phobie des animaux, la phobie des transports, la phobie des hauteurs et la phobie des lieux clos (claustrophobie). La phobie des animaux est représentée par la phobie des oiseaux (les pigeons surtout) ou de leurs plumes, des chiens, des chats, des araignées, des insectes et des serpents.

Lors du contact avec l'animal, une angoisse vive apparaît, pouvant aller jusqu'à l'état de panique. Parfois, la peur peut survenir à la vision d'un film, d'une photo ou d'une image représentant l'animal phobogène. La phobie des transports entre dans le cadre en général de l'agoraphobie, mais parfois elle peut se présenter en tant que monosymptome spécifique d'un moyen de transport particulier comme l'automobile, le métro ou l'avion.

La phobie de hauteur que l'on appelle encore l'acrophobie, apparaît souvent sous forme mineure chez de nombreuses personnes. L'angoisse est surtout marquée par des "faux vertiges" avec une impression "d'attirance par le vide" pouvant prendre la forme dans les cas aigus d'une phobie d'impulsion avec envie de tomber.

La peur des lieux clos, que l'on appelle encore claustrophobie, entre habituellement là encore dans le cadre de l'agoraphobie, mais elle peut parfois se voir comme phobie simple. Le sujet ne supporte pas par exemple un lieu clos précis comme un ascenseur, le métro souterrain, la visite d'une grotte, d'un gouffre : il va éprouver une angoisse se traduisant par une sensation d'étouffement.

Les phobies ne se rencontrent pas uniquement chez l'adulte mais elle sont également très fréquentes chez l'enfant et l'adolescent qui vont conduire souvent la mère à faire appel au généraliste ou au pédiatre.

Contrairement à l'agoraphobie, ces phobies sociales sont aussi fréquentes chez l'homme que chez la femme. Elles débutent habituellement après la puberté et rarement après trente ans. La moitié des sujets seulement ont présenté dans l'enfance une personnalité anxieuse, timide.

Le début de la phobie sociale est habituellement très progressif, sans cause déclenchante précise et il est constitué par l'accentuation graduelle, après la puberté, d'une sensitivité sociale qui évolue depuis la petite enfance. L'anxiété va survenir lorsque le sujet se trouve confronté à la situation phobique. Il craint que les signes d'anxiété n'apparaissent aux yeux des autres qui pourraient alors porter un jugement sur ses capacités ou son état mental. Culpabilisé, infériorisé par son comportement, c'est en fait, un tel jugement qui va entraîner des mesures d'évitement, d'où un handicap au niveau social et professionnel.

Le trouble sera plus ou moins marqué suivant les sujets, pouvant rester limité à la présence de personnes du sexe opposé. En dehors de la situation phobique, il n'existe aucun autre trouble. Chaque type de phobie sociale est habituellement isolé, parfois plusieurs types cliniques peuvent se rencontrer :

* la peur de parler en public : cette peur est appelée communément le trac. Ce trouble est variable en fonction de la situation du sujet dans l'assemblée : il peut, avec un certain plaisir, faire une conférence remarquable devant des étudiants ou, au contraire, être incapable de poser une seule question au cours d'une réunion de quelques collègues. Il craint alors de dire des banalités, de faire des erreurs, d'être critiqué. C'est le trac par peur de déplaire ou peur de ne pas passer pour un sujet brillant. Du fait de l'anxiété, le sujet dont les idées se troublent, même après une préparation minutieuse, ne parvient pas à s'exprimer clairement, son discours est flou, peu précis d'autant plus qu'il va alors l'abréger pour en terminer rapidement. Insatisfait de son intervention, il va se mettre dans un coin, ruminant son échec jusqu'à la prochaine intervention.

* la peur de rougir : elle a été bien décrite par Pitres et Régis, en 1897, sous le nom d'éreuthophobie, comme l'obsession caractérisée par la crainte de rougir et par l'angoisse qu'éprouvent ces sujets à la seule pensée de rougir. Le rougissement survient comme une bouffée de chaleur, remontant depuis le ventre, la poitrine, jusqu'au visage. Il correspond à une bouffée d'angoisse qu'accompagnent, les concomitants habituels de l'anxiété.

Sa survenue est variable suivant les sujets; s'il apparaît habituellement en présence de personne, du sexe opposé ou de personne représentant l'autorité, il peut parfois, au contraire, être plus marqué devant des familiers (la mère, le conjoint), mais toujours dans les situations où le sujet peut être vu de face. Il craint que son rougissement soit interprété comme un indice, trahissant des sentiments cachés, en rapport avec une faute ayant trait à la morale (vol, sexe). Ils ont honte d'eux-mêmes. Et le rougissement traduit cette honte. Les mesures d'évitement seront multiples, avec utilisation de divers stratagèmes (barbe, lunettes de soleil, maquillage, utilisation du journal pour se cacher). Comme dans toute phobie, cette peur de rougir va pouvoir prendre un caractère obsédant et l'on pourra passer facilement de la peur de rougir à l'obsession de la peur de rougir.

* La peur de manger ou de boire en public : cette peur est parfois très invalidante car elle va obliger le sujet à éviter les repas, les cocktails, etc. Elle se traduit par des tremblements associés à une contracture des muscles agonistes et antagonistes de tout le membre supérieur, lorsque le sujet se trouve dans une situation où il peut être observé, notamment au cours des repas. Il va avoir peur de renverser son verre ou son assiette, crainte associée à la peur du jugement que les autres pourraient porter sur son comportement.

* La peur d'écrire devant les autres : cette peur est décrite sous le nom de Crampe de l'Écrivain. Elle correspond à un tremblement et à une contracture douloureuse de la main et du bras, rendant l'écriture illisible ou tremblée. Le trouble apparaît en général lorsque le sujet peut être observé en train d'écrire ou lorsque ses écrits doivent être lus. Il peut être limité souvent à la signature d'un chèque, ou d'un contrat.

Il existe d'autres crampes professionnelles lorsque le sujet se présente en public, chez les musiciens en particulier et là, il ne s'agit plus de la peur d'écrire mais de la peur de jouer (crampe du violoniste).

Toutes ces phobies sociales, qui vont entraîner comme manifestations fonctionnelles essentiellement des crises de tachycardie, de bouffées de chaleur, de transpiration, de tremblements, vont conduire parfois le patient à consulter.

C'est par une enquête minutieuse que le généraliste pourra remonter à l'origine de la manifestation fonctionnelle. A propos par exemple du tremblement qui est un symptôme très fréquent chez le phobique, il faudra se garder de poser simplement, le diagnostic de tremblement émotionnel.

Pour Jean-Bernard Mazel et Isabelle Ferrand dans leur article de l'Encyclopédie Médico-Chirurgicale : "*Les États Phobiques*", la peur, réaction normale à une menace réelle ou imaginaire, fait partie intégrante du développement de l'enfant, certains types de peur étant caractéristiques de certaines étapes du développement.

En effet, les premières expériences de peur apparaissent chez le nourrisson lors d'un stimulus soudain touchant la sensibilité auditive (peur d'un bruit étrange ou excessif), visuelle (peur d'une lumière violente) ou kinesthésique (peur de la perte de soutien). La peur de l'étranger, comme nous l'avons vu (angoisse du huitième mois) et de la séparation de la mère, apparaissant vers six à neuf mois, atteint son maximum à deux ans pour disparaître vers trois ou quatre ans. C'est alors que surviennent réactualisées, dans les terreurs nocturnes et les cauchemars, les peurs des créatures imaginaires (sorcières, fantômes), des phénomènes naturels (eau, feu, orage), de l'obscurité de la nuit, la peur d'être seul et la peur des animaux. La peur des animaux, d'abord des animaux qui mangent et qui mordent et notamment le loup, puis des animaux très puissants et destructeurs, va évoluer dans la période préscolaire. Avec le début de la scolarisation surviennent les peurs sociales (peur de l'école, du maître, des camarades, de l'échec) qui, après une période d'accalmie, réapparaissent vers onze-douze ans. La peur de la mort, principalement, la mort de la mère, apparaît vers huit ans. L'adolescence sera surtout marquée par des peurs sociales liées aux relations interpersonnelles.

Lorsque ces peurs, qui habituellement sont normales, vont devenir intenses et gênantes, on parlera à ce moment-là de phobie. Une phobie très fréquente de l'enfant est la phobie scolaire qui apparaît souvent dès l'entrée à la maternelle, ou plus tard portant sur la lecture, l'orthographe ou les mathématiques qui seront du fait de l'angoisse et de l'évitement, la cause de nombreux échecs scolaires et marqueront d'un lourd handicap définitif l'avenir scolaire de l'enfant.

Toutes ces phobies de l'enfant ou de l'adolescent vont se marquer par des manifestations fonctionnelles, se traduisant par des maux de ventre (douleurs pseudo-appendiculaires accompagnées de sensations nauséeuses, de vomissements ou de maux de tête). Mais l'enfant peut aussi faire de véritables états de panique.

Deux symptômes phobiques se trouvent à la limite de la phobie et de l'obsession : il s'agit de la nosophobie et de la dysmorphophobie.

* la nosophobie correspond à un cadre mal défini, mais elle est extrêmement fréquente, banale chez le sujet anxieux et donne lieu à de nombreuses consultations chez le généraliste. Le sujet nosophobe va craindre d'être atteint par une maladie grave, en général un cancer ou une atteinte cardiaque. Il va être impressionné par tout ce qu'il va entendre au sujet de ces deux

affections (lectures, campagnes de presse, ami malade). Souvent cette phobie prend un caractère obsédant et entre dans le cadre à ce moment-là de la névrose obsessionnelle.

* La dysmorphophobie : il ne s'agit pas d'une phobie au sens strict, mais d'une idée fixe, d'une crainte obsédante ou plutôt certitude douloureuse de difformité du corps. L'idée prévalante porte sur tout le corps ou une partie du corps avec prédilection pour le visage, le nez en particulier. Mais ce peut être aussi les seins, les fesses, les cuisses, le poids, la taille ou le pénis chez l'homme.

Cette anomalie morphologique est vécue par le sujet comme responsable de sa difficulté à vivre, la thymie étant en général dépressive, et les relations interpersonnelles difficiles. Le sujet est obsédé par cette idée fixe de difformité de son corps et demande une réparation par la chirurgie.

La dysmorphophobie peut faire partie de la névrose obsessionnelle mais aussi s'observer au cours des schizophrénies ou du délire hypocondriaque.

Exemple clinique : Sylvie a vingt-cinq ans et vient nous consulter car elle ne peut pas rester seule chez elle, elle ne peut pas sortir seule, elle appréhende les contacts avec les autres. Elle ne peut donc pas travailler, ne peut pas avoir de vie affective et reste au milieu de sa famille entre le père, la mère, la grand-mère et les soeurs. Dans l'enfance, elle avait toujours peur la nuit et faisait de nombreux cauchemars. Son grand-père paternel est décédé d'un cancer généralisé alors qu'elle avait cinq ans et après, elle a eu très peur d'être malade. A l'âge de sept ans, c'est son grand-père maternel cette fois qui est décédé d'une congestion cérébrale ce qui a augmenté sa crainte de mourir. A l'âge de quinze ans, elle a été atteinte d'une mononucléose infectieuse et elle est devenue de plus en plus nosophobe. A dix-huit ans, son arrière-grand-mère décède d'un infarctus du myocarde et actuellement sa grand-mère paternelle a fait déjà plusieurs infarctus. Il est à noter que son père aussi vient de faire une crise d'angine de poitrine. La scolarité de Sylvie a été difficile. Elle a été au lycée jusqu'en quatrième, puis a voulu faire ensuite de l'informatique et il a fallu la mettre en pension car l'école était loin de son domicile. Le premier soir, ses parents ont dû aller la chercher car elle a eu un accès de panique.

Depuis ce jour, elle n'a plus rien fait et elle est toujours restée auprès d'eux. Chaque fois qu'elle est en face d'une situation phobogène, Sylvie se plaint de vertiges, de tremblements, de lipothymies, de crises de tachycardie, de sueurs. Elle a demandé des consultations à son généraliste et des examens complémentaires, en particulier des examens cardio-vasculaires. Chaque décès, chaque maladie, surtout les maladies cardiaques et les cancers, ont augmenté chez elle l'agoraphobie. Avec une évolution satisfaisante, elle est actuellement à trois ans de son traitement mais elle ne peut toujours pas sortir toute seule, conduire toute seule, rester toute seule chez elle.

Deuxième exemple clinique : Isabelle, âgée de trente ans, vient nous consulter car elle se plaint de vertiges, d'angoisses, de migraines ophtalmiques, de crises de spasmophilie. Dans la rue, elle a du mal à avancer; elle a la sensation de tomber; elle aimait beaucoup la danse qu'elle a été obligée d'abandonner. Les troubles ont commencé il y a trois ans, par des vertiges, une hypotension orthostatique, une faiblesse musculaire de tout le côté droit, une difficulté à marcher. Adolescente, elle faisait des crises de tétanie. Isabelle n'a jamais connu son père. Sa mère ne s'est jamais occupée d'elle et elle s'est toujours sentie abandonnée. Elle a été élevée par sa grand-mère, instable, hypocondriaque, qui avait toujours mal à la tête et se plaignait elle aussi de vertiges. Comme beaucoup de fonctionnels, elle a vu de nombreux médecins et a subi un certain nombre d'examens complémentaires. On lui a trouvé par exemple une otospongiose et on a attribué ses vertiges à cette affection. Un traitement anxiolytique et antidépresseur l'améliorera beaucoup, ainsi qu'une prise en charge par la relaxation psychothérapique.

Ces deux exemples cliniques montrent que les phobiques peuvent se présenter au médecin de deux façons : la première, comme Sylvie qui, dès le premier entretien va parler de son agoraphobie; la deuxième, comme Isabelle qui va, elle, parler uniquement des troubles fonctionnels. Dans ces cas ou le patient va uniquement se présenter avec des plaintes somatiques, le généraliste aura beaucoup de mal à poser le diagnostic d'agoraphobie s'il n'est pas sensibilisé à cette pathologie.

La personnalité du phobique n'a rien de spécifique et rejoint essentiellement la personnalité anxieuse. En effet, ces malades sont la plupart du temps des sujets anxieux, timides, passifs et dépendants. On retrouve très souvent la notion de peurs ou de terreurs nocturnes dans l'enfance. On note également la fréquence d'une mère surprotectrice et d'un père fréquemment absent de la maison.

L'évolution de la phobie est très variable. Il peut y avoir d'importantes périodes de rémission ou, au contraire, des accès de panique répétés ou enfin une évolution qui se fait progressivement vers une extension des évitements jusqu'au confinement à la maison ou au lit et l'isolement total. Elle peut se faire parfois, au contraire, vers une résolution spontanée.

L'étiopathogénie de la phobie est centrée sur l'angoisse de castration et l'angoisse de séparation. Pendant très longtemps, Freud a centré la pathogénie de la phobie uniquement sur l'angoisse de castration. L'angoisse est un signal du Moi en danger, c'est le vécu de la situation qui la déclenche. L'angoisse précède et amène le refoulement. L'angoisse, dans les phobies, est l'angoisse du Moi devant la castration "la plupart des phobies, pour autant que nous pouvons en juger présentement, se ramènent à de pareilles angoisses du Moi devant les sollicitations de la libido. Cependant, les psychanalystes, après Freud, qui se sont intéressés aux phobies, ont pensé que l'angoisse de castration n'était pas la seule source de la phobie. La menace symbolique d'agression sexuelle joue un rôle pathogène important chez les filles et chez les garçons ayant des tendances homosexuelles passives, mais beaucoup de réactions phobiques trouvent leur origine dans l'angoisse de séparation. Abraham cite un cas d'agoraphobie infantile qui peut facilement être relié au désir de l'enfant d'être avec sa mère. Cette conception est confirmée par les travaux de Weiss et de Deutsch sur l'agoraphobie. La survenue des phobies scolaires semble aussi devoir être en partie reliée à l'angoisse de séparation. C'est la relation de dépendance mal résolue entre l'enfant et sa mère qui va entraîner ce type de pathologie. C'est ainsi qu'un agoraphobe, par exemple, ne pourra pas quitter sa maison parce que l'idée de la rue est vécue comme le lieu de risque d'aventures sexuelles, avec la conséquence qui est le châtiment (angoisse de castration) ou alors l'idée qu'un proche puisse mourir pendant l'absence, duquel il sera séparé à tout jamais (angoisse de séparation).

La thérapeutique des états phobiques doit associer à la fois la chimiothérapie et la psychothérapie. La chimiothérapie doit passer avant tout par les antidépresseurs tricycliques. Depuis l'étude princeps de Klein, en 1964, l'Imipramine est considéré comme le traitement dont l'efficacité est la plus importante. D'autres antidépresseurs ont été utilisés, en particulier la Clomipramine, la Désipramine, l'Amitryptiline et la Nortriptyline qui sembleraient avoir une efficacité analogue. Tous ces antidépresseurs ont un effet "antipanique". On peut proposer également, lorsque les antidépresseurs tricycliques n'ont pas d'action, des benzodiazépines qui s'avèrent efficaces dans le traitement prophylactique des attaques de panique. L'Alprazolam reste le plus utilisé dans cette indication, depuis les travaux de Rickels et Schweisser en 1987. Quant aux Bêtabloquants, leur action sur l'agoraphobie et le trouble panique semble décevante. On les prescrit dans le cas des phobies sociales ou des phobies simples. La psychothérapie de la phobie passe essentiellement par les différentes techniques de relaxation, à condition qu'elles soient menées par un psychothérapeute Elles sont en général de longue durée (deux à trois ans). Elles vont entraîner, presque toujours, une diminution importante de l'anxiété et vont apporter une sécurisation interne, permettant au sujet d'affronter les situations avec beaucoup plus d'assurance.

Les Troubles du Comportement Alimentaire

Les troubles des conduites alimentaires, même s'ils représentent des entités en elles-mêmes comme l'Anorexie Mentale, entrent dans le cadre des somatisations fonctionnelles, dans la mesure où ils regroupent des affections somatiques, déterminées par des troubles psychiques. Nous envisagerons ici la boulimie, l'anorexie mentale, et l'obésité psychogénétique.

- **La Boulimie** : la boulimie (étymologiquement bou : boeuf et limos : faim, c'est-à-dire faim de boeuf) est un trouble du comportement alimentaire, défini par la survenue d'épisodes répétitifs de suralimentation excessive et incontrôlable. C'est une "nouvelle maladie", car elle n'apparaît dans les travaux des psychiatres qu'à partir du début du XIXème siècle avec Janet, mais surtout elle a été individualisée comme entité-autonome vers les années 1970, alors qu'auparavant elle était considérée comme un symptôme appartenant à divers tableaux psychopathologiques et en particulier lié à l'anorexie mentale ou à l'obésité. Un certain nombre de questions se posent à son sujet : ses rapports avec l'anorexie mentale, ses liens avec la dépression en général, l'importance des facteurs psychologiques et/ou biologiques, sa compréhension et enfin sa thérapeutique.

Le DSM III R a donné les caractéristiques essentielles de la boulimie, issues des travaux de Wermuth en 1972 et Russel en 1979. D'après Russel, le diagnostic exige la présence simultanée de trois critères :

* les patients souffrent de besoins intenses et irrésistibles de se suralimenter;

* ils tentent d'éviter la prise de poids liée à cette prise de nourriture en provoquant des vomissements et en abusant parfois des laxatifs;

* ils éprouvent une peur morbide de devenir gros.

Les critères du DSM III R, qui sont les derniers en date et qui sont à l'heure actuelle les plus couramment utilisés dans les travaux de la boulimie, sont au nombre de cinq :

* épisodes répétés d'accès boulimiques (consommation rapide d'une grande quantité de nourriture en une période courte, généralement inférieure à deux heures);
* au moins trois des manifestations suivantes : consommation de nutriments hautement caloriques, d'ingestion facile, durant les accès; ingestion en cachette ; fin des accès par des douleurs abdominales, un endormissement, des vomissements provoqués, ou un événement extérieur; tentatives répétées de perdre du poids par des régimes très restrictifs, des vomissements auto-induits ou l'usage de laxatifs ou de diurétiques; fréquentes fluctuations pondérales supérieures à cinq kilos, dues à l'alternance des accès boulimiques et de jeûnes.
* conscience du caractère pathologique de la conduite boulimique et crainte de ne pas pouvoir s'arrêter volontairement de manger;
* humeur dépressive et autodépréciation suivant les accès;
* les épisodes boulimiques n'étant pas dus à l'anorexie mentale ou à un trouble physique reconnu. Ce dernier point, émis par le DSM III R, peut porter à critique car on a constaté effectivement en clinique une association fréquente entre anorexie mentale et boulimie. Les enquêtes épidémiologiques ont montré que la boulimie apparaissait presque exclusivement au sein des sociétés occidentales et prédominait très largement chez les jeunes filles (ou jeunes femmes) des niveaux socio-économiques les plus élevés (soixante dix-sept pour cent des patients selon certaines statistiques). L'âge de début se situe entre dix-huit et vingt et un ans.

La clinique permet de faire un diagnostic facilement :

* La crise boulimique : on retrouve presque toujours une période d'excitation préalable au déclenchement de la crise boulimique : tension , solitude, survenue d'une pensée concernant la nourriture, consommation d'un aliment spécifique, retour chez soi, sentiment d'être seul, abandonné, sensations de faim, absorption d'alcool, expériences sexuelles, peuvent précipiter l'accès boulimique. Cette période d'excitation est marquée par une sensation envahissante et pressante provenant d'une idée qui fait croire qu'il faut manger. Cet accès est

imprévisible et de survenue brutale la plupart du temps. Lors de l'accès, la nourriture n'est pas toujours immédiatement disponible; il faut alors de façon urgente l'acheter, voire la voler. Ces accès boulimiques grèvent parfois le budget des patientes qui dépensent de fortes sommes, tous les jours, en achats alimentaires. Cette nourriture va être consommée habituellement à la maison, lieu à l'écart du regard des autres où l'on peut se cacher, le moins risquer d'être dérangé. Néanmoins, certains patients subissent leur accès dans la rue, après avoir visité les boulangeries ou les supermarchés.

Cette nourriture est en général très riche en calories, sucres et féculents; elle doit faire grossir, elle doit remplir vite : la crise boulimique est un besoin irrésistible, impulsif, de "faire le plein" de toute urgence. Les aliments seront consommés à la hâte, voracement, dévorés sans mastiquer en avalant sans mâcher jusqu'à s'étouffer; les quantités peuvent être énormes, d'une valeur calorique parfois supérieure à quinze mille calories. La fin de l'accès peut survenir quand il n'y a plus rien à manger ou quand une tierce personne intervient, dérangeant la patiente, l'obligeant à s'arrêter pour garder sa conduite cachée. Puis s'ensuit alors une période de profond malaise : malaise marqué par des sensations physiques désagréables (céphalées, nausées, douleurs d'estomac ou d'abdomen, distensions, gonflements et grande fatigue) mais aussi le remords, la honte, l'inquiétude, la culpabilité, l'autodépréciation, le sentiment d'être grosse, énorme, difforme, vilaine, et d'avoir perdu le contrôle de soi-même.

Cet état désagréable va entraîner, très souvent, un vomissement qui va soulager, donner le sentiment de retrouver la maîtrise de ses actes, punir, mais aussi permettre éventuellement de recommencer à manger. Diverses techniques sont employées pour provoquer ce vomissement : les doigts, la cuillère, la brosse à dents dans la gorge, la simple pression abdominale. Chez tous les boulimiques, on retrouve toujours la peur de grossir. Ils présentent une véritable obsession de la minceur idéale.

* Le mode d'alimentation : le mode d'alimentation est difficile à évaluer avec précision. Cependant l'alimentation est toujours mal équilibrée, chaotique, et souvent insuffisante. Les régimes, les jeûnes, les règles diététiques très rigoureuses, parfois incohérentes pour maigrir, sont quasi permanents en dehors des accès, et les repas réguliers sont la plupart du temps évités. Beaucoup de patientes vont lutter en permanence pour maintenir leur poids en dessous de leur poids physiologique. Certaines vont refuser tous repas en famille ou entre amis car rester à table pendant quelques heures, devant des plats qui vont se succéder,

où il faudra manger la plupart du temps avec plaisir, dans la convivialité, est une situation qui va mobiliser une angoisse insupportable. Le boulimique ne peut pas manger normalement. L'aliment ne peut pas être un plaisir. Ils ont très peur en général du plaisir de manger car il est synonyme de prise de poids.

* L'image corporelle : les boulimiques ne sont jamais satisfaits de leur poids et de leur aspect corporel. Ils sont presque toujours préoccupés par leur physique ou par certaines particularités de la morphologie qu'il déteste particulièrement. L'image qu'ils ont de leur corps n'est pas en accord avec la réalité et c'est à ce point de vue que l'on retrouve chez bon nombre de boulimiques, quel que soit leur poids, les mêmes traits psychopathologiques que chez les anorexiques mentaux : préoccupation excessive pour la nourriture, le poids, la ligne, et la représentation déformée de leur image corporelle. Pour maigrir, ils utilisent la "technique" du vomissement mais aussi des laxatifs qui est la méthode la plus utilisée après le vomissement et parfois des diurétiques.

* Les troubles de l'humeur : les symptômes dépressifs sont mentionnés parmi les critères du DSM III R. On retrouve assez souvent des pensées ou des intentions suicidaires, des troubles du sommeil, une perte des intérêts, une autodépréciation, une culpabilité, une tristesse permanente, ou un désespoir avec baisse de l'élan vital, absence des projets de vie, difficulté d'envisager l'avenir. Nous avons vu que la crise boulimique se terminait toujours dans un climat où l'humeur était dépressive, marquée par la douleur, la honte et l'inquiétude. En dehors de ces accès, l'état émotionnel et affectif de ces sujets semble présenter quelques particularités : dysphonie, labilité thymique, instabilité émotionnelle, hyperémotivité, agitation psycho-motrice, s'associent souvent aux manifestations anxieuses, aux pensées et aux actes suicidaires.

Exemple clinique : Marianne a vingt ans et nous consulte pour une boulimie grave et invalidante. Elle a déjà vu plusieurs psychothérapeutes, dont une femme avec laquelle elle a rompu, car elle la sentait "trop propre". "Avec elle, je me sentais salie et salissante" dira-t-elle. Tout a commencé pour elle depuis deux ans, par des accès de boulimie accompagnés de vomissements, mais, depuis toute petite, elle a toujours beaucoup mangé.

Adolescente elle était grosse, flasque, "comme un gros sac rempli de liquide". Elle a fait des régimes et elle est passée de soixante kilos à quarante-neuf kilos. Puis elle a trouvé le "bon moyen pour ne pas grossir, vomir".

Je mangeais beaucoup pour combler des manques et je vomissait pour ne pas grossir, dira-t-elle. Quand elle abordera son enfance, elle dira qu'elle n'a pas été paisible. Elle était à la croisée de deux familles à problèmes : son père a été élevé par une mère folle, internée, et sa mère a un frère lui aussi interné dans un Centre Hospitalier Spécialisé. Sa mère a été étouffée dans son enfance et tyrannisée par sa belle-mère. Son père a été très dur avec elle et "lui filait des raclées". C'est un écorché vif et il est très ambigu vis-à-vis des choses du sexe . Il la terrorisait. Il la tapait beaucoup. Elle n'a jamais pu comprendre les mathématiques : son père était ingénieur. Sa mère l'habillait très mal, d'ailleurs les copains l'appelaient la bohémienne. A l'époque, elle était moche et maigre. Sa mère était moche et grosse. Elle a toujours eu l'impression d'avoir été "bouffée" Quand elle était enfant, elle avait honte de la maison qui était un véritable "bordel". L'hygiène corporelle était douteuse. Tout le monde était sale, même la petite soeur. Elle n'a pas envie de la toucher.

Dès la maternelle, elle s'est sentie rejetée. Elle s'est toujours sentie abandonnée par son père, par sa mère, par l'ensemble de la famille, par les petites camarades à l'école. A l'adolescence on ne l'aimait pas car elle était grosse, elle avait les cheveux gras. Elle se vivait comme quelque chose de gros, de blond, de mou, en quelque sorte comme un cochon. Elle adorait faire manger les autres pour les faire grossir alors qu'elle voulait rester mince mais être entourée de gros pour que sa minceur soit plus voyante. Elle a toujours aimé les torses frêles alors qu'elle a de gros bras, de grosses épaules. Elle n'est pas fière de ce qu'elle est. Elle a l'impression qu'elle est quelqu'un de bien mais enfermé à l'intérieur d'un gros tas. Elle dira :"Je suis une maigre enfermée dans un corps de boudin". Son rêve serait d'être anorexique, mais elle sait que les boulimiques sont aussi des anorexiques. Elle aime aller vers les maigres, rencontrer des maigres pour "percer le secret de leur maigreur".

Dès que l'aliment est avalé, pour elle c'est le drame, il y a danger. Quand l'aliment est dans la bouche, à la rigueur il est bon, le ventre n'est qu'un réceptacle à bouffe, il n'est certainement pas fait pour fabriquer de belles choses comme un enfant. Elle poursuivra en disant : "je ne suis pas un être unifié; il y a moi et puis mon corps. Je n'ai pas épousé mon corps. J'en veux à ma mère de m'avoir transmis génétiquement ce corps à transporter". Quand elle ne mange pas et qu'elle maigrit, ou quand elle mange et qu'elle vomit, elle se sent grande dans l'espace.

Elle se comparera souvent à une "droguée de la nourriture". Souvent elle dira qu'elle n'a plus de corps car il ne lui donne pas de plaisir et il est toujours aussi encombrant et moche. Parfois, quand elle marche, elle sent la séparation du corps et de l'esprit; elle a l'impression que son esprit va marcher et que son corps va tomber comme s'il était attaché à des fils qui se coupent. Elle a l'impression que la présence d'elle dans son corps est uniquement dans son ventre; qu'elle n'habite que son ventre et qu'elle n'habite pas ses jambes et ses bras.

Son père est comme elle, il a un gros ventre et des jambes grêles. Elle évoquera, au cours de cet entretien, une agoraphobie et une phobie des contacts. Elle a peur en effet de sortir toute seule dans la rue et elle a peur des contacts physiques avec les gens. Elle n'aime pas être touchée par sa mère, ni par sa soeur : elles sont visqueuses dira-t-elle. Un contact physique avec son père est un cauchemar car elle a peur qu'il puisse penser qu'elle le désire. On prendra cette malade en analyse, à raison de deux fois par semaine.

La personnalité sous-jacente à la conduite boulimique n'est pas univoque. On retrouve toutefois des traits de la série obsessionnelle et de la série phobique. Mais la perturbation de l'image du corps, comme dans l'anorexie, fait de la boulimie une entité qui pourrait entrer dans le cadre de la pathologie borderline.

L'évolution de la boulimie est très variable. Certains sujets restent relativement bien adaptés, gardant une activité professionnelle très investie, des relations amicales, des pôles d'intérêt divers souvent focalisés néanmoins sur leur alimentation et leurs préoccupations esthétiques. Les troubles alimentaires restent alors secrets, cachés à leur entourage. Parfois les conduites pathologiques vont s'aggraver, les relations interpersonnelles de ces sujets se détériorer et leur isolement s'accentuer. La mauvaise adaptation sociale des boulimiques n'est pas toujours la conséquence directe de leurs problèmes alimentaires, mais elle peut être liée à leurs troubles thymiques, leur anxiété et leur phobie. Lorsque la boulimie est traitée, le pronostic est en général plus favorable. Une statistique récente a montré l'amélioration de la majorité des patients sur le plan alimentaire, avec le temps et les traitements proposés, et la rémission complète des symptômes chez huit patients sur trente.

L'étiopathogénie de la boulimie est très complexe. La boulimie pourrait être considérée comme une névrose phobo-obsessionnelle grave, se jouant à un niveau corporel par carence de l'élaboration mentale. Ces sujets présenteraient une dysmorphophobie, avec des mécanismes obsession-compulsion à se remplir d'aliments pour ensuite les rejeter, marquant ainsi l'importance de leur ambivalence objectale. Le boulimique, en effet, est installé dans une ambivalence objectale grave avec un trouble de l'identité et de l'image du corps. Ces "crises de manque" vont entraîner une obsession-compulsion à se remplir de l'objet d'amour représenté par la nourriture. Mais cet objet est en même temps haï, d'où le rejet (vomissement). La boulimie entre bien dans le cadre des somatisations car une problématique psychique grave va, non pas se dérouler sur le plan mental, mais au contraire sur le plan somatique.

La thérapeutique de la boulimie est essentiellement psychothérapique, voire psychanalytique. On pourra toutefois associer dans certains cas une chimiothérapie anti-dépressive et anxiolytique.

- **L'Anorexie Mentale** : l'anorexie mentale étant une entité clinique qui se manifeste là encore par des symptômes physiques (anorexie, amaigrissement, aménorrhée) c'est le généraliste qui, le premier, va voir ces malades. Son rôle sera d'en faire le diagnostic précocement pour établir une thérapeutique rapide et adaptée.

Les définitions de l'anorexie mentale ont évolué depuis ces dernières années. La définition classique était la suivante : l'anorexie mentale est une entité clinique caractérisée par une triade symptomatique : anorexie, amaigrissement, aménorrhée, survenant chez une jeune fille de préférence, à la suite de conflits psychologiques.

En 1960, Bliss et Branch ont donné la définition suivante : l'anorexie nerveuse est en relation avec une dénutrition due au jeûne-maladie dans laquelle la restriction calorique est entièrement psychologique et non liée directement à un état économique ou à la qualité de la nourriture. Le DSM III R en donne la définition suivante : c'est une peur extrême de devenir obèse, avec une perturbation de l'image du corps, une perte significative de poids, un refus de se maintenir à un poids minimal et une aménorrhée (chez les filles). La perturbation ne peut être attribuée à un quelconque trouble physique identifiable (le terme "d'anorexie" est mal choisi, puisque jusqu'à une phase tardive de la maladie, la perte de l'appétit est habituellement rare).

L'histoire de l'anorexie mentale appartient au grand courant des pratiques magiques et religieuses du jeûne et de l'Ascétisme, desquels elle s'est peu à peu dégagée. C'est surtout vers le onzième siècle avec Avicenne qu'on commence à trouver dans la littérature médicale, des descriptions de comportement anorexique. Mais l'histoire de l'anorexie mentale se divise surtout en deux grandes périodes, l'une de description clinique, l'autre d'interprétation pathogénique.

- *Première période* : elle commence en 1689 avec Richard Morton qui va donner, la première description connue de l'anorexie mentale, sous le nom de Nervous Consumption. Il isolait ainsi l'anorexie mentale du groupe très vaste des consomptions où une grande part était faite à la phtisie. Naudeau, en 1789, reconnaît l'origine névrotique et hystérique de l'anorexie mentale.

Puis, simultanément, William Gull en Angleterre et Charles Lasègue en France, en 1873 publient une étude consacrée à l'Anorexie Hystérique, où ils dégagent la triade caractéristique : perte de l'appétit, amaigrissement considérable, aménorrhée. La description clinique se fixe dès lors: jeune fille de quinze à vingt ans, ayant reçu un traumatisme émotionnel ou ayant été déçue dans un projet de mariage réel ou imaginaire, ayant entraîné la perte de l'appétit qui est suivi d'une restriction des aliments, d'un amaigrissement, d'une aménorrhée et d'une constipation opiniâtre. Ils insistent également sur l'activité intense de ces malades.

En 1883, Huchard puis Deniau établissent une distinction appelant anorexie gastrique, les cas avec troubles gastriques relevant plus spécialement de l'hystérie, et l'anorexie mentale, les cas purs psychiatriquement. C'est à la suite d'ailleurs des travaux de Huchard que le terme d'anorexie mentale s'est imposé en France, tandis qu'à l'étranger le terme consacré sera celui d "'Anorexia Nervosa".

- *Deuxième période* : cette période commence en 1914 quand Simmonds, de Hambourg, décrit l'insuffisance du lobe antérieur de l'hypophyse, se manifestant par une considérable perte de poids. Elle se confondit soudain avec la description de l'anorexie mentale. Cette confusion va durer jusqu'en 1936 et, en dépit de l'échec du traitement endocrinien pluriglandulaire, de l'absence de lésion de l'hypophyse antérieure, des différences cliniques importantes entre la cachexie de Simmonds et l'anorexie mentale, la théorie endocrinienne va se perpétuer, on peut bien le dire, jusqu'à la période actuelle.

Mais, à partir de 1938, une réaction va se faire jour en Amérique (avec Fargharson et Hyland), en Angleterre (avec Bruckner, Sheldon et Nicolle) et en France (avec Decourt). Pour tous ces auteurs, l'anorexie mentale n'est absolument pas d'origine endocrinienne mais, au contraire, de nature psychogénétique. De nombreuses études, au cours de ces dernières années, ont accordé une responsabilité de plus en plus importante à des conflits affectifs inconscients, qu'il s'agisse d'une problématique individuelle concernant l'oralité et l'image de soi, ou dans une perspective systémique de perturbation des interactions familiales.

La clinique de l'anorexie mentale est relativement facile et doit permettre au généraliste de faire un diagnostic rapide. On a l'habitude de décrire l'anorexie mentale des jeunes filles parce qu'effectivement, d'après les statistiques, quatre-vingt-quinze pour cent des cas concernent des jeunes filles entre douze et dix-huit ans. Le généraliste se trouvera donc, presque dans tous les cas, en présence d'une jeune fille qui est amenée par ses parents, le plus souvent la mère, pour un amaigrissement considérable accompagné ou non d'une aménorrhée. Le début d'une anorexie mentale passe très souvent inaperçu, car cette adolescente dépendant en général de son milieu familial, enfant modèle souvent perfectionniste, va réduire progressivement son alimentation dans le but délibéré de maigrir.

* **La restriction alimentaire** : on préférerait actuellement ce terme de restriction alimentaire plutôt que celui d'anorexie, car l'inappétence est en réalité très rare au début de l'évolution. Le repas va devenir de plus en plus une obligation pesante. La restriction alimentaire est dissimulée par l'usage préférentiel d'aliments peu énergétiques et par, quelquefois, des vomissements provoqués et cachés après les repas. Le refus de nourriture est quelquefois attribué à des troubles digestifs vagues, comme des douleurs abdominales, une constipation ou à un désir de maigrir pour lutter contre une surcharge pondérale (observé en général dans environ un tiers des cas). Ces conduites restrictives vont devenir dans bien des cas quasi obsédantes, elles vont s'accentuer et devenir le centre des préoccupations familiales. La restriction va pouvoir devenir globale et s'accompagnant souvent d'une hyperactivité physique (marche, gymnastique, danse) pour accentuer l'amaigrissement.

* **L'amaigrissement** : c'est le signe majeur de l'anorexie mentale qui, comme nous l'avons vu, amène les parents à consulter un médecin. Il est d'apparition plus ou moins rapide et toujours secondaire, régulièrement camouflé par des tenues vestimentaires adéquates, voire par la falsification des pesées. Il est parfois très important, pouvant atteindre quinze à vingt kilos en quelques mois : "véritable squelette drapé dans sa peau" disait Morton. Nous en donnerons un exemple clinique.

* **L'aménorrhée** : d'apparition variable, elle est constante. Elle peut précéder, coïncider ou suivre l'anorexie. Elle est absolue, pure, non accompagnée de bouffées de chaleur. Elle représente, comme nous l'avons vu, le troisième signe de la triade symptomatique classique. L'aménorrhée est dite "primaire" si la jeune fille n'était pas encore réglée et "secondaire" dans les autres cas, son diagnostic reposant alors sur une interruption de règles pendant au moins trois mois si les cycles étaient antérieurement réguliers, six mois s'ils ne l'étaient pas. La perte de poids ne joue qu'un rôle partiel dans sa survenue, essentiellement en rapport avec le dysfonctionnement cortico-hypothalamo-hypophysaire qui accompagne la conduite anorexique. L'interruption ou la non apparition des règles ne semble pas en général constituer une gêne psychologique pour ces adolescentes qui peuvent même, dans certains cas, se sentir libérées d'un stigmate de leur féminité ressenti comme un fardeau.

Parmi les formes cliniques c'est l'anorexie mentale du garçon qui est surtout à signaler. Sa fréquence actuelle est de l'ordre de cinq à six pour cent des cas d' anorexie chez l'adolescent. Le tableau clinique est le même que celui de la fille mais les troubles de l'érection et de la libido remplacent l'aménorrhée. Les sujets sont en général brillants sur le plan intellectuel mais l'évolution affective est médiocre, avec attachement à la mère et ambivalence.

Exemple clinique : nous allons donner deux exemples cliniques, l'un chez une fille, l'autre chez un garçon.

- Cas féminin

Fabienne est âgée de vingt-sept ans. C'est une petite femme d'un mètre quarante-huit, pâle, le regard triste mais l'intelligence vive. Elle va très bien raconter son histoire. Tout a commencé il y a cinq ans par une restriction volontaire de nourriture évoluant vers un refus de manger par perte du désir et du plaisir de s'alimenter. Elle se trouvait trop grosse pour sa taille et voulut faire un régime. Parfois, elle se faisait vomir et mangeait des aliments gras pour accentuer le dégoût de la nourriture. Quand elle ne pouvait pas vomir, elle se dépensait beaucoup physiquement , allant jusqu'à l'épuisement pour pouvoir maigrir. Son poids était de quarante-cinq kilos. Elle a perdu progressivement treize kilos pour arriver à trente-deux kilos au moment de son premier entretien avec nous. Une aménorrhée survint il y a quatre ans.

Une hospitalisation en milieu psychiatrique n'eut aucun effet positif. Il en fut de même d'une psychothérapie verbale entreprise avec une collègue. Elle parlera peu de son enfance, sinon pour dire qu'il y a des liens familiaux très importants. Elle aime beaucoup ses parents. Elle a deux frères et trois soeurs avec lesquels elle s'entend très bien. Elle nous signale cependant qu'elle a toujours eu dans son enfance une alimentation difficile et qu'elle se plaignait de troubles colitiques. Une soeur, à l'âge de dix-huit ans aurait fait un court épisode anorexique à la suite de problèmes dans son travail. Nous essayons de chercher un événement déclenchant de son anorexie mentale. Elle nous fait part d'une rupture sentimentale avec un garçon qu'elle aimait beaucoup et qui l'a quittée pour une autre femme. Elle s'est sentie, selon ses propres termes, "complètement perdue". Quand nous lui demandons ce qu'elle pense de son corps actuellement, elle répond : "je n'ai pas dans ma tête l'image d'une femme; j'ai l'image d'une petite fille de douze ans; à cette époque, j'ai très mal accepté d'être petite par rapport à mes camarades, mais j'ai encore moins bien accepté de grossir par rapport à cette petite taille; je trouvais qu'au fur et à mesure que je prenais de l'âge, il y avait une trop grande disproportion entre ma taille et mon poids; je voulais revenir à mes douze ans, et puis rester une petite fille, c'est attirer l'attention des autres."

Au moment où nous l'avons vue pour la première fois, elle avait retrouvé un ami avec lequel elle vivait. C'était un garçon qui l'aimait, qui avait envie de l'aider et qui ne supportait plus son état. Elle désirait aussi "guérir" pour lui. Nous avons pris cette patiente en relaxation psychothérapique pendant deux ans environ. A la fin de la cure, elle pesait quarante-six kilos et les règles étaient revenues. Elle dira : "le traitement m'a permis de renaître, de reprendre goût à la vie, de vivre et d'être une femme. J'ai retrouvé maintenant des bases solides et toute ma confiance. Je tiens désormais à voler de mes propres ailes".

- Cas masculin

Pierre est âgé de dix-huit ans. C'est un jeune homme quasi squelettique qui se présente devant nous, le teint blafard, le regard terne. Il pèse quarante et un kilos pour un mètre soixante-quinze, son poids normal étant de soixante-cinq kilos. Il a maigri de vingt-quatre kilos en deux ans. Son médecin l'a fait hospitaliser au C. H. U. pour un bilan. On lui aurait répondu : tout est normal; il n'y a aucune cause organique. Aucune prise en charge psychiatrique et psychothérapique n'a été proposée à sa sortie. Le diagnostic d'anorexie mentale chez un garçon n'a même pas été évoqué.

Ce patient dans la relation est distant, froid, déniant l'importance de sa maigreur et disant qu'il est venu nous voir, poussé par son généraliste, mais contre l'avis de ses parents qui ne comprennent pas pourquoi on l'adresse à un psychiatre.

Contrairement à Fabienne, il nous évoque le danger de sa mort éventuelle, nous rappelant le cas d'une jeune anorexique très grave, vue il y a quinze ans, et qui était morte à l'âge de dix-sept ans en milieu psychiatrique à la suite de graves perturbations métaboliques.

Il va nous raconter son histoire. Tout a commencé après le bac; avant, il pesait soixante-cinq kilos et, peu à peu, il s'est mis à maigrir, cet amaigrissement l'obligeant à interrompre ses études en Avril 1989. Il présente depuis très longtemps une colite et une constipation, et c'est pour améliorer le transit intestinal qu'il a arrêté de lui-même les graisses et les féculents. Il mange, suivant son expression, des aliments peu énergétiques. Puis il va parler d'emblée de ses problèmes familiaux : son père est chauffagiste, sa mère sans profession; il est fils unique; comme il est un élève brillant, ses professeurs veulent qu'il prépare les grandes écoles et en particulier Polytechnique, mais son père va refuser énergiquement prétextant qu'il ne pourra pas payer les études hors province et surtout pas à Paris. Il demande à son fils d'aller en Faculté et de préparer une Licence de Mathématiques pour entrer dans l'enseignement. Pierre est ambitieux, perfectionniste, "gros bosseur". Il voulait avoir une carrière brillante et aller au sommet de ses possibilités. C'est à partir de cette "blessure narcissique" qu'il va se mettre à maigrir. D'ailleurs, une tante et une grand-mère auraient reproché à ce père d'être trop dur, trop autoritaire avec son fils. Il est à signaler également qu'à l'âge de douze ans, Pierre pesait soixante-quinze kilos et que sa famille lui disait qu'il était beaucoup trop gros. Lui, déjà à l'époque, déniait son obésité, comme il dénie aujourd'hui sa maigreur.

Ce garçon ne s'occupe que des études et de sa famille. Il est très attaché à sa mère qui est une grande anxieuse. Il passe tous ses week-ends avec ses parents, la tante et la grand-mère. Il n'a aucune vie sentimentale et sexuelle. Il a peu de loisirs. Nous prendrons ce patient en relaxation mais il n'y aura aucune évolution et il abandonnera le traitement au bout d'un an.

La personnalité de l'anorexique mental est décrite la plupart du temps comme une personnalité narcissique, dans le sens border-line (personnalité limite entre la névrose et la psychose).

Ils sont toujours très préoccupés par eux-mêmes, avec un surinvestissement de la vie intellectuelle et un désinvestissement de l'aspect corporel. Les anorexiques sont souvent des sujets brillants par rapport à leur milieu social. Ils sont en opposition avec l'entourage familial où l'on retrouve une mère inquiète, hyperprotectrice, dominante et un père effacé, lointain ou absent.

La plupart du temps on retrouve les éléments d'une immaturité affective avec ses manifestations au moment de passer à l'âge adulte : isolement social, impression d'être mal aimé de ses amis, non adaptation aux responsabilités de l'adulte, recul devant la sexualité, le mariage. Il semble qu'il y ait une impossibilité à établir une relation avec le monde extérieur. Cet adolescent sort peu, se confine dans le milieu familial et se consacre presque uniquement à ses études. Il y a en plus chez les anorexiques une perturbation importante de l'image du corps : peur intense de devenir obèse, impression de se sentir toujours trop gros, refus de maintenir le poids au-dessus d'un poids normal minimal compte tenu de l'âge et de la taille, déni de la maigreur.

L'évolution est variable selon qu'elle se déroule en l'absence de traitement ou sous traitement. En l'absence de traitement, elle peut se faire vers la guérison spontanée, totale mais pas forcément définitive, marquée par une ou deux rechutes avant la guérison. Mais ultérieurement, les manifestations névropathiques pourront occuper le devant de la scène en entraînant une inadaptation professionnelle, sociale ou sexuelle.

Cette évolution peut se faire aussi vers la mort qui est beaucoup plus fréquente que ce que l'on pense généralement. Elle survient par cachexie ou hypokaliémie. Dans une étude longitudinale de vingt-quatre années, après le début des troubles concernant un nombre initial de quatre-vingt-quatorze patients, la mortalité atteinte, selon Theander (1985) est de seize pour cent. Sous traitement, l'évolution est en général favorable. Cependant, schématiquement, d'après les statistiques de Jeammet (1984), on peut dire que sur trois patientes, l'une guérit définitivement, l'autre guérit incomplètement (l'évolution ultérieure étant marquée par une réapparition ou une accentuation périodique des troubles alimentaires, souvent associée à des symptômes névrotiques divers), la troisième enfin, après un résultat initial médiocre, quasiment nul, s'aggravera progressivement. Des phases de boulimie peuvent alors alterner avec l'anorexie, aboutissant au syndrome de la "femme-accordéon" et des perturbations graves de la vie relationnelle et de la sexualité sont constantes.

Les conceptions étiopathogéniques actuelles permettent de rattacher l'anorexie mentale à la pathologie du narcissisme. Cette affection traduit constamment un refoulement massif de la sexualité, avec une impossibilité d'assumer une féminité génitalisée (pour les anorexies féminines) ou une masculinité génitalisée (pour les anorexies des garçons).

Le conflit central se situe au niveau du corps refusé et maltraité et non au niveau des fonctions alimentaires. Il semblerait que le rôle pathogène de certains pères induisant chez leur fille une peur de la masculinité et, surtout, celui de mères soumises, "sacrifiées" (Bruch) ou "dévorantes", refusées par leurs filles comme modèle d'identification, soit déterminant dans le déclenchement de l'anorexie mentale de la jeune adolescente. Les événements déclenchants que l'on peut retrouver au cours de l'entretien, comme nous l'avons constaté chez Fabienne et Pierre, ne sont que des révélateurs d'une problématique plus ancienne, archaïque, renvoyant à la structuration de l'identité et de l'image du corps sexualisées avec une très grande difficulté à structurer l'Œdipe.

La thérapeutique de l'anorexie mentale passe essentiellement par deux pôles, d'une part l'hospitalisation, d'autre part la prise en charge psychothérapique L'isolement avec réalimentation en milieu hospitalier reste, depuis Charcot, la méthode la plus classique lorsque l'amaigrissement est sévère ou lorsqu'il existe un syndrome boulimie-vomissement associé au syndrome anorexique.

Mais cette hospitalisation, qui ne concerne que le symptôme, ne doit pas être prise pour une panacée. Elle est nécessaire et s'impose parfois en urgence pour écarter un danger vital. Le généraliste devra donc toujours, après avoir posé le diagnostic précoce de l'anorexie mentale, peser le bien fondé de cette hospitalisation. A la sortie de l'hôpital, le malade devra toujours être pris en charge sur le plan psychothérapique pour ses troubles de la personnalité.

Plusieurs types de psychothérapie ont été proposés, la psychanalyse étant rarement indiquée sous la forme de la cure type, mais celles qui paraissent apporter le plus au patient sont les psychothérapies de relaxation.

Pour faire accepter ces thérapeutiques, le généraliste devra collaborer avec le psychiatre et trouver les mots justes pour montrer à son patient que cette prise en charge est indispensable. En effet, beaucoup de sujets présentant une anorexie mentale sont réticents, ainsi que les membres de la famille. Nous reparlerons de ces oppositions dans un chapitre spécial.

- L'obésité psychogénétique : tous les médecins ont constaté qu'il existait des obésités constitutionnelles et acquises, des familles de gros et des familles de maigres, des patients ayant un poids normal pendant longtemps et qui, après un choc affectif, se mettent à grossir, parfois de plusieurs dizaines de kilos. Nous appelons ces obésités, les obésités psychogénétiques.

La clinique de l'obésité psychogénétique se résume à cette définition : c'est une accumulation excessive et plus ou moins généralisée du tissu adipeux, qui entraîne une augmentation supérieure à vingt-cinq pour cent du poids estimé, en tenant compte de la taille et du sexe, accumulation excessive qui est liée à une suralimentation déclenchée par des événements affectifs ayant modifié l'équilibre homéostatique du sujet. Ces événements sont très variables mais on retrouvera avec une certaine prépondérance, des événements mettant en jeu la vie sexuelle du sujet pour les femmes, et des événements mettant en jeu la vie professionnelle pour les hommes.

La personnalité de l'obèse n'est pas spécifique. Par contre, il faudra toujours rechercher les stigmates de la régression de la libido au stade oral : dépendance excessive, intolérance aux frustrations, passivité et sentiment permanent d'insatisfaction, difficultés sexuelles variées, mais univoques.

Cette fragilité du Moi de l'obèse l'exposera tout particulièrement à la dépression. Le sujet obèse garde tout ce qu'il ingère; il ne restitue rien; tout lui profite. Ce "gros corps" est un moyen de défense contre la dépression, contre la perte.

Ces sujets sont en général de grands immatures; l'aliment vient pour remplir un vide et lutter contre la dépression. Tout aussi important à rechercher sont les perturbations de l'image du corps de l'obèse. Chez certains obèses, le corps est perçu comme grotesque et répugnant. Le sujet a l'impression que les autres le regardent avec mépris et qu'il inspire le dégoût.

Ailleurs, le poids corporel apparaît au centre de l'existence. Chez beaucoup d'obèses, il y a au contraire une dénégation de la difformité du schéma corporel comme s'il y avait un trouble grave de l'identité et de la structuration de l'image du corps, un peu comme dans l'anorexie mentale. Le corps obèse apparaît comme un moyen; la protection qui éloigne, isole de l'autre et assure une réduction des conflits internes; l'agressivité est camouflée; la passivité, les difficultés sexuelles "justifiées". Être gros ou ne pas être soi, tel est le dilemme existentiel de l'obèse. Mais cette image du corps se construit par rapport à des références, par exemple aux images du corps parental : un père gros peut donner un fils gros ou au contraire par opposition un fils très maigre; une mère grosse pourra donner une fille grosse ou au contraire par opposition une fille anorexique. Mais aussi, derrière l'image du corps, il y a le fantasme de la mère : le corps de l'enfant fantasmé par la mère et enfin tout le contexte familial autour de l'aliment et de ce qu'il représente pour la famille (un de nos malades, grand obèse, vivait dans une famille où il fallait manger beaucoup : "il faut manger pour tenir" disait-on. Le grand-père et le père obèses étaient fiers d'être obèses).

Le comportement de l'obèse est également caractéristique. La plupart du temps il y a une dénégation de la prise exagérée d'aliments. En effet, ces obèses sont la plupart du temps des polyphages et le grignotage est le comportement alimentaire le plus fréquent. Ces grands obèses ne parlent pas d'eux. Ils donnent à voir : une de nos malades nous disait : "je sais pourquoi je suis grosse, mais je ne vous dirai rien car c'est trop grave".

Il y a parfois chez l'obèse un défi qu'il lance à l'entourage et à tous ces gens qui veulent le faire maigrir. L'image du corps est également étroitement liée au contexte socio-culturel d'où le rôle de ce facteur sur l'alimentation et le poids. L'image du corps se modifie à l'adolescence dans un sens de différenciation sexuelle. Le contrôle du poids à cette période se trouve directement lié à cette différenciation.

Si un régime est encore nécessaire, l'adolescente normale est capable de l'entreprendre. Elle signifie par là sa préférence qui fait passer sa féminité avant le plaisir de manger.

D'où le problème important de l'image que l'on a pour l'autre, du désir, et du corps désirant-désiré.

L'étiopathogénie de cette obésité ne concerne que l'obésité tardive, l'obésité précoce, constitutionnelle, étant liée à des facteurs très probablement génétiques. On entend par tardif un début précédé par plusieurs années durant lesquelles le poids est resté normal, témoignant donc de l'absence de prédisposition ou du caractère latent de celle-ci. Ce décalage met en relief l'importance des facteurs affectifs déclenchants. Ceux-ci ont un point commun : l'angoisse. La polyphagie et l'obésité semblent constituer une réponse à une situation angoissante, à la fois en abaissant la tension ressentie par l'activité alimentaire et en détériorant l'indice de la féminité corporelle pour l'obésité féminine, ce qui éloigne la cause même de l'angoisse.

L'obésité commençant à la puberté doit faire penser à l'existence de difficultés sexuelles importantes s'opposant à une maturation affective normale. Les sujets qui deviennent obèses après la puberté posent des problèmes analogues. Les fiançailles, les premières années de mariage, la première grossesse et le premier enfant, sont les circonstances de début les plus fréquentes. L'interrogatoire retrouve presque toujours une tendance dépressive, souvent très importante au moment de la prise de poids qui atteint des chiffres élevés en quelques mois ou quelques années. La frigidité est très fréquente, allant de pair avec une mésentente conjugale.

Ailleurs, on est en présence d'un célibat prolongé après échec d'une ou deux tentatives de fiançailles. Ce contexte traduit une inadaptation à la vie sexuelle adulte qui réveille une angoisse importante avant ou au début de sa réalisation. L'obésité tardive de l'homme semble très souvent liée à un problème professionnel comme si "être gros" était un équivalent de puissance sur le plan professionnel.

L'évolution de l'obésité psychogénétique est extrêmement variable car la réversibilité des troubles ne va pas de soi, même en l'absence complète d'hérédité. En effet, sur le plan somatique, le développement d'une obésité entraîne une synthèse accrue des enzymes de la liposynthèse. Il restera ainsi, après amaigrissement, une aptitude à grossir plus vite et de façon plus importante.

Le pronostic dépend essentiellement des possibilités intellectuelles, du niveau culturel, du contexte familial, social et professionnel. Si l'on méconnaît les troubles de la personnalité au cours des traitements pour l'obésité, trois risques sont à courir: rechute si la maturité affective n'a pas été obtenue en même temps que la réduction pondérale; risque de voir le malade arrêter le régime et fuir si l'on n'a pas commencé par créer les liens indispensables et le climat favorable; risque plus grave de faire surgir une pathologie psychiatrique bruyante (état dépressif pouvant aller jusqu'à la tentative de suicide ou décompensation névrotique ou psychotique).

L'obésité psychogénétique peut être considérée comme entrant dans le cadre de la pathologie psychosomatique où, à partir d'un événement déclenchant, s'amorcerait une désorganisation psychosomatique avec régression et fixation orale

Le traitement de ces obésités est toujours très difficile. Avant toute thérapeutique, il faut évaluer la personnalité de l'obèse et l'importance jouée par la transformation corporelle nouvelle dans l'équilibre existentiel. Une jeune patiente obèse, qui depuis la puberté avait grossi de vingt kilos, nous disait au cours d'une psychothérapie en face à face : "moi, je ne veux pas maigrir"! Faire maigrir un obèse implique un programme thérapeutique à long terme, dans lequel la perte de poids peut être un temps relativement tardif de la cure. Cela implique l'établissement d'une relation positive entre le patient et son médecin: relation stable, non coercitive. Le médecin doit toujours veiller à son contre-transfert. La psychothérapie de l'obèse ,voire l'analyse, est difficile.

Elle apportera toutefois, à un certain nombre de patients, un changement permanent du comportement et des habitudes alimentaires, facilitant l'amaigrissement. Il faudra dans un premier temps déculpabiliser l'obèse, lui montrer la relation qui existe entre le début de l'obésité et des événements ayant perturbé son équilibre, comprendre avec lui pourquoi l'aliment a été choisi pour résoudre le ou les conflits et, enfin, savoir comment il vit cette image déformée du corps.

Parmi les psychothérapies, la relaxation sera une bonne indication dans tous les cas où l'anxiété sera au premier plan. Nous avons assisté dans ces indications à des amaigrissements de plusieurs kilos, chez des patients qui mangeaient pour compenser une anxiété trop importante. Ces prises en charges psychothérapiques pourront plus facilement permettre le régime qui est bien évidemment indispensable et qui sera établi par le généraliste. Il devra se situer entre mille et deux mille calories. Il sera judicieux parfois d'ajouter un traitement à doses filées, à base d'anxiolytiques et d'antidépresseurs.

La Migraine

Nous décrivons la migraine isolément car elle est une maladie à part entière, très fréquente, frappant quinze pour cent de notre population et nécessitant une prise en charge globale.

La migraine se définit comme étant une affection caractérisée par des crises récurrentes de céphalée intense, généralement hémicrâniennes souvent précédées d'hyperexcitabilité sensorielle (surtout oculaire) et s'accompagnant d'un état nauséeux pouvant aller jusqu'au vomissement; la crise terminée, tous les troubles disparaissent.

L'histoire de la migraine fait apparaître qu'elle est connue depuis la plus Haute Antiquité. En effet, dans l'Égypte ancienne pharaonique, le papyrus Eber datant de 1700 avant Jésus-Christ décrit le mal de tête et propose certains traitements inattendus tels que se frotter la tempe douloureuse avec une tête de poisson, se serrer la tête avec un bandeau ou mettre sur le haut du crâne un petit crocodile ! On se souvient également que, dans la mythologie grecque, Zeus fut pris un jour de violentes douleurs, notamment après qu'il eut dévoré Mitis; d'un coup de hache porté par Héphaïtos (à titre thérapeutique) sur le crâne de Zeus, jaillit Athéna, la Déesse de la sagesse mais aussi de la guerre. Si Hippocrate, vers 450 avant Jésus-Christ, semble bien rapporter une authentique migraine ophtalmique, la véritable première description de la migraine, comme entité distincte dans le vaste champ des céphalées, appartient à Arétée de Cappadoce (30 à 90 après Jésus-Christ) et c'est à lui que l'on doit son entrée dans le monde médical. Sa première description est bien actuelle et il isolait l'hétérocrânie par son caractère unilatéral, la présence de nausées et de vomissements bilieux, la récurrence des crises séparées par des intervalles libres. Il décrivait aussi les principaux facteurs favorisants : ingestion de vin, chaleur, sommeil prolongé, excès alimentaires. Il en déduisait les prescription hygiéniques sous forme de promenades longues, dans un lieu aéré, et des exercices physiques vifs.

Galien reprit la description d'Arétée de Cappadoce et donna le nom d'hémicrânie. La migraine n'a pas échappé comme les autres somatisations et les maladies en général, à la théorie des humeurs, des vapeurs, etc. mais on lui réservait un traitement spécial puisqu'on a utilisé pendant quelque temps, le poisson torpille appliqué sur le crâne, dans un but antalgique, pour diminuer la douleur de la céphalée par l'effet stuporeux que sa décharge entraînait. Plus sérieusement, la Renaissance fut une époque de réveil scientifique et Ambroise Paré fut le principal défenseur de la théorie vasculaire: "la cause de la douleur peut venir des veines ou des artères, tant internes qu'externes, ou des méninges, ou de la substance du cerveau". En Angleterre, Thomas Willis, le grand anatomiste, vers 1650 reconnaissait également le rôle de la dilatation des vaisseaux extra-crâniens dans le déterminisme de la douleur migraineuse. Il faisait de la migraine une éruption, une explosion cérébrale liée à des facteurs physiologiques ou psychologiques. A partir de ses suggestions, ses successeurs prescrivirent nombre de sédatifs phytothérapiques ou chimiques (bromure, etc.).

C'est Woakers, semble-t-il, vers 1868, en Grande-Bretagne, qui introduisit l'ergot de seigle et ses dérivés dans le traitement de la crise migraineuse. Cependant, du fait de la toxicité de ces derniers, ils furent longtemps peu utilisés. Bien qu'à la fin du XIXème siècle un certain nombre de médecins, et en particulier Charcot, en France, isolent systématiquement dans leurs cours, la migraine des autres céphalées, elle n'est pas encore reconnue par la majorité des praticiens de cette époque et bien sûr des malades, comme une véritable entité. Ainsi, dans la littérature, le terme migraine est largement utilisé, sans que l'on puisse sur le plan scientifique reconnaître ou non s'il s'agit d'une migraine au sens moderne du terme. On a connu des migraineux célèbres tels Jules César, Cervantès, Illich, Darwin, Tolstoï, Bernard Shaw, Virginia Woolf, Blaise Pascal, Lewis Carrol, Tchaïkovsky, Nietzsche, André Gide et Guy de Maupassant. Ce dernier écrivait par exemple: "La migraine qui broie la tête, rend fou, égare les idées et disperse la mémoire ainsi qu'une poussière au vent, la migraine m'avait saisi. Pendant dix heures, j'ai dû endurer le supplice contre lequel il n'est point de remède". Maupassant s'enivrait d'éther pour calmer ses crises de migraine.

C'est surtout Harold Wolff qui, en 1930, va démontrer le rôle fondamental de la distension vasculaire dans la genèse des douleurs migraineuses. Il va décrire d'abord une phase précéphalalgique avec vasoconstriction intra-crânienne, responsable des diverses auras, une phase céphalalgique liée à la vasodilatation des artères méningées et des branches extra-crâniennes de la carotide externe et une troisième phase s'accompagnant d'un oedème pariétal et périartériel des vaisseaux dilatés, oedème qui persiste après la vasodilatation et qui gênerait l'action thérapeutique des antimigraineux. Riley, en 1932, met en évidence le rôle spécifique du tartrate d'ergotamine. Dans les années 1960, Anthony en Australie et Sicuteri en Italie, découvrent l'importance de la sérotonine dans la physio-pathologie des crises et établissent les bases de la théorie vasculo-humorale.

La théorie vasculaire et la théorie vasculo-humorale ne pouvant pas expliquer tous les signes de la migraine, en particulier l'aura visuelle et les prodromes, des auteurs scandinaves ont émis une théorie neuronale de la migraine, où les perturbations vasculaires constatées ne seraient que la conséquence d'une stimulation cérébrale localisée. On n'en connaît pas cependant l'origine et la physio-pathologie de la migraine reste encore de nos jours très floue.

La clinique de la migraine : la crise débute par une hémicrânie intense, continue ou pulsatile, qui dure de quelques minutes à quelques heures; elle est souvent précédée ou accompagnée d'un scotome scintillant (apparition de figures brillantes, en zigzag) et d'irritabilité, de nausées et de vomissements. La photophobie est fréquente, de même que le larmoiement et l'injection conjonctivale.

A la fin de la crise, il y a parfois émission abondante d'urines. Entre les crises, dont la fréquence est variable et qui ne surviennent pas toujours du même côté, le sujet en général ne présente pas de céphalée. Il y a des crises de migraine sans aura et des crises de migraine avec aura, qui sont en général plus rares. Ces auras correspondent à des symptômes neurologiques : perturbation visuelle, paresthésie, parésie d'un membre, aphasie ou difficulté de parole. Quand les phénomènes visuels sont dominants, on parle de migraine ophtalmique. Avant de poser le diagnostic de migraine, le médecin généraliste devra éliminer les céphalées de cause organique et en particulier celles liées à une tumeur cérébrale et, par ailleurs, les céphalées psychogènes que l'on appelle encore les céphalées de "tension". Ces céphalées, dites psychogènes, se retrouvent comme nous l'avons déjà signalé dans les états dépressifs et dans certains états névrotiques en particulier névrose d'angoisse, névrose post-traumatique mais aussi névrose hystérique. Ces céphalées se différencient de la migraine par leur intensité (en général modérées mais très intensément vécues sur le plan affectif), le siège qui est non plus unilatéral mais bilatéral en donnant des algies occipito-nucales du classique syndrome d'Atlas ou des paresthésies du vertex, ou des algies médianes de la racine du nez avec irradiations douloureuses le long des masticateurs, ou enfin les classiques et fréquentes "céphalées en casque". Très souvent chez les patients il y a un mélange à la fois de la crise migraineuse et de la céphalée psychogène. C'est dire l'importance des facteurs psycho-affectifs déterminants dans la crise de migraine. On sait par exemple que la migraine peut être aggravée lors des week-ends et au début des congés. On sait également qu'elle s'accompagne souvent d'autres troubles tels qu'une aboulie, une asthénie, un sentiment d'impuissance, des crises de cafard, etc.

La personnalité du migraineux a été décrite en 1937 par Wolff, comme nous l'avons déjà signalé dans l'historique : ces sujets auraient une intelligence supérieure; ils chercheraient l'efficience et la réussite de ce qu'ils entreprennent; ils sont ordonnés, méticuleux et confient difficilement leurs tâches aux autres; ils sont prudents dans leurs projets et parcimonieux dans leurs relations avec autrui; leurs relations sociales sont souvent gênées par une grande sensibilité; dans l'enfance ils furent timides et obéissants aux désirs de leurs parents, polis et consciencieux. Ces traits étant parfois une défense contre une attitude obstinée, têtue, méfiante ou même rebelle.

Friedmann a montré la difficulté qu'ont ces malades à exprimer leur agressivité directement. Il semble que certains traits décrits par Wolff ne soient pas retrouvés par d'autres auteurs.

Il est plus intéressant peut-être d'envisager la personnalité du migraineux sous l'angle défini par Marty, dans les années 1960, qui en fait une personnalité de type allergique, avec une dépendance affective excessive résultant d'une fixation à un stade primitif de fusion à la Mère et qui a pour conséquence le retournement sur soi de tout sentiment hostile.

Pour Marty, c'est surtout un changement dans l'équilibre émotionnel qui va constituer le moment fécond pour la crise, car certaines sont déclenchées par les émotions et calmées par le repos ou vice versa (on a vu effectivement qu'il existe des migraines du week-end). En effet ces "crises du week-end" sont très fréquentes et demandent à être analysées : elles sont liées la plupart du temps à un problème conjugal ou familial, à une difficulté à investir pour de multiples raisons la vie familiale et conjugale avec plaisir par rapport à la vie professionnelle. Le vécu de la crise de migraine est également intéressant à noter. Certains malades vivent leurs crises mieux que d'autres qui ont parfois des attitudes phobiques vis-à-vis de la douleur, les entraînant à une véritable toxicomanie.

L'étiopathogénie de la migraine est encore très incertaine.

Cependant, il paraît possible de dégager une conception physiopathologique d'ensemble intégrant les facteurs vasculaires et neuro-chimiques dans la genèse de cette maladie migraineuse.

On sait que pendant très longtemps la théorie purement vasculaire a prévalu mais, actuellement, on doit lui substituer une théorie neuronale, les modifications vasculaires n'intervenant que dans un second temps. De la même manière qu'il existe un seuil épileptogène, variable selon les individus, on peut retenir la notion d'un seuil migrainogène, également variable d'une personne à l'autre.

Cette notion rend compte du fait que toute personne peut, à un moment donné de son existence, faire une crise migraineuse à l'occasion de l'abaissement momentané de ce seuil, tandis qu'une partie de la population, du fait d'un seuil régulièrement bas, souffrira d'une maladie migraineuse avec des crises survenant de façon plus ou moins régulière. Les éléments constitutifs de ce seuil sont divers : facteurs génétiques (hérédité migraineuse : on connaît des familles à migraines), âge (prévalence maximum entre trente et quarante ans), sexe (prédominance féminine), facteurs hormonaux (rôle de la puberté, de la grossesse, de la ménopause) et enfin, les facteurs psychologiques.

Les sujets à seuil bas vont être sensibles à des éléments activateurs: les facteurs diététiques, les variations du cycle hormonal, les changements de rythme, le stress, etc...

Le point de départ du circuit neuronal migrainogène pourrait se situer au niveau du cortex orbito-frontal, ce fait rendant compte de la réactivité particulière des migraineux au stress. L'excitation du cortex orbito-frontal se propagerait au tronc cérébral et entraînerait l'activation des structures noradrénergiques (locus coeruleus). Ces structures sont sous l'influence de l'hypothalamus, ce fait pouvant rendre compte de l'évolution temporelle cyclique que l'on retrouve chez certains migraineux.

Les structures noradrénergiques du locus coeruleus ont également des connexions avec les structures sérotoninergiques dont on connaît le rôle dans le contrôle central de la douleur. Cette théorie neuronale primitive de la migraine permet d'intégrer les données vasculaires et métaboliques mises en évidence ces dernières années.

Tous ces travaux ont permis d'élucider les phénomènes physiopathologiques, mais on peut toujours se demander si ces phénomènes physiopathologiques ne sont pas déterminés par des mécanismes psychosomatiques intégrant la personnalité tout entière.

Pour les psychosomaticiens français, le mécanisme pathogénique des céphalalgies est unique. Que l'étiologie soit humorale, infectieuse, névrotique, vasculaire, la céphalalgie réside dans une "inhibition douloureuse de l'acte de pensée". L'importance de la vie instinctivo-affective dans la grande majorité des céphalalgies débouche directement sur une orientation thérapeutique qui est la prise en charge psychologique de tels malades s'ils ne sont pas guéris ou très améliorés par les thérapeutiques habituelles. Marty dit : "la guérison de tous les céphalalgiques arrive lorsque le sujet consent à prendre conscience de tous ses conflits, lorsque l'inhibition douloureuse de la pensée est définitivement levée". Il y aurait chez ces malades une inhibition fantasmatique et non pas une carence fantasmatique. Les fantasmes existent mais ils n'arrivent pas jusqu'au bout. Cette inhibition fantasmatique a empêché la mentalisation et un processus névrotique de type phobique ou obsessionnel de se faire.

Le premier a été Morton French qui a constaté l'apparition de la céphalée à la suite des rêves d'un patient en analyse, lorsque ces rêves exprimaient des désirs refoulés au moyen d'images immobiles. Il voyait donc à l'origine de la céphalée le blocage de l'activité visuelle.

Marty a adopté cette conception avec Fain, en s'appuyant sur l'examen de rachialgiques (la plupart du temps céphalalgiques). Ils ont souligné le double blocage intellectuel et moteur des malades, les représentations pétrifiées des rêves étant le reflet visuel de la double inhibition (blocage de la représentation d'action, puis crainte de l'action).

Ces auteurs ont étudié les mécanismes d'intégration et de dissolution des fonctions que constituent le psychisme, la motricité, la vision. Pour eux, la céphalalgie est l'indice pathologique d'un tournant capital de la vie de relation; elle est une inhibition psychique en liaison étroite avec l'inhibition motrice du passage à l'acte d'agression. La guérison de tous les céphalalgiques arrive lorsque le sujet consent à prendre conscience de tous ses conflits; lorsque l'inhibition douloureuse de la pensée est définitivement levée. Nous venons de dire que l'inhibition psychique est en liaison étroite avec l'inhibition motrice du passage à l'acte d'agression. Cette notion d'agressivité est effectivement très importante pour comprendre ce qui se passe dans la céphalalgie. Il y aurait chez ces sujets une impasse de vie, soit sur le plan conjugal, soit sur le plan social ou professionnel. Cette impasse de vie entraînerait un mécanisme de rumination mentale ou mentisme obsédant pour essayer de trouver une solution, avec une extrême difficulté à la trouver du fait de la situation conflictuelle. La céphalée correspondrait à l'impossibilité d'élaborer cette situation d'impasse et à la lutte qui se ferait à l'égard des objets interdicteurs qui ne lui permettraient pas de sortir de cette situation.

Le traitement de la migraine va associer à la fois la chimiothérapie et la prise en charge psychothérapique :

* Chimiothérapie : elle est irremplaçable et demeure la base du traitement. Lors des crises, lorsqu'il y a un échec des traitements antalgiques non spécifiques, ce qui est relativement fréquent, on va recourir au tartrate d'ergotamine ou à la di-hydroergotamine injectable ou sous forme de spray par voie nasale. Une molécule originale, le Sumatriptan, a été récemment commercialisée en France. Analogue de la sérotonine, il s'agit d'un agoniste d'un sous-type de récepteur 5 HT1-like, impliqué dans la vasoconstriction, notamment au niveau céphalique.

Les résultats des essais contrôlés sont prometteurs : soixante-dix pour cent des crises sont soulagées au bout d'une heure et quatre-vingt à quatre-vingt-cinq pour cent au bout de deux heures avec la forme injectable. Avec la forme orale, cinquante à soixante pour cent des patients sont soulagés après deux heures. La tolérance du produit paraît bonne, les contre-indications seront superposables à celles du tartrate d'ergotamine. Le coût, par contre très élevé de cette nouvelle molécule, a retardé sa commercialisation en France. Dans le cas particulier de la migraine cataméniale, la thérapeutique doit viser à empêcher le déclenchement des accès, mais il ne s'agit pas non plus d'un traitement de fond. L'Oestradiol percutané doit être utilisé dans les migraines survenant à jours fixes par rapport aux règles, chez les femmes à cycle régulier. Débuté quarante-huit heures avant le jour présumé de survenue de la crise et poursuivi une semaine, il est efficace dans plus de deux tiers des cas lorsque la migraine cataméniale est pure.

Le traitement de fond a pour but, lui, de réduire la fréquence des crises et en second lieu d'en diminuer l'intensité. Il se justifie lorsque les crises sont fréquentes (deux à trois crises intenses ou cinq à six crises modérées mensuelles), entraînant un retentissement sur la vie socioprofessionnelle et s'il y a l'accord et la demande du sujet. Il faut tout d'abord une hygiène de vie : si la responsabilité des facteurs dits "digestifs" dans le déclenchement d'accès migraineux est très largement surestimée, il n'en reste pas moins que certaines mesures doivent être prises. L'éviction de certains aliments (chocolat, produits laitiers, boissons alcoolisées), s'ils déclenchent quasi systématiquement une crise chez un sujet donné, est parfaitement logique.

Toutefois, il s'agit plus d'inciter les patients à identifier ces éventuels aliments déclenchants que de leur imposer un régime qui finalement sera choisi par le sujet lui-même. Les événements psycho-affectifs ont un rôle déclenchant majeur et, autant que faire se peut, la réduction des soucis, des contrariétés et du surmenage est utile.

Il existe de nombreux médicaments conseillés dans le traitement préventif de la crise, mais il convient de se limiter à ceux dont l'efficacité a été vérifiée par des essais contrôlés en raison de l'importance dans cette affection de l'effet placebo. Ces médicaments appartiennent à trois classes thérapeutiques différentes : la di-hydro-ergotamine; les anti-sérotonines représentés essentiellement par le Méthysergide et le Pizotifène et les Bêtabloquants (Aténolol, Bimolol, Métoprolol, Propanolol). En dehors des médications appartenant à ces trois groupes, il existe d'autres antimigraineux de fond tels que la Flunarizine qui est un inhibiteur calcique et l'Indoramine qui est un nouveau bêtabloquant. On peut utiliser également des antidépresseurs (essentiellement l'Amytryptiline). D'après le professeur Henry, il y a cinq antimigraineux de fond majeurs qui peuvent être choisis au début d'un traitement préventif: le Pizotifène, antimigraineux efficace mais qui présente deux effets secondaires (une somnolence et la prise de poids); l'Exotérone qui a également comme effets secondaires une somnolence et de rares diarrhées; le Propranolol et le Métopropol mais qui risquent d'entraîner une bradycardie et surtout une asthénie; le Sibélium qui peut entraîner une prise de poids et une somnolence et enfin le Méthysergide qui entraîne souvent des effets secondaires mineurs (vertiges limités par l'utilisation de doses progressives).

La surveillance d'un traitement préventif se fait d'une part en recherchant les effets secondaires et d'autre part en appréciant l'efficacité au bout de deux à trois mois en se basant sur la fréquence et l'intensité des accès. Cinquante à soixante-quinze pour cent des migraineux tirent bénéfice d'un traitement de fond bien conduit.

Un traitement efficace doit être poursuivi pendant au moins six mois, à l'issue desquels il sera diminué progressivement, soit jusqu'à l'arrêt, soit jusqu'à une dose minimale pouvant être poursuivie pendant plusieurs années.

En cas d'échec, un autre produit sera prescrit suivant les mêmes principes. Une monothérapie est toujours préférable: l'efficacité d'une polythérapie n'est pas prouvée alors qu'il est certain que les effets secondaires s'additionnent. Par ailleurs, pour les vingt pour cent d'échecs qui restent, il est utile de reconsidérer le diagnostic en recherchant l'association d'une céphalée psychogène.

* Psychothérapie : l'abord psychothérapique pourra se faire en face à face et il aura pour but de préciser l'événement ou les événements déclenchants du début de la migraine et les variations du symptôme selon les changements des situations extérieures. Le seul fait de verbaliser devant le médecin la situation actuelle génératrice du symptôme, est extrêmement bénéfique. Il faudra retrouver la valorisation affective de l'intelligence. La notion d'impasse conjugale, professionnelle, sociale et l'agressivité refoulée qui en résulte. On recherchera l'existence de noyaux oedipiens ou prégénitaux régissant le conflit central. Mais la relaxation psychothérapique est la thérapeutique la plus accessible et la mieux comprise car les céphalalgiques se sentent toujours "tendus" et on le leur a dit en général et surtout leur généraliste. Ils se plaignent souvent de tension de la nuque et des épaules, et les migraineux seront très soulagés par la détente de ces zones corporelles. La relaxation leur permettra aussi de prendre certaines "distances" par rapport aux conflits de la réalité, au stress en général, qui sont souvent à l'origine de la recrudescence des crises et enfin de trouver parfois une solution à "l'impasse" dans laquelle ils se sont installés.

Nous pourrions dire pour terminer, que la migraine est une maladie vieille comme le monde. Que tous les migraineux célèbres, cités plus haut, ne présentaient pas ce seul symptôme mais, au contraire, une problématique conflictuelle souvent très importante, dans laquelle la migraine n'était qu'un symptôme parmi tant d'autres. Enfin, Balzac disait "qu'elle était l'arme la plus plaisante et la plus terrible employée par les femmes contre leur mari".

Les États Psychotiques

Certaines psychoses (essentiellement la psychose maniaco-dépressive, la psychose paranoïaque, les schizophrénies, les psychoses hallucinatoires) vont se traduire par des manifestations fonctionnelles et le généraliste devra parfois y être très attentif. Ces troubles vont se présenter soit sous la forme de troubles de la conscience du corps, soit sous la forme de troubles de la perception, soit sous la forme de pathomimies.

* Troubles de la conscience du corps : la conscience du corps est liée à une bonne structuration de l'image du corps qui est le support essentiel de l'identité. Or, dans les psychoses, l'une et l'autre vont être soumises à de graves perturbations. Il n'est donc pas étonnant que l'on trouve dans cette pathologie des états psychotiques, des modifications souvent très importantes de la conscience du corps. Des impressions de modifications intéressant tout ou partie du corps sont fréquentes au cours des expériences délirantes aiguës, notamment d'origine toxique, mais au cours de la schizophrénie le vécu corporel est constamment altéré. Dès la phase de début, les longues stations devant le miroir, la contemplation de certaines parties du corps comme le visage ou les mains, signale la dissociation somato-psychique débutante.

Par la vue ou le palper, le malade cherche à vérifier l'existence et la cohésion d'un corps dont s'altère la conscience intime. Plus tard, les intrusions hallucinatoires agressives, les sensations de transformation des organes internes, pourront matérialiser un véritable délire somatique "prévalent" : néantisation, changement de sexe; anthropomorphisme. Dans la mélancolie, il pourra apparaître chez certains patients une sensation pénible de modification du fonctionnement interne où la dimension hypocondriaque peut être au premier plan : paresthésie céphalique, algie abdominale, fatigue. Des idées de négation des organes ou du corps, que l'on appelle le syndrome de Cotard, des idées de ruine corporelle, constituent parfois le tableau d'une mélancolie délirante, observée surtout chez le sujet âgé.

La dysmorphophobie est une pathologie de l'image du corps, dans son aspect esthético-formel. Le terme de dysmorphophobie est utilisé depuis la publication de Morselli, en 1886, mais comme nous l'avons vu, il ne s'agit pas d'une phobie au sens strict, c'est une crainte obsédante, voire une certitude douloureuse d'être laid ou difforme, et de causer aux autres un "embarras esthétique". C'est un symptôme souvent prévalent de la pathologie border-line ou du processus schizophrénique.

* Troubles de la perception : les troubles de la perception sont essentiellement des manifestations hypocondriaques ou des hallucinations psycho-sensorielles.

Les manifestations hypocondriaques sont fréquentes au cours de certaines psychoses : la mélancolie délirante (idées de ruine somatique, conviction d'avoir une maladie incurable comme un cancer, une leucémie; idées de négation des organes et des fonctions); la schizophrénie (thèmes de transformation corporelle avec sensation de morcellement, de dévitalisation, de pétrification des organes, thèmes d'agression corporelle comme les sensations de mutilation interne, d'empoisonnement, d'électrisation); la psychose paranoïaque (délire de revendication post-opératoire s'observant surtout après des interventions cosmétiques ou de chirurgie gynéco-urinaire dont les résultats sont jugés insatisfaisants et qui vont entraîner des algies *sine materia*; l'intervention n'a fait qu'extérioriser un délire hypocondriaque à tonalité paranoïaque, déjà existant et qui va se cristalliser sur la personne de l'opérateur).

Il faut citer, dans ces manifestations hypocondriaques, la parasitose délirante, appelée encore syndrome d'Ekbom : cette parasitose délirante affecte surtout les femmes âgées. Les patients se plaignent de cénesthopathie hallucinatoire à type de démangeaisons, de brûlures, de picotements. Ils attribuent ces sensations pénibles et inquiétantes à des parasites (poux, punaises, vers, insectes) grouillant sur ou sous leur peau. Leurs convictions délirantes restent inébranlables.

Les hallucinations psycho-sensorielles sont également très fréquentes au cours des psychoses et le généraliste pourra, au cours de sa consultation, être devant des patients qui présentent des troubles sensoriels en rapport avec un état psychotique. Il s'agit soit d'hallucinations auditives (perception de bruits, de bourdonnements ou très souvent de voix), d'hallucinations visuelles (ce sont des visions, des apparitions de lueurs, de taches colorées, de personnages ou de scènes, d'images de taille normale ou géante ou réduite), d'hallucinations olfactives et gustatives (odeurs désagréables, nauséabondes, âcres ou parfois odeurs enivrantes), hallucinations tactiles (sensation de froid, de chaud, de piqûres, de fourmillements, de démangeaisons, de grouillements), des hallucinations cénesthésiques (impression hallucinatoire de transformation totale du corps, de métamorphose, de possession animale ou diabolique, d'impression d'intestins bouchés, distendus, pourris, de coeur comprimé, caoutchouteux).

Chaque fois que le médecin généraliste sera en présence de somatisations qui lui paraissent entrer dans le cadre d'une psychose, il devra demander l'aide d'un confrère spécialisé car, dans ces cas, la thérapeutique passe essentiellement par les neuroleptiques qui, en quelques jours, font disparaître à la fois les troubles de la conscience du corps et les troubles de la perception.

* Les Pathomimies : ce terme de pathomimie a été utilisé pour la première fois en 1908 par Paul Bourget et Dieulafoy. C'est un état morbide, voisin de la mythomanie, caractérisé par le besoin qu'éprouvent ceux qui en sont atteints, de simuler une maladie parfois même au prix d'une automutilation. L'automutilation fait référence au syndrome de Munchhausen. Ce syndrome a été décrit par Asher en 1951 en référence au baron de Munchhausen (1720-1797),officier allemand aux aventures fabuleuses qui distrayait ses amis par le récit d'extraordinaires prouesses dont il s'attribuait la pratique. Il se rendit tellement célèbre par ses hâbleries, qu'il est à la base de la création du personnage français, de Monsieur de Crac.

On parle de syndrome de Munchhausen pour décrire des malades couturés de cicatrices d'opérations chirurgicales, pratiquées au cours d'hospitalisations répétées pour des affections simulées, dramatiques et invraisemblables. Hospitalisations que ces malades au comportement psychique particulier interrompent parfois d'eux-mêmes après altercation avec le personnel soignant.

Les caractéristiques générales de ce syndrome, plus souvent masculin, ont été bien précisées par Ireland: simulation d'une maladie grave de nature dramatique et urgente; origine factice de la maladie produite subrepticement par interférence avec des techniques, diagnostics, ou par automutilation; mise en évidence de nombreuses interventions antérieures, y compris les cicatrices de laparotomie et des trous de trépan; mensonges pathologiques portant sur leurs antécédents médicaux et aussi sur les aventures dramatiques ayant pu leur arriver (deuil récent, accident); comportement agressif avec un mélange de truculence et de manières évasives; sortie de l'hôpital contre avis médical, antécédents de nombreuses hospitalisations et de voyages multiples (pérégrinations); antécédents judiciaires et "toxicomanie limite"; absence de motifs apparents, quels qu'ils soient.

Le syndrome de Munchhausen entrerait dans le cadre de la psychose paranoïaque. En dehors du syndrome de Munchhausen, on a signalé des hémorragies provoquées, des anémies par saignements, des fièvres simulées, des troubles métaboliques et surtout des pathomimies cutanées. Elles ont été bien étudiées par Corraze qui a montré qu'elles étaient surtout provoquées par brûlure, produits caustiques, création d'abcès artificiels. Elles doivent être distinguées des excoriations névrotiques de signification bien différente (lésions par grattage répété sans visée simulatrice).

2 - Les Somatisations Conversionnelles

Elles sont représentées par l'hystérie de conversion. Cette affection pourtant très ancienne comme nous l'avons vu dans l'historique a beaucoup de mal à entrer dans la nosographie médicale et nos confrères généralistes ou spécialistes-somaticiens éprouvent certaines difficultés à en faire le diagnostic.

Rappelons que du fait de son origine sexuelle, l'hystérie a toujours été plus ou moins rejetée par la science. En outre, sa tendance à la tromperie, à la falsification, à l'imitation dangereuse de maladies organiques et à la ruse, dénoncée déjà par Sydenham, au XVIIIème siècle, en a augmenté le discrédit. Ne dit-on pas encore aujourd'hui que les hystériques sont des "comédiennes" ? On voit parfois écrit que l'hystérie de conversion serait beaucoup moins fréquente qu'au XIXème siècle, ou aurait changé de "visage". Nous aurions plutôt envie de dire que cette affection a changé de thérapeutes et, effectivement, les psychiatres ne la voient plus ou la voient rarement. C'est un paradoxe pour elle qui était considérée par Freud comme la "reine des névroses". On pourrait presque dire que l'hystérie est en quelque sorte le révélateur d'une culture. Quand l'hypnose était à la mode, à la fin du XIXème siècle, les psychiatres voyaient les hystériques car ils les hypnotisaient pour les "guérir". De nos jours, le psychiatre ne peut proposer à l'hystérique qu'une parole qu'elle refuse en général, car la parole chez elle passe par le corps. Elle ira donc vers les thérapeutes du corps et surtout chez ceux qui lui permettront de "garder son secret". Actuellement, le premier à voir l'hystérique est donc le généraliste et le second, le neurologue. Quand le psychiatre travaille avec des médecins généralistes et avec des neurologues, il peut voir beaucoup d'hystériques de conversion. L'hystérie de conversion existe donc encore de nos jours. Elle a peut-être changé de visage par rapport au XIXème siècle; on voit beaucoup moins les grandes crises décrites par Charcot, mais on voit toujours les paralysies des membres supérieurs ou des membres inférieurs, les contractures, les torticolis spasmodiques, les aphonies, les cécités, les douleurs, les anesthésies, etc.

L'hystérie de conversion se définit comme étant une névrose où le conflit psychique se transpose dans l'innervation somatique en donnant des symptômes moteurs (paralysies, contractures) ou sensitifs (douleurs, anesthésies). Nous ne reviendrons pas sur l'historique qui a été longuement développé dans le chapitre spécial.

La clinique de l'hystérie de conversion devrait être connue de tous les généralistes et des spécialistes somaticiens car elle est représentée par des symptômes pseudo-neurologiques, parfois très impressionnants et invalidants, qui vont conduire les patients à multiplier les consultations jusqu'à ce qu'ils aient un diagnostic précis sur leur affection et une solution thérapeutique. Or, il faut bien le dire, le diagnostic d'hystérie de conversion est rarement porté, un peu comme si cette affection avait disparu de la pathologie médicale. Depuis vingt ans que nous traitons les hystéries de conversion, nous avons surtout rencontré des paralysies, des contractures, des torticolis spasmodiques et des aphonies. Nous allons commencer essentiellement par la description clinique de ces symptômes.

* **Les paralysies hystériques** : ces paralysies peuvent atteindre un bras ou une jambe, se présenter comme des monoplégies, des hémiplégies, des paraplégies ou des quadriplégies. Ces paralysies d'un membre, ou de plusieurs membres, ne répondent pas aux lois de l'organisation anatomique et donc n'entrent pas dans le cadre des paralysies neurologiques. L'examen neurologique est d'ailleurs toujours normal. Elles sont surtout vécues, en général, avec beaucoup d'indifférence, d'où la célèbre expression de "belle indifférence" que l'on a utilisée à leur sujet.

Nous allons donner trois exemples cliniques de paraplégie hystérique, deux exemples pris parmi nos patients et un exemple pris dans la presse médicale. Nous avons intitulé ces trois histoires cliniques : l'histoire du parachutiste, l'histoire de la nageuse et l'histoire du miraculé.

L'histoire du parachutiste : il s'agit de l'histoire d'un jeune homme de vingt ans, Marcel, qui nous est adressé par le service de neuro-chirurgie du CHU; il arrive dans le service de psychiatrie, le jeudi matin et nous le voyons le vendredi matin. A notre grande stupéfaction, ce malade vient jusqu'à notre bureau en marchant normalement. Attendant un paraplégique, nous nous demandons si nous ne nous sommes pas trompés de malade. Nous interrogeons les infirmiers qui nous disent qu'il s'agit bien du paraplégique, ou plutôt de l'ex-paraplégique. Il va s'expliquer ainsi : il est effectivement entré dans le service le jeudi matin, complètement paralysé des membres inférieurs et sur un fauteuil roulant. Dans l'après-midi, les infirmiers ont essayé de le faire marcher pour qu'il aille prendre son bain; il était incapable de faire un pas et ils se sont mis à deux pour le soutenir. Après le bain, il a senti que quelque chose se débloquait au niveau des hanches et il a marché tout seul, il n'en revenait pas; ça lui à fait tout drôle. Il se présente donc devant nous "guéri".

Nous allons cependant retracer avec lui l'histoire de cette paraplégie. Tout a commencé le 20 août 1988 : il était à l'armée dans les parachutistes et, à la suite d'un saut, il se reçoit mal et a des difficultés à se relever. Dans les heures qui suivent, il se plaint d'une lombalgie et, trois semaines plus tard, apparaît la paraplégie : perte de la motricité et de la sensibilité des membres inférieurs et du bassin. Il est hospitalisé à l'Hôpital Pellegrin à Bordeaux, dans le service de neurologie, pendant une semaine, puis transféré à l'Hôpital Robert Picquet, pendant deux mois, où l'on aurait posé le diagnostic de traumatisme médullaire (tout au moins c'est ce qu'il a entendu ou voulu entendre) et on lui aurait dit qu'il récupérerait peu à peu.

On l'hospitalise dans un centre de rééducation où son état s'améliore. Il revient à l'Hôpital Robert Picquet et on lui prescrit quarante séances de kinésithérapie. A la suite de cet accident, ses parents vont ouvrir un dossier de pension; il est réformé et demande à passer devant la C.O.T.O.R.E.P. Puis il remarche normalement jusqu'au 4 mars 1989 : il va ce soir-là, avec des copains, en "boîte"; il danse, il boit; à un moment, il repense à ce qu'il appelle des mauvais souvenirs, il devient triste et a un fantasme : il se voit dans un fauteuil roulant et dans l'avion; il crie car il ne veut pas sauter; on le force à sauter; on lui prononce des mots crus; il revoit toutes les brimades qu'il a pu subir, on le pousse et il saute, et c'est le trou noir. A la fin du fantasme, il veut sortir de la "boîte de nuit", il titube et tombe sur la route, à nouveau paralysé des deux membres inférieurs. Ses copains ont cru qu'il avait été renversé par une voiture; ils essaient de le relever mais en vain. Ils appellent le SAMU et c'est là qu'il est transporté en urgence au CHU régional et qu'il entre en neuro-chirurgie. Donc l'histoire séquentielle de ce malade peut se décrire ainsi : brimades à l'armée, saut en parachute, paraplégie, réforme, retour à la vie civile, fantasme traumatique avec rappel des brimades, paraplégie à nouveau, "bain guérison".

Histoire de la nageuse : c'est celle d'une jeune fille de dix-huit ans, Chantal, qui aime beaucoup nager et qui va souvent à la piscine. Un jour, en juillet 1985, elle est victime d'un accident : elle nage sous l'eau, un plongeur qui ne l'avait pas vue tombe sur elle, sur son dos et lui fait cogner de la tête - le fondde la piscine. Elle remonte à la surface un peu obnubilée et avec un léger traumatisme facial. En octobre 1985, elle fait une perte de connaissance à l'école, ayant entraîné un bilan au CHU où l'on a posé le diagnostic de spasmophilie. Le 3 février 1986, elle fait une nouvelle perte de connaissance accompagnée d'une paraplégie complète qui entraîne une nouvelle hospitalisation dans une clinique de la région et ensuite un transfert dans un hôpital parisien où elle va rester un mois pour partir après dans un centre de rééducation dans la région bordelaise.

Dès la sortie du centre, son état ne s'étant pas amélioré, elle sera hospitalisée à plusieurs reprises dans d'autres établissements et, en particulier, en janvier 1988 dans le service de neurologie du CHU régional où l'on va poser le diagnostic de paraplégie de conversion et où on va lui conseiller de nous consulter. Nous la voyons donc le 8 avril 1988, dans un fauteuil roulant, accompagnée par sa mère qui pousse le fauteuil. Au cours du premier entretien, elle va raconter son histoire. Elle dira qu'elle ne marche plus depuis février 1986 et qu'elle fait de la rééducation dans un centre de kinésithérapie, à raison de trois fois par semaine. Puis elle va parler de ses pertes de connaissance de 1985 et 1986, mais elle ne parlera jamais d'elle-même, de l'accident de la piscine.

En fait, cette jeune fille ne dira pratiquement jamais rien d'elle. Tout ce que l'on apprendra, le sera par l'intermédiaire de sa mère. On saura par exemple qu'elle a eu une aménorrhée pendant un an, de 1986 à 1987; qu'elle a été énurétique jusqu'à l'âge de quatorze ans et qu'enfin elle a une haine des hommes et ne veut pas entendre parler de la sexualité. Chantal niera tous les dires de sa mère. Tout ce que l'on apprendra d'important sur elle, viendra toujours de sa mère. Nous avons pris cette patiente en relaxation psychothérapique et elle se comportera en relaxation d'une manière passive, comme sa paralysie qui est flasque. Elle ne ressent que des sensations. Elle n'a aucune image, aucun fantasme, aucune idée. Elle attend la guérison sans s'impliquer. Elle nous vit "comme un technicien, comme un médecin qui doit la guérir, c'est tout" dira-t-elle. Il y a manifestement une résistance au transfert.

Au bout d'un an et demi de relaxation, son état ne s'est pas amélioré. Il n'y a pas eu de libération du symptôme. Depuis trois ans, nous ne l'avons pas revue.

* L'histoire du miraculé : il s'agit de l'histoire de Joseph (nom prédestiné pour être guéri par la foi) qui présentait depuis dix-neuf ans une paraplégie. Cette paralysie complète des membres inférieurs était survenue à la suite d'un traumatisme

postopératoire, en 1969. Il décide d'aller à Lourdes. Le 28 juillet 1988, vers vingt-deux heures, peu après l'onction des malades, Joseph a ressenti une "grande chaleur allant des pieds jusqu'au coeur", il s'est alors levé de son fauteuil roulant et parcourant une dizaine de mètres, il est allé embrasser l'Évêque de sa région, qui se trouvait présent. Joseph affirme avoir retrouvé à plusieurs reprises, toujours après deux pèlerinages à Lourdes, et un autre à Ars, l'usage partiel de ses membres jusqu'au grand choc du 28 juillet 1988. Il est reparti "guéri" de Lourdes et cet événement a fait l'objet de plusieurs articles dans les journaux, intitulés "*Un Miracle à Lourdes*".

Ces trois histoires, relatent l'apparition d'une hystérie post-traumatique de conversion et, pour deux d'entre elles, une libération du symptôme. Elles montrent à nouveau un des plus beaux exemples de ce fameux "saut du psychique dans l'innervation somatique "qui a fait de l'hystérie, comme nous l'avons dit, la reine des névroses et le fondement de la découverte analytique. Elles montrent aussi que la libération du symptôme peut se faire soit spontanément, soit par un puissant processus de croyance.

Ce dernier facteur de changement, la croyance qui a libéré Joseph ce son symptôme installé depuis dix-neuf ans, nous rappelle que l'hystérie ne peut pas être séparée pour sa thérapeutique de la socioculture dans laquelle elle apparaît et des processus de croyance qui y sont véhiculés. Rappelons les liens entre l'hystérie et la possession en France, durant le Moyen Age, et encore de nos jours dans la culture africaine.

* *Les contractures*

Elles sont extrêmement fréquentes chez les hystériques et atteignent en général des territoires privilégiés : les extrémités (contractures des mains, contractures des pieds), le cou (torticolis spasmodique) et le tronc (plicature du tronc ou camptocormie). Ces contractures sont souvent très impressionnantes et très invalidantes, mais toujours vécues avec beaucoup d'indifférence. Comme dans les paralysies hystériques, les signes neurologiques sont absents. Nous allons donner deux exemples cliniques : un exemple concernant une contracture du poignet et un autre exemple concernant un torticolis spasmodique.

Premier exemple : Virginie a quarante ans et vient d'être hospitalisée dans le service de rhumatologie pour une attitude dystonique, de contracture de la main droite. Elle est suivie depuis une quinzaine d'années par un rhumatologue, pour de multiples signes fonctionnels touchant la main droite : d'abord "crampe des écrivains" puis mouvements anormaux, transitoirement améliorés par un traitement associant Kémadrine et Disipal. Depuis quelques mois, de façon vraisemblablement contemporaine à des problèmes familiaux, comme l'exprime son généraliste, s'est installée une attitude anormale en flexion, irréductible, du poignet droit.

Cette malade nous a été adressée par son rhumatologue et son généraliste pour une thérapeutique hypnotique en face d'une pathologie vraisemblablement conversive. Nous avons, effectivement confirmé le diagnostic de contracture hystérique et nous avons pris cette malade en hypnose qui a entraîné une libération du symptôme au bout de la quatrième séance. Le traitement fut poursuivi par une relaxation psychothérapique. C'est pendant cette cure qu'elle nous apprendra les différentes significations de sa conversion hystérique. Par exemple, à une séance, elle nous dira que sa main s'est bloquée le jour où elle a été dire à Monsieur le Curé qu'elle avait fait des chèques avec le chéquier d'une jeune noire malgache qu'elle avait recueillie et que le Curé protégeait car il s'occupait des immigrés.

Elle, catholique, a eu un sentiment de faute immense et Monsieur le Curé et l'assistante sociale ont éprouvé à partir de ce jour-là une animosité vis-à-vis d'elle. Plus tard, elle s'est faite baptiser par les Mormons. Elle nous dira qu'elle a toujours aimé voler car elle avait besoin d'argent pour sa mère et son père. Ça a commencé à la Réunion, chez l'avocat où elle était secrétaire et en même temps sa maîtresse. Elle pensait qu'elle pouvait le voler car il ne lui donnait rien, c'est-à-dire pas d'amour. A une autre séance, elle évoquera la réflexion d'un radiologue qui n'avait pas pu faire une radio parce que sa main était, d'après lui, en position "vicieuse". Ce mot a évoqué tout de suite chez elle des habitudes masturbatoires qu'elle pouvait avoir justement avec cette main et vis-à-vis desquelles elle éprouvait une culpabilité. La contracture hystérique de la main de cette patiente la protégeait en fait vis-à-vis de deux désirs, d'une part celui de voler, d'autre part de ses tendances masturbatoires.

Deuxième exemple clinique, le torticolis spasmodique : Micheline est une femme de cinquante ans, qui arrive devant nous avec une tête penchée et le cou tendu. Elle présente un torticolis spasmodique depuis six mois environ. Tout a commencé vers le 10 décembre où on l'a obligée à travailler sur un ordinateur. Elle n'a pas pu supporter; elle n'y comprenait pas grand-chose; elle a été complètement "démolie". Puis, peu à peu, sa tête s'est mise à trembler puis à tourner sur le côté droit, progressivement, pour être pratiquement bloquée à quarante-cinq degrés. Elle a été bien sûr obligée d'interrompre son travail. Son généraliste, avant de nous l'adresser, lui a prescrit des séries de massages et des séances de kinésithérapie qui n'ont donné aucun résultat. Nous avons pris cette patiente en hypnose et, dès la deuxième séance, le symptôme a commencé à se mobiliser mais pour une courte durée. La patiente pouvait maintenir sa tête droite pendant une à deux heures, puis trois ou quatre heures, puis, chaque fois qu'elle était chez elle, alors que, lorsqu'elle sortait, la tête reprenait sa position antérieure et le torticolis réapparaissait; puis au bout de six mois à un an environ l'amélioration a continué à se poursuivre jusque dans la rue et devant les autres. Par contre, chaque fois qu'elle avait une contrariété, en particulier la maladie de son mari, sa tête se remettait à trembler et le cou, à nouveau, à se spasmer. Un jour, lors du contrôle du médecin de la Sécurité Sociale, sa tête s'est mise à beaucoup trembler et à se tourner à quarante-cinq degrés comme elle était autrefois, avec en plus un tremblement de tout le corps. Elle nous apprendra, à la fin du traitement, qu'elle est, enfin, en invalidité deuxième catégorie, ce qui va lui permettre de toucher une pension.

Dans le cas de cette patiente, la conversion hystérique lui aura permis d'échapper, d'éviter un travail qu'elle ne pouvait plus assumer et de toucher malgré tout un salaire par l'intermédiaire de la pension.

* Les Aphonies : les aphonies hystériques apparaissent en principe brutalement à la suite d'une contrariété ou d'une discussion vive, mais souvent sans que le malade en ait vraiment conscience. Il va ainsi apporter au médecin son symptôme. La plupart des généralistes vont demander bien évidemment des examens complémentaires et en particulier une investigation O.R.L. Certains malades présentant une aphonie hystérique sont venus nous consulter six à huit mois après avoir fait des traitements multiples allant jusqu'aux fumigations prescrites par des spécialistes.

Nous avons pris par exemple en traitement hypnotique un jeune garçon de dix-sept ans qui, à la suite d'une dispute très vive avec son patron, était devenu complètement aphone. Il évitait par là même d'en dire trop.

Cette dispute avec son patron a vraisemblablement mobilisé son conflit oedipien. Il a été libéré au bout de la huitième séance d'hypnose. Par contre, il est revenu nous voir quelques mois plus tard en nous disant que désormais il pouvait bien s'exprimer mais qu'il ne pouvait plus marcher : il avait une sciatique et donc déplaçait son symptôme sur un autre organe corporel. Une autre série d'hypnose libéra à nouveau la sciatique. L'origine était toujours la même : le conflit avec le patron et la sciatique lui permettait de rester en arrêt de travail.

Une autre patiente, Thérèse, âgée de quarante ans, faisait des crises d'aphonie chaque fois qu'elle se disputait avec sa fille. Elle était obligée de faire cinquante kilomètres pour venir à sa séance qui la libérait bien avant même qu'elle commence. Il suffisait seulement de la regarder pour qu'elle retrouve la parole. Puis, peu à peu, les troubles disparurent et Thérèse revint un jour présentant une camptocormie, sa tête touchant presque le sol. Elle avait converti à nouveau sur le tronc et sur la jambe droite car elle se plaignait d'algies insupportables. Tout en continuant à se faire traiter par nous, elle consulta un rhumatologue qui posa le diagnostic de sciatique L4 L5 liée à une hernie discale. Bien qu'ayant averti ce confrère de la pathologie hystérique importante de cette patiente, elle fut néanmoins opérée ce qui aggrava considérablement son état et ne la libéra absolument pas. Nous avons été obligé de la reprendre en charge d'une manière régulière et, peu à peu, à la suite d'une modification de la dynamique familiale, du départ de sa fille, d'une amélioration des rapports avec sa belle-mère, cette patiente retrouva une vie quasi normale.

* Les "Crises" : la névrose hystérique est une grande productrice de "crises" en tout genre.

La "grande attaque à la Charcot" est devenue rare aujourd'hui, mais elle n'a pas complètement disparu. Précédée de prodromes, l'aura hystérique (douleurs ovariennes, boule dans la gorge, etc.) s'inaugure par la perte de conscience. Y succèdent la période épileptoïde, la période des contorsions et des grands mouvements (clownisme) et enfin la période des attitudes passionnelles dans laquelle le malade mime des scènes violentes ou érotiques. A la période terminale, le malade revient à la conscience, conservant un moment des contractures résiduelles et des hallucinations visuelles. Si la grande crise est devenue rare, les formes mineures sont le lot quotidien des médecins généralistes en appels d'urgence. Nous allons décrire la crise syncopale, les crises dites "nerveuses", et les crises de spasmophilie.

- **Les crises syncopales** : elles constituent ce que l'on appelle plus simplement "les malaises" dont nous avons déjà parlé : il s'agit en général d'une femme jeune qui éprouve un malaise, pâlit et s'effondre. Les signes d'examen sont ceux de la vagotonie (pouls ralenti, petit, tension basse). L'évanouissement dure quelques minutes dans un contexte souvent dramatique, suivi d'une phase de fatigue sans amnésie. Ces accidents syncopaux sont particulièrement fréquents à l'heure actuelle et sont rarement diagnostiqués en tant qu'hystérie de conversion. On parle à leur propos de "manque de sucre", de "coup de chaleur", de surmenage, etc... Nous avons vu que ces "malaises" pouvaient révéler une névrose phobique, le symptôme étant en quelque sorte un évitement (on fait un malaise pour éviter un danger sexuel ou agressif), mais il peut correspondre aussi à la conversion d'un affect (désir) dans l'innervation somatique, maintenant le sujet en conscience et en équilibre pour le faire chuter, comme s'il voulait exprimer ainsi l'équivalent de la mort en lieu et place de l'amour ou de la haine. Le malaise phobique exprimerait l'évitement du désir sexuel ou agressif, le malaise hystérique plus précisément le refus de ses désirs. Un de nos jeunes patient, âgé de quatorze ans, faisait de nombreuses syncopes en classe, chaque fois qu'il était en présence de sa professeur de mathématiques qui ne l'aimait pas. Il avait, à chaque rencontre, envie de lui dire de "mauvaises choses" car il était très agressif et ne supportait pas cette différence que l'enseignante faisait par rapport aux autres. Il faut dire aussi qu'il était en période pubertaire et qu'il y avait chez lui une reviviscence de l'Œdipe. La syncope lui permettait de refuser à la fois son désir oedipien et son agressivité. Après une prise en charge psychothérapique, où le discours fut centré sur la relation qu'il entretenait avec ce professeur de mathématiques, les syncopes disparurent mais furent remplacées pendant quelques semaines par une envie de "mettre le feu" à la classe !!! Là encore, l'accès pyromaniaque condensait à la fois le désir sexuel et la haine. Le remplacement de la "syncope" par la pyromanie montre bien qu'elle représentait un langage et que le psychisme, pour s'exprimer, peut avoir à sa disposition plusieurs voies : ici, en l'occurrence la conversion ou l'acte délictueux.

- **Les Crises dites "nerveuses"** : ces crises d'agitation psychomotrice sont également très fréquentes. Le caractère expressif de la décharge émotionnelle est évident; elle est souvent l'aboutissement d'une scène de ménage ou survient sur les lieux du travail après une réflexion banale ayant blessé l'amour propre du sujet. Ces crises peuvent prendre l'allure parfois de crises pseudo-comitiales quand elles se terminent par une perte de connaissance.

C'est le cas par exemple de Suzanne, âgée de trente-neuf ans lorsqu'elle est hospitalisée à la demande de son médecin traitant pour des "crises nerveuses". Celui-ci a en effet constaté chez cette malade l'existence de troubles paroxystiques pouvant faire évoquer une crise comitiale. L'étude de l'anamnèse a permis de se rendre compte que de telles manifestations s'étaient déjà produites par le passé, qu'elles étaient considérées par la famille comme étant de nature comitiale. Elles auraient même entraîné des investigations neuro-radiologiques dans une ville du nord de la France. La patiente, du reste, prend une thérapeutique anti-comitiale et, malgré une augmentation des doses, les crises deviennent de plus en plus fréquentes et rendent difficile sa présence au sein de sa famille. Dans le service, la malade est très calme, fait preuve de bonne volonté évidente, bien qu'il existe chez elle une petite note dépressive qu'elle explique par les difficultés qu'elle connaît actuellement : son mari vient de faire une pleurite et les emprunts demandés pour acquérir l'entreprise qu'il dirige n'ont pas encore été remboursés. Peu de temps après son arrivée, son état s'étant amélioré, on ne peut constater les crises ayant motivé son hospitalisation. On demande des E.E.G. qui se révèlent absolument normaux alors que l'étude des quelques enregistrements pratiqués deux ans auparavant révélaient l'existence de troubles de l'électrogenèse cérébrale sous forme de foyer électrique temporal gauche. Après un mois et demi d'hospitalisation, elle est renvoyée dans une maison de repos et là son état continue à évoluer favorablement. Elle rentre alors chez elle et, quinze jours après, à nouveau des crises apparaissent; elle se sent "partir", elle étouffe, perd connaissance. Cet état dure environ une demi-heure à trois quarts d'heure, puis la malade revient à elle indiquant qu'elle a perçu d'une façon très précise tous les événements qui se sont déroulés pendant sa crise. Elle va nous consulter à plusieurs reprises et nous apprendrons que son mari est en train de vendre son affaire, que son neveu qu'elle considère comme un fils s'est marié et se désintéresse d'elle, qu'elle a donc subi un grand nombre de frustrations. Elle va refuser toute thérapeutique à visée psychologique et voudra démontrer à tout prix que l'origine de ses crises se situe dans une maladie organique cérébrale. Elle va consulter plusieurs confrères pour obtenir d'eux un traitement médical.

- **Les Crises de Spasmophilie** : comme les crises nerveuses, elles sont très fréquentes actuellement et continuent à semer le doute dans l'esprit du médecin qui se réfugie la plupart du temps dans le trouble métabolique du calcium ou du magnésium. Le professeur Klotz, qui était un spécialiste éminent de la spasmophilie, considérait qu'il y avait deux types de spasmophiles : les spasmophiles constitutionnels qui sont les plus rares et les hystériques qui sont spasmophiles, qui représentent le groupe le plus important. Il disait : "Si après trois mois de traitement par la Calcamine, une spasmophilie continue à évoluer malgré la thérapeutique, il faut l'arrêter et recourir au traitement psychothérapique, à la relaxation". En ce qui nous concerne, nous avons montré que la spasmophilie n'était pas une entité en elle-même, était un symptôme que l'on pouvait rencontrer dans la névrose phobique, dans la pathologie psychosomatique et enfin dans l'hystérie de conversion.

Nadine a vingt ans et fait de temps en temps des crises de spasmophilie avec contractures des extrémités, tremblements de tout le corps et pertes de connaissance. Les examens complémentaires se sont révélés négatifs.

Son médecin traitant lui a prescrit du magnésium mais sans résultat. Un entretien a pu faire préciser qu'elle était depuis le début des crises dans une situation conflictuelle révélant un Œdipe non liquidé. Elle vit actuellement avec un homme qui a vingt ans de plus qu'elle. Elle a beaucoup souffert d'avoir été séparée de son père, au divorce de sa mère, quand elle avait sept ans. Elle le voit de temps en temps, d'une manière irrégulière, mais elle est très attachée à lui. Elle a tendance d'ailleurs à être "attirée" par les hommes représentant une image de père. Elle aime beaucoup son beau-père, second mari de sa mère, et a choisi de vivre avec cet homme plus âgé qu'elle. C'est depuis qu'elle le connaît qu'elle fait des crises de spasmophilie. La crise est le résultat de la conversion de son angoisse de castration.

* Les douleurs : elles sont très fréquentes (70% pour T. Lemperière). Elles sont représentées essentiellement par les céphalées qui viennent au premier plan, les rachialgies, les arthralgies, les douleurs pelviennes et abdominales, les cystalgies. Il ne faut pas les confondre avec les douleurs de la décompensation psychosomatique (il faut rechercher à ce moment-là les caractéristiques de la personnalité psychosomatique) ou les douleurs qui sont un équivalent dépressif (il faut rechercher dans ces cas-là les autres signes de la dépression). Les caractéristiques des douleurs hystériques sont les suivantes : continues, exagérées, entraînant une impotence fonctionnelle et vitale disproportionnée, survenant chez un sujet présentant une personnalité hystérique (nous en avons décrit déjà les traits). Ces douleurs vont entraîner une surconsommation médicale, une abon-

dance des examens complémentaires, des thérapeutiques irrationnelles et des interventions chirurgicales inutiles, voire dangereuses. La douleur de l'hystérique a toujours une double fonction : satisfaction de tendances masochistes et autopunitives (la douleur allégeant la culpabilité) mais aussi bénéfices obtenus par l'accès au rôle de malade qui offre le droit d'être plaint, soigné et délivré de responsabilités pesantes.

Christiane a trente-six ans et consulte pour des douleurs pelviennes. Elle se plaint depuis plusieurs mois de douleurs insupportables au niveau du bas-ventre, à type de pesanteur ou de brûlure continue irradiant parfois tout l'abdomen, parfois à la sphère génitale ou anale.

Pour les décrire, elle emploie des formules très imagées : "j'ai l'impression d'avoir un poids à l'anus", "j'ai la sensation de picotements d'aiguilles dans le ventre"; "on dirait qu'on m'applique un fer chaud des deux côtés du ventre". Les médecins qui ont examiné cette malade n'ont jamais rien trouvé d'organique pouvant expliquer ces douleurs.

Elle consultera un jour un spécialiste qui prescrira une thérapeutique plus efficace que les autres. Les douleurs pelviennes disparurent pour un temps mais elles furent remplacées par des douleurs lombaires, puis des douleurs épigastriques, des céphalées et des algies faciales.

Cette malade aura vu tour à tour des généralistes, des gynécologues, des rhumatologues, des gastro-entérologues, des neurologues, des masseurs kinésithérapeutes, et enfin des chirurgiens de la ville, voire de la région. Toutes ces douleurs ont toujours eu une topographie imprécise; le retentissement émotionnel était considérable. Ce sont des douleurs qui empêchaient de lire, de travailler, de se lever, qui la faisaient rester au lit pendant des semaines, des mois et qui nécessitaient toutes les ressources des métaphores pour être décrites. Ce sont ces douleurs qui ont expliqué la fréquentation excessive de cette malade dans les cabinets des médecins, l'abondance des examens biologiques, l'épaisseur des dossiers radiologiques, la multiplicité des thérapeutiques proposées et, en plus de cette surconsommation médicale, le recours à la chirurgie puisqu'on a fini par lui enlever à la fois la vésicule, l'appendice, l'utérus et les deux ovaires.

Cette malade ne fut soulagée qu'au décès de son mari où elle retrouva une vie quasi normale. Il s'agissait donc d'une hystérique qui présentait une frigidité et que le mari mettait en face de son complexe de castration qu'elle ne pouvait pas supporter. La douleur lui permettait de régler son conflit conjugal en le "castrant" : en quelque sorte, elle le transformait ainsi en infirmier qui devait, désormais, s'occuper d'une malade, et elle s'autopunissait de ne pas pouvoir accomplir sa vie de femme.

* Les autres manifestations conversives: on rencontre parfois des anesthésies isolées ou associées, en gant, en manche de veste, en botte ou en cordon intéressant la totalité d'un hémi-corps, superficielles ou profondes, complètes ou non, répondant elles aussi à une topographie ne correspondant pas à l'anatomie. L'hystérie présente également souvent des hyperesthésies ou des paresthésies souvent localisées aux zones hystérogènes de Charcot (points ovariens, sous-mammaires, sommet du vertex).

Les troubles sensoriels sont également assez fréquents : perturbation de l'audition (parfois une véritable surdité), perturbation de la vision (avec cécité, diplopie, scotomes, ptosis).

Un de nos patients, par exemple, pendant les fêtes de Noël, après avoir regardé à la télévision les "Blue Bell Girls", a présenté une baisse progressive des deux paupières, accompagnée d'une cécité qui, quelques jours après, est devenue totale, avec une fermeture complète des deux paupières.

Le généraliste appelé a demandé de nombreuses consultations ophtalmologiques qui n'ont montré aucun trouble organique et qui ont permis de poser le diagnostic de manifestation hystérique. Les services du CHU nous l'ayant adressé, nous prîmes ce malade en hypnose mais en changeant la technique puisque l'induction du regard du doigt était impossible chez lui. Après quelques séances, il y eut une amélioration passagère mais ce malade ne retrouva jamais une vue normale et il fut difficile de réduire complètement le ptosis. On sait, depuis les travaux de Freud, que si un individu est le témoin visuel d'un événement traumatisant, un conflit concernant la reconnaissance de cet événement pourra s'exprimer par le biais d'une "cécité". La vision de ces Blue Bell Girls, chez notre malade, avait probablement mobilisé un désir interdit qui s'est rapidement converti pour en empêcher son renouvellement.

L'hystérie de conversion se présente également aussi sous forme de manifestations viscérales ou végétatives qui ont fait d'ailleurs l'objet de polémiques du temps de Charcot et de Babinski. Ce sont les différents spasmes digestifs, avec impossibilité d'avaler, nausées, vomissements, la fameuse boule cervicale hystérique qui est liée à un spasme oesophagien, de même certains spasmes coliques, constipation ou diarrhées, qui peuvent être rapportés à la conversion; par ailleurs, certains spasmes des voies urinaires, génitales (vaginisme, dyspareunie) ou respiratoires (dyspnée asthmatiforme) sont encore actuellement fréquemment invoqués. On a vu que ces différents signes peuvent être retrouvés dans la névrose d'angoisse, mais la différence entre les signes fonctionnels de la névrose d'angoisse et les signes fonctionnels de la conversion réside dans le fait que les premiers n'ont pas de sens, alors que les seconds ont un sens, ont une signification, un symbolisme.

Gérard, âgé de quarante-quatre ans, vient nous consulter, adressé par son psychiatre pour des vomissements incoercibles qui durent depuis des années et qui ne sont ni améliorés par la relaxation, ni par une chimiothérapie sédative.

Le début remonte à l'armée où il vomissait une fois par mois, mais depuis une dizaine d'années, il y a eu une aggravation car il vomit maintenant deux à trois fois par semaine. L'intensité et la fréquence de ces vomissements l'ont obligé à arrêter son travail de représentant car il était pris de nausées chez les clients : il sortait, il vomissait dans une poche en plastic et revenait traiter le marché.

Il présente également un conflit conjugal très important et n'a plus de rapports sexuels avec son épouse depuis longtemps car elle les refuse. Il vient nous voir pour un traitement hypnotique. L'hypnose améliorera très vite ce patient et lui permettra de retrouver des souvenirs importants entraînant un travail d'élaboration mentale.

Il apprendra que l'aggravation de ses vomissements est en rapport avec deux événements : d'une part, du jour où on lui a mis un masque sur la bouche pour une sympathectomie, et d'autre part, du jour où sa femme lui a fait croire qu'elle allait se suicider en s'étouffant avec un collant.

A la suite d'une séance d'hypnose, il nous dira qu'il a vomi pour la première fois lorsqu'il est parti au service militaire, mais qu'il vient de se souvenir que la deuxième fois c'était quand il avait vingt ans : il était avec son patron et ils ont eu un accident de voiture. Ils ont percuté un jeune garçon qui a été propulsé en l'air. Il a eu très peur à ce moment-là, très peur qu'il soit tué. Il est descendu de la voiture et il a vomi sur les lieux de l'accident. Ce garçon est resté huit jours dans le coma et il n'a jamais pu aller le voir.

A une autre séance d'hypnose, il se souviendra qu'à l'âge de huit ans, il avait vu un garçon qui avait été tué par une voiture.

A l'âge de cinq ans, un jour, il était arrivé en retard et son père l'a battu. Il était très autoritaire et, à partir de ce jour, il s'est toujours senti coupable de faire quelque chose de mal. Il se souvient également qu'à trois ans il a vu son grand-père dans un cercueil et, depuis ce jour, il ne peut pas voir les cadavres.

Une autre séance d'hypnose va lui rappeler que sa mère étouffait toujours car elle avait un rétrécissement de l'aorte. Il ne comprenait pas mais il avait très peur qu'elle meure.

Une autre séance d'hypnose rapportera le souvenir suivant : à huit ans, il était dans un manège style balançoire, avec un garçon plus grand que lui; il a beaucoup vomi; il avait très peur; il hurlait dans ce manège; on a été obligé de l'arrêter et son père l'a beaucoup battu. Les vomissements de Gérard expriment une angoisse de castration mobilisée par la peur de la mort très fréquente chez lui depuis son enfance.

La personnalité de l'hystérique a été déjà décrite mais nous allons en rappeler les grandes caractéristiques : la labilité émotionnelle, l'égocentrisme, l'histrionisme et le théâtralisme, la provocation sexuelle et le désir de séduire, le désir d'imiter, de copier, l'agressivité et la tendance au rejet, la frigidité qui entraîne chez l'hystérique des conflits conjugaux fréquents : Freud disait à ce propos : "Toute personne chez laquelle une occasion d'excitation sexuelle provoque surtout ou exclusivement du déplaisir, je la tiens pour une hystérique, qu'elle soit ou non capable de créer des symptômes somatiques".

L'évolution de l'hystérie de conversion est très variable : des sujets guérissent spontanément par l'effet de la vie; d'autres par des thérapeutiques adaptées, surtout psychothérapiques; certains par des interventions mobilisant une croyance religieuse ou idéologique. Enfin, des patients évolueront vers l'hypocondrie chronique ou l'invalidité totale comme les paraplégiques.

Nous pensons que bon nombre de sujets jeunes, installés dans des centres de rééducation, avec des diagnostics incertains, entrent dans le cadre de ces hystéries de conversion passées à la chronicité. Les deux grandes hystériques célèbres de la littérature, la malade de Freud, Dora et la malade de Charcot, Blanche, montrent bien la variabilité de l'évolution de l'hystérie de conversion. On sait que Dora, quand elle a été traitée par Freud, présentait les symptômes suivants : une gêne respiratoire avec des accès de toux, des migraines, des accès d'aphonie, des gastralgies. On sait que Dora ne fut jamais guérie de son hystérie. L'autre type d'évolution c'est la malade de Charcot, appelée Blanche, qui a servi à Charcot pour faire sa démonstration des trois stades de l'hypnose et qui était tellement caractéristique qu'on l'appelait la "reine des hystériques". Elle servait ainsi à toutes les exhibitions de la Salpêtrière, jusqu'au jour où elle se brouilla avec Charcot et partit à l'Hôtel Dieu pour se faire soigner par Jules Janet. Plus tard, elle n'avait plus, du moins apparemment, aucun trait de personnalité hystérique.

L'étiopathogénie de l'hystérie de conversion a commencé avec Charcot pour être élaborée définitivement par Freud. Charcot, en 1885, va montrer qu'il est possible de reproduire par hypnose une paralysie brachiale en tout point comparable à une paralysie hystérique causée par un traumatisme accidentel. Il arrive ainsi à montrer que ce n'est pas l'action physique du traumatisme qui importe mais son retentissement sur les émotions et les idées du sujet qui le subit; le processus étant reproductible par l'hypnose, l'idée est proche qu'il est tout entier psychique.

Freud, qui avait eu connaissance du cas Anna O. de Breuer, va émettre l'idée suivante : "les paralysies hystériques sont la conséquence de représentations ayant occupé à des moments spéciaux l'esprit des patients". La solution de l'énigme de l'hystérie se trouve dans la théorie du clivage de la conscience qui contient en germe la notion d'inconscient. Le traumatisme, pour Freud, est un traumatisme psychique.

"Les hystériques souffrent de réminiscences". Il va découvrir, par la suite, la nature sexuelle du traumatisme et sa situation au cours de l'enfance, le traumatisme étant le plus souvent une scène de séduction par un adulte. C'est en 1897 que Freud va effectuer le pas décisif que représente pour la psychanalyse l'abandon de la théorie du traumatisme et de la scène de séduction. Les faits l'obligent à reconnaître que la réalité matérielle de cette scène est à récuser au profit d'une autre réalité, la réalité psychique du fantasme et du désir qui le sous-tend.

Freud découvre ainsi la sexualité infantile qui est à l'origine des fantasmes de désirs transposés ultérieurement en scènes traumatiques de séduction. Le symptôme hystérique apparaît dès lors comme l'expression symbolique d'un compromis entre la réalisation des désirs inconscients et les processus de défense qui s'y opposent.

Freud va découvrir ensuite comment la sexualité de l'enfant est structurée par la relation avec ses parents, selon les modalités du complexe d'Œdipe.

Dans le compte rendu de l'analyse du cas Dora, par une note en bas de page, datant de 1923, Freud indique l'importance pour l'hystérie féminine du lien archaïque pré-œdipien avec la mère, dont la prééminence est encore affirmée et examinée dans un texte de 1931 sur la sexualité féminine, où il laisse ouverte la question de ce que l'hystérique attend de sa mère. La conversion, pour Freud, est corrélative d'une conception économique : la libido, détachée de la représentation refoulée, est transformée en énergie d'innervation.

Mais ce qui spécifie les symptômes de conversion, c'est leur signification symbolique : ils expriment par le corps des représentations refoulées. Ces représentations refoulées sont liées au désir oedipien avec les deux composantes : l'amour et la haine.

Il est très difficile de remonter, chez des sujets présentant une hystérie de conversion, jusqu'au désir œdipien. Nous devons savoir que le symptôme est toujours, selon l'expression de Freud, surdéterminé et qu'il présente plusieurs significations. Il est très difficile de les mettre à jour chez les patients actuels. Nous pouvons dire tout au plus que la conversion permet au sujet de se mettre "à l'abri" d'un danger pulsionnel, sexuel ou agressif. Il pourrait correspondre à un mécanisme d'évitement comme dans la phobie. Il y a d'ailleurs un lien étroit entre hystérie et phobie, puisque Freud l'avait appelée hystérie d'angoisse et que l'on trouve très souvent, chez les sujets qui vont faire des accidents conversifs, des symptômes phobiques.

La conversion ne serait-elle pas l'impossibilité d'élaborer mentalement une phobie par carence de la mentalisation et, en ce sens-là, l'hystérie de conversion se rapprocherait de la pathologie psychosomatique ? Ou les patients qui convertissent présenteraient-ils un facteur constitutionnel ou acquis que Freud appelait la complaisance somatique et qui prédisposerait d'une façon générale ces sujets à convertir d'une manière plus spécifique dans tel organe ou tel appareil ?

Le traitement de l'hystérie de conversion passe essentiellement par la psychothérapie, la chimiothérapie étant presque toujours inefficace. On peut toutefois prescrire une thérapeutique anxiolytique pour diminuer une angoisse trop importante ou qui survient lors de la remontée des souvenirs pathogènes. Parmi les psychothérapies, c'est l'hypnose qui nous paraît dans notre expérience être la plus adaptée à ce style de pathologie, mais poursuivie par une psychothérapie en face à face ou par la relaxation psychothérapique. Lorsqu'il y a des troubles trophiques résiduels, une kinésithérapie secondaire pourra aider le sujet à retrouver plus facilement l'usage de son membre paralysé.

3 - LES SOMATISATIONS LÉSIONNELLES

On entend par somatisations lésionnelles, un groupe d'affections où il existe des lésions organiques, mais dans lesquelles les facteurs psychiques sont non seulement favorisants mais déterminants.

Ce groupe a été répertorié pour la première fois par Alexander, en 1930, et dans son ouvrage "*La Médecine Psychosomatique*" il incluait les maladies suivantes : la recto-colite hémorragique, l'ulcère de l'estomac; l'hypertension artérielle; l'infarctus du myocarde; l'asthme bronchique; les affections cutanées; l'arthrite rhumatismale; le diabète; et la maladie de Basedow.

Toutes ces affections ont été étudiées par les psychosomaticiens à la suite d'Alexander, sauf la maladie de Basedow qui est restée dans le domaine endocrinologique uniquement. Pourtant, son abord psychosomatique serait d'un grand intérêt actuellement.

Dans notre étude des somatisations lésionnelles, nous reprendrons donc ce groupe décrit déjà par Alexander, en excluant la maladie de Basedow et en essayant d'aborder les conceptions psychosomatiques du cancer. Ces "maladies psychosomatiques", décrites autrefois par Alexander, survenaient sur une personnalité spécifique ou à partir d'un conflit particulier.

Les travaux de l'École de Paris ont montré qu'il n'en était rien mais que le sujet qui avait tendance à "somatiser", se trouvait en état de carence de l'élaboration mentale, ce qui lui donnait quand même une personnalité originale mais commune à tous, appelée la personnalité psychosomatique. Cette personnalité présente des caractères différents de ceux de la personnalité névrotique. C'est pour cette raison également que ces "maladies psychosomatiques" ont été appelées des somatoses par rapport aux névroses mentales.

Nous allons donc faire l'étude de ces somatoses mais en rappelant néanmoins, pour chacune d'elles, les travaux antérieurs à ceux de l'École de Paris. Par contre, nous n'aborderons pas la clinique qui est très connue des médecins somaticiens (généralistes et spécialistes).

La Recto-Colite Hémorragique.

Nous allons développer l'aspect psychosomatique de cette maladie, selon trois chapitres :

a) Avant Alexander.
b) Suivant Alexander.
c) Après Alexander.

a) Avant Alexander

C'est avant Alexander que Cécile Murray, dont le travail paru en 1930 sous le titre "*Les Facteurs Psychogènes dans l'Étiologie de la Colite Ulcéreuse*", fut la première à ouvrir la voie aux recherches psychiatriques dans la R.C.H.

D'après Murray, le conflit se situe au niveau des relations conjugales. C'est pour elle le facteur psychologique le plus fréquent. Ces conflits ont trait, dans un grand nombre de cas, aux relations sexuelles du couple et surtout au problème de la grossesse et de l'avortement.

Plusieurs chercheurs ont insisté sur le fait que les malades atteints de colite ulcéreuse diffèrent, par l'organisation narcissique de leur personnalité, des sujets qui souffrent d'autres types de colite.

Daniels a observé la présence d'une tendance autodestructive (tendance au suicide). Lindemann a été étonné par l'appauvrissement des relations interhumaines de ces malades.

Melitta Sperling parle de "dramatisation somatique" de la mélancolie. Elle prétend que l'organisme est attaqué par l'objet incorporé, hostile, agressif, et essaie de s'en libérer par une décharge anale immédiate.

Pour la plupart des auteurs, l'organisation est prégénitale avec une prévalence des fixations anales, une forte et peu courante dépendance à l'égard de la mère mais associée à une ambivalence à son égard, se résolvant par le refoulement des impulsions sadiques hostiles.

b) Selon Alexander

L'Institut Psychanalytique de Chicago a insisté sur la prédominance des facteurs affectifs liés aux fonctions essentielles.

Le "Moi" possède une faible capacité d'intégration; par conséquent, ces individus ont des tendances projectives et sont prédisposés aux accidents psychotiques. Alexander met en garde certains auteurs contre la facilité avec laquelle ils s'emparent de toute découverte psychologique nouvelle, pour en faire la cause de telle ou telle maladie organique (par exemple, les sujets atteints de diarrhées l'exploitent souvent pour exprimer symboliquement un état d'épuisement, leur sentiment d'être complètement vidés, et peuvent souvent se servir de ce symptôme pour symboliser la castration).

Les fantasmes d'élimination d'une mère terrible, précédemment incorporés, ne sont qu'une utilisation secondaire du symptôme et non la cause initiale. Dans l'état actuel de nos connaissances, on ne sait pas encore l'importance relative du facteur constitutionnel se rapportant à la vulnérabilité de la muqueuse du côlon. On ne connaît pas encore le rôle de l'invasion des micro-organismes et des situations affectives conflictuelles à caractère spécifique.

Alexander a souvent noté que les premiers symptômes de R.C.H. apparaissaient souvent quand le sujet devait faire face à une situation qui exige des actes auxquels il ne se sent pas préparé. Toute les fois que le besoin de donner surgit, ou que la réalisation d'une ambition est entravée, le malade qui a une fixation anale réagit par une régression de don ou d'action, car ce sont les deux fonctions excrémentielles : la restitution d'un objet cher et la réalisation d'un acte.

Mais, dit-il, cette régression est très fréquente dans toutes les formes de diarrhées et dans les névroses obsessionnelles. Il doit donc y avoir des facteurs locaux qui favorisent la R.C.H. Il est probable que ces facteurs spécifiques ne soient pas de nature psychologique mais dépendent de facteurs physiologiques mis en jeu par des stimulis de caractère affectif.

Pour Sullivan, la poussée digestive du liquide intestinal est plus forte qu'à l'état normal et la protection naturelle qu'offre la membrane muqueuse du côlon est digérée elle-même et prépare ainsi le terrain à l'invasion des microbes. C'est alors une ulcération aiguë qui apparaît. Certaines situations affectives conflictuelles transmettent au côlon une excitation nerveuse à travers les centres végétatifs par les voies parasympathiques.

c) Après Alexander

* Les expérimentations neuro-physiologiques :

- chez le chat ou le chien, des lésions peuvent être obtenues en implantant des électrodes dans l'hypothalamus.
- W.J. Grace, S. Wolf et H.G Wolf, en 1950, ont observé quatre malades ulcéreux et porteurs de fistules à des niveaux divers du côlon.

Ces malades étaient soumis à différentes situations conflictuelles; on notait les résultats, on observait le côlon et on dosait le lisozyme.

Pendant les périodes de calme, l'intestin est pâle, immobile, et la sécrétion en lisozyme est faible.

Pendant les périodes d'agressivité, le côlon est rouge, hypermobile et reçouvert d'une épaisse couche de mucus riche en lisozyme.

Si l'agressivité dure trop longtemps, on observe des hémorragies et des ulcérations. On a constaté également que ce sont les traumatismes riches en significations pour le sujet, mais objectivement peu importants, qui donnent les lésions les plus étendues.

- Portis. Pour cet auteur, les stimulis émotionnels venant de l'hypothalamus vont passer par la moelle épinière, puis les nerfs sacro-pelviens, puis le rectum, le sigmoïde, le côlon ascendant avec production de lisozyme qui détruit le mucus protecteur, entraînant une attaque de la paroi et favorisant l'action des enzymes venus du pancréas.

* La personnalité psychosomatique de la R.C.H. :

- Selon De M'Uzan et Bonfils. Plusieurs points ont été notés par ces auteurs :

. *la relation d'objet* : cette relation d'objet est très ambivalente; elle est faite à la fois du désir d'entrer en relation affective avec autrui, et en même temps on perçoit un mouvement contraire entremêlant refus réticence, agressivité. Ce deuxième mouvement domine souvent. C'est une relation pré-génitale dont les modèles structuraux se situent avant l'Oedipe. Parfois, l'observateur se trouve devant un tableau beaucoup plus altéré, le malade présentant une extraordinaire passivité avec un réel désintérêt pour autrui.

Devant ces malades, l'investigateur n'a pas le statut de l'objet. Ces patients sont tellement narcissiques qu'ils n'arrivent pas à concevoir qu'autrui a sa vie à lui, distincte de la leur propre. Ces malades entraînent chez leur psychothérapeute un contre-transfert auquel il doit en permanence veiller car il est fait d'un sentiment de frustration devant cette absence d'affectivité et, parfois, de refus de guérir. L'agressivité, qui ressort au niveau de la relation d'objet, est très particulière dans la R.C.H. De M'Uzan l'a décrite comme une agressivité lysante, une destruction lysante de l'objet, comme si l'investigateur était digéré, lysé par un produit caustique, fécalisé. Il l'oppose à l'agressivité mordante (envie de mordre ou de battre) plus franche. Les objets sont des objets narcissiques, comme dans toutes les personnalités psychosomatiques. Quand il y a perte, c'est une véritable blessure du sujet lui-même. Ils sont restés au stade de l'identification primaire.

. *Les relations parentales* : il y a en général un attachement à la mère et un blocage à l'objet maternel qui est un objet narcissique. La relation est souvent déséquilibrée, la mère étant vécue comme captatrice, frustrante ou culpabilisante. Souvent le père n'existe pas. Il peut être mort ou seulement falot. Cela bloque l'accession à l'Œdipe et aussi à la symbolique et à la fantasmatisation (Ceci est très important car la carence paternelle entraîne une carence de l'oedipification).

. *Les circonstances déclenchantes.* : on note très souvent la perte d'une personne jouant un rôle capital dans la vie du sujet : la personne-clef. Il peut s'agir d'une perte objective : un deuil par exemple, ou tout autre perte. Ailleurs, un simple désaveu ou une condamnation par la personne-clef joue le rôle déclenchant. Ce peut être aussi l'abandon d'une situation équilibrée, le sujet ayant alors à faire face à une adaptation, à un nouvel état : familial, professionnel ou affectif. Toutes ces circonstances provoquent l'altération du narcissisme du sujet. Le deuil peut être vécu par exemple comme un abandon.

. *Les manifestations psychonévrotiques d'accompagnement.* : les traits dépressifs dominent particulièrement : peur, découragement, désespoir. Parfois, on note quelques manifestations obsessionnelles; plus rarement on trouve des éléments psychotiques.

- Les Travaux de J. Groen (Anglo-Saxon) et de Guitton en France. Ces auteurs ont donné une psychopathologie de la R.C.H.

. Circonstances déclenchantes.

- *Situation désespérée.* : pour ces auteurs, à la base de la recto-colite hémorragique, on trouve souvent une situation helplessness (faiblesse, impuissance, abandon) ou une situation hopelesness.

  Ces deux situations sont en rapport avec un manque d'aide, de secours (to help = aider, secourir)ou un manque d'espoir, un désespoir (To hope = espérer).

  Seront importants les conflits ressentis comme une atteinte à la sécurité personnelle, une atteinte vitale: la perte ou la maladie d'un être cher, l'abandon, les ennuis professionnels ou financiers, ou la nécessité de faire face à une situation nouvelle.

  Groen dit : "Le malade ne répond pas par un comportement franchement agressif ou dépressif. Il répond par une intériorisation du conflit et une véritable autoagression". Dans l'enfance de ces sujets, Guitton a relevé la constance des troubles fonctionnels, l'insomnie, l'anorexie, les troubles de l'apprentissage de la propreté

- Le milieu familial : bien qu'offrant l'apparence de l'équilibre et de la normalité, il est souvent perturbé en profondeur.

. *Mères très possessives* avec un extraordinaire besoin de contrôler les fonctions intestinales de leurs enfants et de supprimer chez eux toute manifestation d'agressivité ouverte et d'autonomie. Elles les acceptent quand ils sont malades et les rejettent quand ils sont bien portants. Guitton a bien étudié ces mères : il pense que la représentation de l'enfant par la mère est d'abord celle du "corps digestif".
Elles ont un sentiment de toute puissance, de sorte qu'elles n'imaginent pas que ce corps puisse fonctionner en leur absence. Le signifiant de cette omnipotence est à l'égard du "corps digestif" de l'enfant, la pénétration : la mère passe à l'acte par les gavages, les suppositoires, les lavements, les multiples vérifications à l'égard des selles. Les préoccupations des mères se situent beaucoup plus au niveau des besoins que de la satisfaction de leur libido. Cet attachement à la mère est ambivalent car elle est vécue comme captatrice, frustrante, culpabilisante. Mais, par contre, cet objet maternel est narcissique et facilite le blocage.

. *Le père* : il ne se vit pas comme un représentant de la loi, mais comme une rivalité avec la mère. Souvent il est absent, ou réellement, ou fantasmatiquement. Cela bloque l'accession à l'Œdipe.

- Le profil psychologique d'Engel et de Groen.
Ces travaux d'Engel et de Groen ont mis en évidence des traits caractérologiques :

. Niveau mental normal.
. Immaturité affective et sexuelle.
. Passivité devant la vie.
. Très dépendant d'un personnage de l'entourage.
. Très égocentrique et très narcissique.
. Très méticuleux vis-à-vis de la propreté et de l'hygiène.
. Hyperémotifs ne pouvant s'adapter aux situations imprévues, surtout si celles-ci remettent en cause leur besoin de passivité et de dépendance

Traitement : quand un symptôme somatique est installé, il va évoluer pour son propre compte, donc ceci impose une thérapeutique à la fois organique et psychologique.

a) Thérapeutique de l'organe lésé. Cette thérapeutique intéresse essentiellement le gastro-entérologue et le généraliste qui devront collaborer avec le psychosomaticien.

b) Thérapeutique du déterminisme. La psychothérapie : elle est toujours très difficile.

. Chez le malade hospitalisé.

Premier temps : il faut recréer le couple père-mère et instituer la thérapeutique de Margolin.

* Nursing fondamental : il est nécessaire pour assurer les besoins fondamentaux, c'est-à-dire assurer le principe d'automation au sens de Marty. Redonner une sécurité, une protection à ce malade qui est en état de détresse. Ce nursing sera assuré essentiellement par une infirmière (qui va représenter l'image maternelle) et un psychothérapeute homme qui passera tous les jours voir le patient. Ce dernier pourra devenir la personne clef. Il sera important que, lors des absences, le patient ne revive pas un abandon.
* Relaxation : cette thérapeutique va entraîner une restauration du narcissisme, elle va relibidinaliser une image du corps qui est devenue seulement mécanique et fonctionnelle, par le plaisir, par exemple à sentir un corps chaud et plus particulièrement l'intérieur de son ventre chaud.

Deuxième temps : c'est la psychothérapie en face à face. Les interventions porteront d'abord sur le masochisme et les bénéfices secondaires. Puis sur le vécu de la selle hémorragique. Sur la liaison entre les facteurs affectifs et le déclenchement de la maladie. On recherchera la situation de détresse pour la faire comprendre au malade. On lui donnera un projet, c'est-à-dire un désir, par exemple le désir du "mieux être dans sa peau". Puis, peu à peu, on interviendra sur les relations parentales, sur l'enfance, sur l'éducation sphinctérienne. On va également essayer de redonner des fantasmes à ce malade et essayer de favoriser le travail associatif de la pensée. Parfois, le malade pourra s'engager dans une cure analytique classique au décour de ce travail.

. Chez le malade non hospitalisé

Après l'hospitalisation du malade présentant une recto-colite hémorragique, on poursuivra la relaxation psychothérapique qui a déjà été amorcée lors de l'hospitalisation. Sa durée sera d'environ trois à quatre ans.

Il est parfois nécessaire d'adjoindre à la thérapeutique gastro-entérologique une thérapeutique anti-dépressive et tranquillisante qui va, dans certains cas, entraîner une amélioration très importante.

Exemple clinique : un patient de dix-huit ans, qui présentait une recto-colite hémorragique, nous a été adressé pour une cure de relaxation. Celle-ci a duré trois ans, avec une amélioration importante. A la fin du traitement, il nous disait : "Je sors maintenant tout seul. Je n'ai plus de problèmes sexuels. Avec mon père, je m'entends beaucoup mieux; je vais d'ailleurs travailler avec lui". Il faut dire que ce jeune homme a toujours lié l'apparition de la recto-colite hémorragique à son conflit avec le père. Pendant la cure, un travail important d'élaboration a pu se faire; à la fin d'une séance, par exemple, il disait : "De jour en jour, je sens que ma peau s'épaissit comme une armure qui me protégerait des coups. J'ai en fait l'impression d'avoir deux peaux, une peau normale et... une autre peau par-dessus. C'est ça l'armure". On ne peut pas s'empêcher de penser à Didier Anzieu et à son travail sur le Moi-peau. A une autre séance il dira : "J'ai l'impression que je suis léger, que je vole, que je sors tout ce que j'ai à l'intérieur de moi, pour vérifier si c'est bien en place, mes intestins en particulier, un peu comme une vieille voiture où l'on sortirait le moteur pour le vérifier, le réparer et le remettre. Je sors et je remets tout à l'intérieur dans le même temps". Quand des patients sont très motivés, comme ce jeune homme, et quand en plus ils sont adressés par leur généraliste ou leur spécialiste et encouragés par eux à aller jusqu'au bout de la cure, l'amélioration est presque toujours très importante.

L'ulcère gastro-duodénal.

La liaison entre les troubles gastriques et le psychisme est établie depuis 1845, par Flemming.

En 1902, Chaudron, élève de Dejerine, indique la possibilité de guérir les affections gastriques par une "psychothérapie prolongée".

Différents auteurs, et donc différents travaux, vont essayer de montrer, à partir de cette époque, le rapport existant entre le psychisme et l'apparition de l'ulcère. C'est ainsi que l'on a pu observer par exemple, pendant la dernière guerre mondiale, une progression très importante des ulcères que l'on a appelés les ulcères du "Blitz".

a) l'expérimentation animale.
b) l'expérimentation humaine.

a) L'expérimentation animale :

* "*Le Petit Estomac*". Pavlov a eu le Prix Nobel de physiologie et de Médecine, en 1904, à la suite de ses travaux sur le "petit estomac" : on isole chirurgicalement une partie de l'estomac en conservant l'irrigation et la circulation sanguine et en dérivant par une fistule cutanée le produit des sécrétions de la muqueuse.

Cette expérience permet d'étudier les modalités de la sécrétion gastrique par rapport aux aliments, à la vue des aliments et par les stimulations résultant des réflexes conditionnés. Cependant, les techniques de collusion des réflexes conditionnés n'arrivent pas à reproduire un véritable ulcère.

* l'ulcère expérimental : de très nombreuses méthodes ont été utilisées pour le reproduire (on peut citer seulement : l'instillation de solutions acides ou de sucs naturels, la ligature du pylore ou ulcère de Shay, les injections d'histamine, de caféine ou de réserpine). Mais celui qui nous intéresse le plus, c'est celui que l'on appelle l'ulcère de contrainte, déterminé par des travaux américains et français, Bonfils et Lambling en 1953 : des rats sont soumis à une anesthésie générale et immobilisés dans un grillage souple, à deux pans, se rabattant et se moulant sur la surface du corps sans la serrer. Du sérum physiologique est injecté dans chaque patte postérieure. Les rats sacrifiés sont étudiés histologiquement. Le degré de contrainte; sa durée, ont été variables pour plusieurs lots d'animaux. La fréquence des ulcérations est proportionnée mathématiquement à la contrainte, sans que les réactions de libération jouent un rôle. Par contre, les animaux dont le comportement exploratoire spontané est réduit, ont une fréquence ulcéreuse faible.

Les auteurs concluent que la réaction de libération, témoignée par l'agitation motrice, malgré son caractère spectaculaire, n'influe que d'une manière insignifiante sur les ulcérations produites par la contrainte, ce qui suffit à distinguer son effet de celui du stress. La surrénalectomie ne modifie pas le pourcentage des lésions.

b) Expérimentations humaines :

- Pavlov : 1897 ----> Rôle des Vagues dans la transmission de la régulation céphalique de la sécrétion gastrique. Quarante pour cent de la sécrétion dépendent d'un mécanisme nerveux central.

- S. Wolff et H. G. Wolff (1943) observent directement un sujet de cinquante-sept ans, porteur depuis quarante ans d'une gastrotomie; ils constatent :

* que l'agressivité, le ressentiment, l'anxiété, accélèrent l'évacuation du repas standard.

* que la peur ralentit l'évacuation gastrique. Le comportement gastrique en dehors des périodes digestives est étroitement dépendant des processus conscient et inconscient. Ces auteurs observent que :

* la diminution de la sécrétion acide, de la motilité et de la vascularisation sous l'influence de la peur était liée à un désir irréalisable de fuite, ou bien en relation avec des pensées dépressives, ou des sentiments de découragement.

* L'exacerbation de ces fonctions est liée par contre à des situations conflictuelles provoquant une réaction hostile et un désir inassouvi d'agression. La prolongation des affects de ce dernier type peut aboutir à des modifications de la muqueuse gastrique, comparables à celles observées dans les gastrites. La muqueuse ainsi modifiée est très vulnérable; un traumatisme insignifiant peut provoquer une érosion minime qui, en contact prolongé avec le suc gastrique, peut conduire à la formation d'un ulcus.

- H. Weiner, M. Thaler, M. F. Reiser, I. A. Mirsky (1956). Ces auteurs étudient cent vingts sujets appartenant aux catégories hyper et hyposécrétantes, sélectionnés parmi deux mille jeunes recrues de l'Armée américaine

Dans 95% des cas, ils peuvent déterminer la catégorie du sujet :

* Sujets hypersécrétants -----> intenses besoins oraux, s'exprimant sous forme d'être pris en charge, d'être nourris; la frustration de ces besoins provoquerait une intense colère mais vite réprimée.

* Sujets hyposécrétants -----> ils sont plus narcissiques, ils expriment plus volontiers leur hostilité, certains compensant par une attitude hypermasculine, une identification féminine.

c - Les Travaux psychologiques et psychanalytiques

C'est Alvarez qui en 1929, décrit l'ulcéreux comme un personnage agressif et combatif réussissant dans les affaires. Marmor le décrit comme un ambitieux hyperactif, mais décèle déjà des tendances inconscientes à la passivité et à la protection. Sullivan et Mc Kell résument l'ulcéreux en une phrase célèbre : "Il y a au moins un ulcus dans chaque Conseil d'Administration". Mais voyons surtout les travaux les plus importants des deux écoles qui dominent le problème de l'ulcère :

----> l'École américaine avec :

Hartmann,
Alexander,
Garma.

-----> l'École française avec :

Marty,
Fain,
David et surtout
Michel de M'Uzan.

a) l'École américaine : Trois auteurs :

Hartmann	---------------------->	Le type de personnalité
Alexander	---------------------->	Le conflit de Basal
Garma	---------------------->	Le type de personnalité

1/ Hartmann.

Il a décrit deux types de personnalité : le type "agressif, bagarreur", le type "actif de l'homme d'affaire".

Pour Hartmann, l'ulcéreux est le type même de l'homme ambitieux et énergique de la civilisation occidentale (les Indiens de l'Amérique Latine, qui sont apathiques et sans ambition, ne font pas d'ulcères).

Pour cet auteur, l'ulcéreux est le type d'homme qui pense que les obstacles et les handicaps rencontrés doivent être vaincus à tout prix.

2/ Alexander.

Pour lui, ce n'est pas le type de personnalité qui est essentiel, c'est le conflit.

Il décrit un conflit spécifique à l'ulcéreux, qui est celui-ci : rester dans une situation de dépendance infantile, d'être aimé, couvé, se trouve en contradiction avec le Moi adulte et le désir d'indépendance, de pouvoir se suffire à soi-même. Ce sentiment d'indépendance exagérée recouvre une défense contre un sentiment inconscient d'extrême dépendance.

Pour Alexander, il semblerait que le facteur crucial dans la pathogenèse de l'ulcère soit la frustration des désirs de dépendance et d'amour.

Quand ces désirs ne trouvent pas de satisfaction dans les relations interhumaines, un stimulus affectif chronique est créé et il semblerait que ce soit ce stimulus qui produise l'ulcération. Tout ceci renvoie à une frustration orale dans l'enfance. L'ulcère serait la réaction à la frustration d'un vif désir oral et de dépendance. Certains sujets vont alors compenser ces désirs par une grande ambition et une hyperactivité professionnelle. Alexander disait : "Bien que la situation conflictuelle soit la même, la façade de leur personnalité peut varier d'une indépendance exagérée à une dépendance parasitaire". Pour Alexander, si le Moi adulte rejette le désir de recevoir, d'être aimé et secouru, de dépendre des autres, ou si ce désir est frustré par des circonstances extérieures, il se fraye un chemin vers la régression. Le désir d'être aimé se transforme en désir d'être nourri. Ce besoin d'être nourri mobilise le système nerveux de l'estomac par les voies parasympathiques. On sait qu'expérimentalement la stimulation chronique de l'estomac vide est un facteur étiologique d'ulcère (Alvarez; Slibermann). C'est ce qu'Alexander a appelé la Névrose Gastrique. L'ulcère serait donc lié à la frustration d'un vif désir oral et de dépendance.

3/ Garma. Il fait jouer un rôle à la personnalité en disant que tous les sujets qui ont ce conflit ne font pas d'ulcère. Pour Garma, cette personnalité est spéciale et typique : elle est liée aux premiers moments de l'évolution du nourrisson et aux rapports avec la mère. Dépendance excessive de la mère. Celle-ci est en général particulière : c'est une mère qui provoque des privations alimentaires ou qui se préoccupe beaucoup de l'alimentation ou de la digestion en négligeant ou en freinant les conduites sexuelles. La mère serait vécue comme très ambivalente et même représentée comme un mauvais objet dans l'appareil psychique.

Garma parle de "mère mauvaise internalisée" qui serait ainsi dévoratrice comme le nourrisson l'était à la période sadique-orale.

b) L'École de De M'Uzan.

Pour cet auteur, le conflit basal de l'ulcéreux est le conflit entre les tendances passives et les tendances actives. C'est le conflit dépendance - indépendance. L'ulcéreux qui présente le tableau typique de la maladie psychosomatique est celui qui est atteint de l'ulcère duodénal à rechutes, que l'on appelle la maladie de Cruveilhier.

L'ulcère gastrique est beaucoup moins typique. Profondément, l'ulcéreux a un désir de voir satisfaire ses tendances passives réceptives. Elles consistent en un besoin intense de recevoir d'autrui la nourriture, d'être pris en charge par lui, soutenu, guidé. Cette attitude infantile, toujours présente chez l'adulte mais inconsciemment rejetée, est compensée par une attitude opposée réactionnelle où le sujet se montre indépendant, actif, réclamant sa liberté.

L'incidence d'un tel conflit sur l'estomac résulte du fait qu'être dépendant et nourri sont synonymes pour l'enfant. Lorsque, plus tard, l'adulte constatera que son désir de dépendance est impossible, son estomac présentera des modifications de sécrétion et d'innervation. Le conflit entre ces deux tendances ne se rencontre bien entendu pas uniquement chez l'ulcéreux, mais il y aura ulcère s'il survient sur un terrain prédisposé :

- Une structure psychosomatique : pensée opératoire, reduplication projective, relative carence fantasmatique, valeur fonctionnelle du fantasme déficiente, autrement dit : manipulation du conflit au niveau viscéro-humoral.
- Des éléments relevant de l'histoire personnelle de chaque être humain, comme par exemple un intense besoin de recevoir oralement, contrecarré précocement.
- Dans certains cas, des éléments héréditaires. De M'Uzan a montré également un autre aspect typique de l'ulcéreux, c'est la compétitivité. Donc, le conflit Dépendance-Indépendance et Compétitivité deviennent les éléments de base de la structure de personnalité de l'ulcéreux.

Très souvent, l'ulcère survient après un deuil ou à l'acmé de la compétitivité. De M'Uzan critique la position d'Alexander en disant que celui-ci voit dans le conflit Dépendance-Indépendance un simple jeu de tendances opposées.

En fait, c'est un moyen de fonctionner pour l'ulcéreux, comme l'évitement pour le phobique. Il critique aussi la position de Garma en disant que le fantasme de la mère dévorante n'est pas une cause de l'ulcère mais une conséquence. Freud nous a habitués à ce qu'un trouble organique constitue une épine irritative pour la fantasmatisation.

De M'Uzan et Bonfils ont classé les ulcéreux en quatre types :

1) Le type I ou hyperactif (25 %).
   - Relation avec le psychosomaticien faite de rivalité et d'indépendance.
   - Manifestations psychonévrotiques de type compulsif.
   - Socialement hyperactif et compétitif.
   - Vie familiale souvent déséquilibrée.
   - Rejet obstiné des tendances passives réceptives.

2) Le type IV ou passif (15 %).
   - Relation avec le psychosomaticien faite de dépendance.
   - Manifestations psychonévrotiques dépressives et anxieuses.
   - Socialement désadapté.
   - Vie familiale absente ou disloquée.
   - Exprime beaucoup ses tendances passives réceptives.

3) Le Type III ou instable (10 %).
   - Alternance entre les manifestations de dépendance ou d'indépendance.
   - Les manifestations psychonévrotiques sont variables. On note un éthylisme.
   - Carence de la vie familiale.
   - Alternance entre l'expression et le rejet des tendances passives réceptives.

4) Le type II ou équilibré (50 %).
   - Dans la relation, il se manifeste une oscillation entre des positions de dépendance et d'indépendance.
   - Manifestations psychonévrotiques mineures.
   - Socialement stables.
   - Familialement équilibrés, avec souvent une épouse du type bonne mère frigide.
   - Ils satisfont leurs tendances passives réceptives dans un domaine, par exemple auprès de leur épouse, et ils donnent issue à leurs tendances actives dans un autre domaine (secteur professionnel par exemple).

Le type I correspond à "l'homme d'action", en perpétuelle rivalité avec ses collègues de travail, visant l'échelon hiérarchique le plus haut, sans repos, il s'acharne à courir après un phallus qu'il n'atteint jamais. Il a, en général, de nombreuses aventures avec des femmes pour qui il n'éprouve aucun attrait érotique. Elles lui servent seulement à se convaincre de sa puissance. Il traverse l'existence comme une comète montrant sa liberté, mais il ne cesse de graviter autour de son noyau de dépendance qu'il repousse de toute son énergie.

Le type IV, c'est le "pauvre type classique", avec une note particulière : c'est un glouton de dépendance. Mais il est tellement collant qu'il sera, en général, chassé et aboutit souvent à la dégringolade professionnelle et familiale.

Le type II est le type de "Monsieur-Tout-le-monde".

Le type III est le type de "l'engagé volontaire". Il coulait, par exemple, des jours heureux dans le giron de l'armée qui satisfaisait ses tendances passives. Une fois entré dans la vie civile, c'est l'enfer. L'attraction du rôle de dépendance passée est trop forte et le malade va chercher une nouvelle prise en charge auprès des organismes sociaux infiniment moins bien organisés que l'armée. La solution idéale serait de se réengager. Il ne le fait pourtant pas, attiré par les mirages de la vie civile.

Traitement

a) Médical et chirurgical. Il sera fait par le gastro-entérologue et le chirurgien.

b)Psychothérapique.

L'ulcéreux, en principe, ne vient pas voir le psychothérapeute et le gastro-entérologue ne le lui adresse pas. Dans la plupart des cas d'ailleurs, l'ulcéreux peut se passer du psychothérapeute car il est bien équilibré avec son traitement. On peut cependant lui rendre service dans deux directions :

----> vis-à-vis de sa propre thérapeutique médicale ou chirurgicale.

----> vis-à-vis de son fonctionnement même.

1) *Vis-à-vis de la propre thérapeutique médicale et chirurgicale.* On peut reprendre la classification de De M'Uzan. Les ulcéreux de type II, en général, acceptent bien leur thérapeutique.

On peut intervenir surtout pour les types I, III et IV. Dans quelles circonstances ?

. Un échec du traitement médical.

. Une intolérance à la longueur du traitement médical.

. Avant et après l'intervention lorsque, malgré le type psychologique défavorable, l'indication opératoire est inévitable.
. En cas de contre-indication médicale à la gastrectomie.
. Presque systématiquement chez le sujet jeune.
. Dans ces cas, la thérapeutique sera un lieu de rencontre pour permettre d'assouplir le système de défense dépendance-indépendance qui se joue au niveau du médicament et vis-à-vis du gastro-entérologue.

Les ulcéreux du type I, en général, ont besoin qu'on leur laisse une certaine liberté de prescription. Une liberté "surveillée" bien entendu. Parfois, il est nécessaire de ritualiser ou d'obsessionnaliser la prise médicamenteuse.

Les ulcéreux du type III voient souvent les médicaments comme toxiques. Le rôle du thérapeute est de montrer la totale innocuité des prescriptions. Mais ce sont des malades difficiles, qui mobilisent un contre-transfert négatif, car ils sont provocateurs, instables, changeant souvent de thérapeute.

Les ulcéreux du type IV doivent être valorisés et le médicament également. Il faut leur montrer qu'on fait pour eux un traitement sur mesure. La prescription du repos constitue également une attitude psychothérapique.

Type I ----> repos intolérable.

Il faut donc trouver un moyen terme et préconiser le bricolage.

Type IV ---> le repos est trop attendu.

Il faudra donc éviter de satisfaire les tendances passives.

Vis-à-vis de l'indication opératoire, il faut savoir que les types II supportent bien l'intervention, que les types IV supportent mal l'intervention, il faut tout faire pour l'éviter.

Les types I et III sont instables et donc il faut étudier avec soin chaque cas particulier. La décompensation postopératoire peut se faire dans deux registres :

. le social ----> dégradation sociale.
. le sexuel ---> impuissance.

2) Vis-à-vis de leur propre fonctionnement.

a) Psychothérapie verbale en face à face.

C'est le cas où le patient a une demande. Elle peut être le prolongement du travail entrepris au niveau du médicament.

On reviendra sur les causes de l'apparition de l'ulcère :

----> le deuil -
---> l'acmé de la compétitivité.

On envisagera avec ce malade, très simplement, les problèmes de la réalité sociale, professionnelle, conjugale, familiale, sans le culpabiliser, sans le frustrer, dans une relation plutôt amicale. Le thérapeute parlera beaucoup. L'ulcéreux a besoin de se "nourrir de mots".

Puis, ce n'est que par la suite qu'on pourra envisager son conflit basal et l'associer à son histoire infantile.

b) Relaxation.

C'est la thérapeutique la plus accessible à beaucoup de patients. On doit expliquer l'intérêt du traitement avec des mots simples, par exemple on peut lui dire ceci : "nous allons vous prendre en relaxation; elle a pour but : de rétablir les liens, les circuits qui ont été depuis longtemps défaits entre votre psychisme et votre estomac; vous avez, sans vous en rendre compte, tendance à réagir aux différents aléas de la vie uniquement par votre estomac; parce que le lien qui le protège est défait, il y a en quelque sorte un court-circuit entre votre psychisme et cet estomac; la relaxation doit permettre de refaire un nouveau lien, mais il ne pourra pas se refaire sans vous".

La durée est de deux ou trois ans environ.

c) Psychanalyse. Elle est peu utilisée en France; nous avons vu qu'elle a été très utilisée en Argentine par Garma.

Exemple clinique : il s'agit d'un patient de quarante ans, présentant un ulcère duodénal depuis cinq ans, qui est apparu à la suite d'une grande déception (rejet par une femme). Il se décrit comme un grand anxieux ayant eu dans sa vie des problèmes conjugaux difficiles à surmonter et cette grande déception. Il est ambitieux et dit : "ce qui me fait mal à l'estomac, c'est que je pense que les autres en savent plus que moi". Il veut faire une psychothérapie.

Nous lui proposerons la relaxation psychothérapique. Il est bien "psychosomatique", avec ce caractère ambitieux, compétitif, travailleur, rigide, pragmatique. Il est bien "ulcéreux", avec dans sa vie beaucoup d'histoires de femmes (de mère).

Le début de la relaxation va être pour lui et pour nous une surprise. Alors que cet homme avait peu d'imaginaire avant, sauf quand il était enfant, il va, dès les premières séances avoir une activité imaginaire très importante à partir des sensations. Il voit presque toujours des oiseaux, des personnages de vieilles femmes ou au contraire des jeunes filles et, enfin, des bâtiments et des murs. Il voit par exemple un oiseau sur un poteau électrique en bois : il est coloré et a l'air très méchant, il a des griffes et mord le poteau avec une grande férocité. Cet oiseau lui donne l'impression d'être regardé par quelqu'un de méchant qui le surveille, qui interdit. Il dit : "Ma famille était très rigoureuse". Cet oiseau représentait un Surmoi paternel qui juge son comportement avec les femmes (Culpabilité œdipienne). D'ailleurs, au cours d'une séance, il dira : "j'ai ressenti aujourd'hui un silence parfait, comme si le temps s'était arrêté mais, en plus, il contenait comme l'imminence de quelque chose de terrible qui me fait penser que j'ai accompli des choses catastrophiques et que je vais être puni pour ça". Les bâtiments et les murs évoquent un emprisonnement, un aspect carcéral marqué (culpabilité œdipienne encore); parfois, il y a des griffes qui évoquent une privation de liberté, l'impression de ne pas avoir le droit d'entrer alors que d'autres entrent (désir œdipien). La vieille femme est l'image d'une mère castratrice, frustrante, contre-balancée par la jeune fille gratifiante, accueillante, disponible à la satisfaction du désir. Ce patient, qui aura fait une cure de trois ans de relaxation, aura élaboré comme nous venons de le voir, à chaque séance et progressivement, toute sa problématique oœdipienne. Il est probable que ce travail lui aura permis de beaucoup moins somatiser par la suite.

Autre exemple clinique : un patient, âgé de vingt-six ans, vient d'avoir une perforation d'ulcère après son mariage et un échec à une école d'ingénieurs. En relaxation il va exprimer son ambivalence, dépendance-indépendance, qui est souvent un des conflits majeurs de l'ulcéreux comme nous l'avons vu.

Il va l'exprimer à travers son vécu corporel. Il dit ceci : "J'ai une main lourde et l'autre légère, une main qui surnage et une main qui reste attachée. C'est comme s'il y avait un bonhomme libre, tranquille, et un autre attaché par les contraintes, le boulot".

Dans la relation, il exprime également ce conflit : tantôt il veut qu'on le laisse tranquille, qu'on ne le touche pas, tantôt il dit : "J'attends énormément de vous". Sa compétition et sa rivalité s'expriment également à plusieurs reprises : au décours d'une séance, il nous dit : "A l'école, un gars était plus fort que moi et me tapait dessus mais, trois ans plus tard , je suis devenu plus fort et il en a bavé".

A une autre séance, il dit : "Le Far-West, c'est bien; chacun a son fling et le plus fort descend les autres". On sait que le psychosomatique hyperinvestit la réalité pour mieux la maîtriser car, comme il n'a pas ou peu de possibilités d'élaboration mentale, c'est de la réalité que peut venir le danger.

Ce malade ulcéreux exprimait ceci : "J'ai compris que ma personnalité était organisée comme une protection contre le milieu extérieur". La relaxation, peu à peu, a entraîné des processus de changement très importants qu'il a exprimés sous des formes différentes. Par exemple : "ce calme c'est très important, je vais le mettre en haut de mon échelle de valeurs. Je tends vers la sérénité". Un camarade m'a dit : "Tu as énormément changé de caractère". En effet, il dira : "Je me sens moins agressif, plus disponible pour les autres, je suis plus présent à la maison, je suis beaucoup plus détendu à l'école. J'ai changé la façon de me vêtir; je me mets à la mode. Je me rends compte de plus en plus de l'importance du milieu familial par rapport au milieu extérieur. J'ai toujours un peu peur de l'échec, du jugement des autres. Comme je travaille, je dois réussir, c'est un problème de justice, mais enfin je commence à me faire une philosophie. Avant, quand je faisais mes séances, il y avait la tête, c'était l'intellectuel, et le corps, l'estomac, c'était la souffrance. Maintenant, ce corps tout entier est la source de bonheur. La confiance en soi, ce n'est plus uniquement la confiance en ses possibilités intellectuelles, c'est la confiance en son corps. Avant, j'avais mal à l'estomac, au ventre, maintenant je n'ai plus rien. Je fais du vélo avec bonheur et j'ai toujours envie d'aller plus loin. Je grimpe une côte, puis une autre.

L'autre jour j'étais content d'avoir tenu tête à un champion. Il faut encore que je fasse attention à ce problème de la compétitivité". Nous avons vu que cette compétitivité est une des problématique de l'ulcéreux, avec le conflit dépendance-indépendance et la fixation orale.

L'Hypertension Artérielle

Elle touche environ 12% de la population des pays industrialisés. Pratiquement inconnue chez certaines peuplades dites "primitives", elle apparaît en une génération et dans les mêmes proportions chez ceux qui s'urbanisent.

Donc cela la fait considérer comme une maladie de la civilisation occidentale. 80% des hypertendus présentent une hypertension essentielle, c'est-à-dire dont l'étiologie est encore inconnue. Il en existe deux variétés :

- l'hypertension labile,
- l'hypertension permanente.

Les études épidémiologiques montrent le rôle joué par le stress sur l'élévation de la pression sanguine et son influence dans l'étiologie de l'hypertension artérielle.

Cependant, les études psychanalytiques privilégient la personnalité psychosomatique qui serait plus marquée chez les hypertendus permanents présentant une hypertension maligne essentielle que chez les hypertendus labiles. Il semblerait que l'hypertension artérielle permanente se rencontre dans les névroses de comportement, alors que l'hypertension artérielle labile se rencontrerait dans les névroses de caractère.

a) Les données expérimentales.
Elles ont permis de décrire la pathologie de l'hypertension :

----> L'origine rénale,
----> L'origine surrénalienne,
----> L'origine sympathique.

* *L'origine rénale.*
Ce fut la première hypothèse. Elle date des travaux de Bright, en 1836, et fut confirmée par ceux de Goldblatt, en 1934. Il réalisa chez l'animal une hypertension artérielle par ischémie rénale. Le rein ainsi ischémié fabriquerait une enzyme, la rénine, qui transforme une préhormone inactive, l'hypertensinogène, en une hormone active à action vaso-constrictive, l'hypertensine ou angiotensine.

Il semble, d'après les travaux de Trueta, que cette ischémie serait surtout une ischémie corticale par court-circuitage, le sang arrivant au rein passant directement dans la médullaire. En effet, le flux sanguin glomérulaire ne semble subir aucune diminution. Parmi les nombreuses causes pouvant entraîner cette dérivation, il y aurait les facteurs psychiques et émotionnels.

* *L'origine surrénalienne.*
Selon Vaquez et Selye, il y aurait un hyperfonctionnement surrénalien. L'injection de cortisone entraîne en effet une élévation tensionnelle.

* *L'origine sympathique.*
Elle résulte des travaux de Selye et de Magoun, en 1952. Pour Selye, le stress va entraîner des réactions nerveuses et endocriniennes.

Les réactions nerveuses déterminent l'excitation des fibres adrénergiques -----> action directe sur les vaisseaux et les reins et action indirecte en déclenchant la sécrétion d'adrénaline et de noradrénaline.

Les réactions endocriniennes sont déclenchées par les stimulis hypophysaires.

Le lobe postérieur qui secrète la vasopressine (l'hormone hypertensive et antidiurétique) et le lobe antérieur qui secrète la corticotrophine et la somatotrophine. Cette dernière stimule la sécrétion par la zone glomérulaire de la surrénale, de la minéralo-corticoide, substance hypertensive agissant sur le tonus de la paroi artériolaire.

Les travaux de Magoun, en 1952, ont montré que les centres nerveux diencéphaliques et l'hypophyse n'étaient que sous la dépendance de la formation réticulaire.

Nous aurions alors le schéma suivant :

La stimulation sensitive, sensorielle ou psychique ----> activation réticulaire ----> excitation du centre sympathique ------> décharge d'adrénaline ----> stimulation à nouveau de la formation réticulaire ----> renforcement la décharge d'adrénaline ---> hypertension.

En 1961, Wolf a montré que l'élévation de la tension artérielle, due au stress, pouvait se faire par deux mécanismes :

- d'une part en augmentant le débit cardiaque sans augmention de la résistance vasculaire périphérique.
- d'autre part en augmentant la résistance vasculaire périphérique sans augmentation du débit cardiaque.

b) Les données sociologiques

Elles apportent, en plus des données expérimentales, des arguments en faveur d'une pathogénie psychosomatique de l'hypertension.

A la suite des deux dernières guerres mondiales, du tremblement de terre d'Achkhabad, en 1948 au Turkestan, et des modifications des modes de vie, plusieurs chercheurs ont montré l'élévation très importante du nombre des hypertendus.

c) Les données cliniques

Moses, Daniels et Nikerson, en 1956, ont observé les modifications hémodynamiques des sujets soumis à un traitement psychanalytique et ont constaté :

. que la colère ----> forte élévation tensionnelle (de 16 à 20 pour les maxima, de 10 à 13 pour les minima).

. que l'anxiété non extériorisée ----> faible élévation tensionnelle (de 14 à 16 pour les maxima, de 9 à 10 pour les minima).

Graham et Kabler, en 1962, constatent :

. que si l'on suggère au sujet de penser qu'il va être traité avec dureté et injustice et qu'il n'y peut rien, il se produit une élévation de la température de la peau (comme ce que l'on remarque dans l'urticaire).

. par contre, si l'on suggère au sujet qu'il va être attaqué et qu'il doit se préparer à se défendre, on note une élévation de la tension artérielle diastolique. Cannon, Alexander et Schneider ont fait remarquer que l'hypertendu déclenche en lui des réactions physiologiques analogues à celles que l'on observe chez un individu blessé ou placé dans une situation comportant un danger réel ou imaginaire.

d) La personnalité de l'hypertendu.

* *Les Travaux Américains*

. Saul (1932) ----> Importance des sentiments d'hostilité, mais dissimulés sous une apparence aimable et complaisante.

. Dunbar (1938) ----> Elle a montré surtout l'importance de la tension et de l'anxiété. Ce sont des patients qui sont repliés sur eux-mêmes; sujets au doute et à la perfection. Ils sont très ambitieux, ils ont peur de ne pas réussir. Ils évitent d'entrer en conflit avec leurs supérieurs hiérarchiques mais sont ensuite furieux de leur avoir cédé et ruminent leur rancune et des pensées hostiles qu'ils n'osent pas exprimer.

. Alexander (1938) ----> Pour cet auteur, il y a deux tendances contradictoires : un désir de passivité et de dépendance, mais aussi un désir d'autonomie et de domination.

. Bos (1959) : pour lui, le sujet est toujours tendu et sous pression.

* *Les travaux de Delteil et de Gerbeaux (1966).* Ils ont mis en évidence la personnalité de l'hypertendu. Cette étude a été faite sur cinquante sujets. Les résultats sont les suivants :

. Un état de tension émotionnelle rarement relâché, lié à des sentiments agressifs importants et à une ambivalence affective ancienne, ceux-ci entretenus par des sentiments de colère, d'irritation, réactivés par la moindre contrariété réelle ou imaginaire, et s'accompagnant en général d'une anxiété d'intensité variable, souvent plus marquée chez la femme. Ces auteurs ont retrouvé ces caractéristiques dans 90% des cas.

. Une parfaite maîtrise de soi-même camouflant cet état de tension émotionnelle. Ces sujets ne veulent rien montrer d'eux-mêmes. Ils ont trouvé ces résultats dans 40% des cas.

. Relations conflictuelles avec l'entourage (familial ou professionnel) : dans 75% des cas.

. Caractère disproportionné de leurs réactions émotionnelles par rapport aux conflits, d'où le désir de ne pas les montrer, de les inhiber, par crainte de créer autour d'eux un climat de combativité et d'insécurité.

. Hostilité envers le médecin parfois. Ceci est retrouvé dans 15% des cas.

. Intolérance à la passivité.

. Diminution de l'activité sexuelle. Ceci est retrouvé dans 20% des cas.

. Tendances dominatrices. L'hypertendu inhibe et maîtrise constamment des réactions émotionnelles, surtout son agressivité. Il y a chez lui une impossibilité à élaborer cette agressivité sur le plan fantasmatique et à la décharger sur le plan psychomoteur. De même, il est incapable d'intégrer et de sublimer ses pulsions agressives dans des activités sexuelles, professionnelles, acceptables par lui et son entourage. L'hypertension artérielle, envisagée dans son aspect psychosomatique, semble due à l'inhibition consciente et volontaire d'une tension émotionnelle à base d'agressivité et d'anxiété qui, ne trouvant aucune issue pour être déchargée ou dérivée dans un comportement accepté par le sujet, détermine une activation plus ou moins permanente des mécanismes physiologiques de l'élévation de la tension artérielle.

* *Les Travaux psychanalytiques.*

En fait, c'est dans la maladie hypertensive, c'est-à-dire l'hypertension artérielle maligne essentielle, où la personnalité de l'hypertendu est la plus typique. Il y a donc deux sortes d'hypertension dites "psychosomatiques" :

- l'hypertension artérielle permanente.
- l'hypertension artérielle labile.

Dans le premier cas, c'est la maladie hypertensive. La personnalité de l'hypertendu, dans ce cas, est typique. Elle est profondément perturbée. Il y a une pensée opératoire typique, un Moi très fort, un Surmoi social sévère et très exigeant où les références humaines recouvrent le culte de l'officialité ----> référence à la loi avec des éléments projectifs (impossibilité de supporter une intrusion (parole, bruit)).

Dans le deuxième cas, il s'agirait de manifestations psycho-fonctionnelles réversibles et la personnalité de l'hypertendu apparaîtrait beaucoup moins typique. Ce qui paraît très important dans l'hypertension, c'est la problématique de la rivalité qui renvoie à la problématique oedipienne. Le conflit est le même que chez le coronarien.

Traitement.

a) Somatique ----> Cette thérapeutique sera faite par le cardiologue et le généraliste.

b) Psychologique.

Le rôle joué par la personnalité dans le maintien de l'hypertension incite à concevoir l'association d'un traitement chimique hypotenseur à un traitement psychothérapique.

* La relaxation. Elle va entraîner une diminution de l'anxiété, une résolution de l'agressivité et surtout un amortissement très important des conflits pouvant naître de l'entourage. Elle sera surtout très efficace dans l'hypertension labile émotionnelle.
* La psychothérapie en face à face. Elle renforce efficacement l'action de la chimiothérapie. Le traitement permet de verbaliser le vécu conflictuel, d'extérioriser l'agressivité et d'apaiser l'anxiété. Il permettra de dédramatiser et de déculpabiliser l'agressivité qui entraîne une anxiété réactionnelle, elle-même génératrice d'un comportement agressif compensateur qui réactive l'angoisse, etc.

  Cette psychothérapie est la seule possible chez la plupart des hypertendus, en particulier chez ceux qui présentent une hypertension maligne essentielle, comme celle des coronariens qui ne supportent pas l'inactivité et ne pourront pas rester sur le divan.

  D'après les psychosomaticiens américains, la psychothérapie en face à face permet de maintenir pendant plusieurs années la tension artérielle des hypertendus à un niveau relativement peu élevé.
* La psychanalyse. Elle est seule susceptible de donner des résultats durables, voire définitifs. Cependant, elle ne peut s'appliquer que chez les sujets jeunes, sans lésions organiques.

Il faut savoir que parfois, lorsque le symptôme a disparu, à la suite de cette disparition s'installe une fatigue ou un état dépressif. C'est dire que, là encore, le symptôme psychosomatique réalise et réussit un équilibre homéostatique qu'il est parfois judicieux de ne pas faire disparaître trop rapidement.

Exemple clinique : c'est l'exemple d'un échec thérapeutique qui montre la difficulté de la prise en charge des patient psychosomatiques.

Il s'agit d'un brillant universitaire, biologiste, hypertendu de longue date (hypertension essentielle) qui nous avait été adressé par le Service de Cardiologie du CHU. Ce malade, dès le premier entretien, avait été avec nous très agressif, avec d'importantes projections de type paranoïaque. Dès les premières séances de relaxation, il conservera toujours une très grande agressivité et ce comportement projectif à notre égard. Au bout de la quatrième séance, il enverra une lettre où il critiquera l'aspect empirique de la relaxation.

Il écrira : "Moi, scientifique, je ne peux pas adhérer à ce traitement".

Nous reparlerons de ces difficultés dans le chapitre spécial consacré au traitement des somatisations.

L'Infarctus du Myocarde

Depuis très longtemps, on connaît le rôle des grandes émotions dans le déclenchement des morts subites. Mais les recherches psychosomatiques récentes ont essayé de mieux comprendre les rapports qui pouvaient exister entre le fonctionnement psychique et le fonctionnement cardiaque.

On se demande, par exemple actuellement de plus en plus, s'il existe un lien entre l'activité psychique et l' athérosclérose.

C'est un problème difficile et délicat car on connaît mal encore les mécanismes de l'athérogenèse et quand on en fait le diagnostic c'est sur des signes indirects. Il semblerait qu'il y ait une corrélation entre certains traits de personnalité et l'élévation des B lipoprotéines. Une autre question est celle de la relation entre l'hypertension et l'athérosclérose : elles sont souvent associées, la première n'est pas toujours une conséquence de la deuxième et, parfois, elle en est même une cause. Il faut donc dire que le problème psychosomatique de l'infarctus rejoint celui de l'hypertension artérielle, celui de l'athérosclérose, et celui du tabagisme.

a) Prédispositions

* *Le Stress.*

Pour Calo (1956), le stress crée l'athérome, non seulement par l'angiospasme, mais surtout en provoquant un trouble du métabolisme des lipides. Diverses études ont montré qu'il y avait une élévation de la tension artérielle, du taux du cholestérol ou du temps de coagulation, quand le sujet est soumis à un stress. L'état de stress constituerait donc un type d'étiologie psychologique de la maladie coronarienne. Les éléments qui constitueraient l'état de stress seraient l'impossibilité ou la grande difficulté pour le sujet de présenter un comportement adéquat en face d'une situation. En fait, on ne peut pas réduire les facteurs psychiques au stress et c'est une manière très simplifiée d'envisager les rapports entre psyché et soma dans le déterminisme de l'infarctus.

* *Les facteurs ethniques.*

Pour Ischlondsky, en 1953, la répartition des maladies athéromateuses chez différents groupes ethniques est davantage liée aux facteurs émotifs propres aux diverses cultures qu'à une prédisposition raciale véritable.

Par exemple, chez les Israélites, les études entreprises dans divers pays comme aux États-Unis, Israël, Tunisie, montrent que ce sont les juifs anxieux, persécutés, tourmentés par le désir d'améliorer leur situation qui font le plus souvent des accidents coronariens.

* *Les facteurs professionnels.*

Pour les médecins, la fréquence de l'infarctus croît avec les responsabilités ----> dans un ordre croissant nous trouvons les dermatologues, les anatomo-pathologistes, les anesthésistes, les omnipraticiens.

Russek, en 1958, a fait une étude sur quatre mille médecins interrogés : 65% ont répondu au questionnaire et l'on constate que dans le groupe d'âge de quarante à soixante ans, les anesthésistes ont deux fois plus d'affections coronariennes que les dermatologues et les anatomo-pathologistes.

Quant aux omnipraticiens, ils sont trois fois plus frappés. Cette étude confirme une étude antérieure faite en 1952 par Morris, Jeady et Barley ----> même conclusion sur six mille médecins. Calo a montré que l'infarctus frappait beaucoup plus les personnalités qui travaillent avec leur cerveau que celles qui travaillent avec leurs muscles. On a montré également que l'infarctus était plus fréquent dans les classes dirigeantes où prédominait la notion de compétitivité ---->(Manager-Disease).

* *Les autres facteurs.*

. Habitudes alimentaires (corps gras).
. Sédentarité.
. Tabagisme.

* *La personnalité.*
C'est un facteur qui est en général sous-estimé par les cardiologues, mais qui semble aussi important que les facteurs que nous venons de signaler.

b) La personnalité du coronarien

* *Selon Flanders Dunbar.*
En 1943, elle décrivait un "profil de personnalité" qu'elle a appelé la "personnalité Coronary-Prone". Cette personnalité est la suivante :

. Prédominance de la morphologie pycnique.
. Appartenance à une classe sociale relativement élevée.
. Niveau moyen d'éducation élevé.
. Allure "généralement distinguée".
. Stabilité dans le travail.
. Stabilité également dans le mariage, rareté des divorces.
. Proportion de mariages relativement très élevée (95%).
. Nombre d'enfants relativement élevé.
. Peu d'intérêt pour le sport.
. Peu de violon d'Ingres.
. Intérêt pour la philosophie et les occupations intellectuelles.

A ce tableau s'associent des "principes rigides" :

. Compulsion à être dur pour soi-même comme pour les autres.
. Compulsion à parvenir aux niveaux les plus élevés possibles de la profession, grâce à un travail excessif et à une discipline personnelle importante.

Pour cet auteur, ces traits de personnalité sont sous-tendus par un conflit fondamental : la rivalité avec le père : ce sujet cherche ainsi continuellement à surpasser l'autorité de son supérieur hiérarchique.

Dans l'enfance, le futur coronarien serait entré en compétition avec son père fortement redouté et envié et aurait tenté de résoudre ce conflit par une identification partielle. D'où toujours cette quête du père, avec une lutte compulsionnelle pour le succès et la réussite. C'est peut-être à ce niveau que le coronarien a besoin du toxique. Le coronarien est toujours à la recherche d'un "idéal viril" primitivement représenté par son père.

Pour Dunbar, il y aurait un refoulement des tendances personnelles de l'individu car elles ne correspondent pas à la réalisation de l'idéal viril.

Ces sujets ont une hypertrophie de la Self-Esteem et un conflit entre le Moi et l'idéal du Moi. Ils sont incapables de tolérer l'inactivité et de se relaxer. Le plaisir ne les intéresse pas. Ils recherchent le succès et l'indépendance. Ils sont conformistes et conventionnels. Ils se montrent souvent avec une façade d'homme calme, mais façade qui cache de profondes lézardes et un sentiment d'insécurité (le toxique a peut-être, là encore, son rôle).

Dunbar pense également que la mère du futur coronarien serait anxieuse et hyperprotectrice.

* *Selon Rosenman et Friedman (Californie 1958).*

Ils ont décrit un Pattern comportemental particulier qui caractérise les sujets prédisposés aux accidents coronariens. C'est ce qu'ils ont appelé les sujets de type A.

Ces caractères sont les suivants :

. Forte propension à la compétitivité.
. Hyperactivité.
. Grande ambition (recherche permanente de la réussite sociale et professionnelle).
. Tendances à s'engager dans de multiples activités.
. Constant état d'alerte.
. Impatience à l'égard de tout ce qui est calme et lent.

Ces auteurs ont observé que ces traits étaient significativement associés à l'augmentation du taux de cholestérol, du temps de coagulation et de la tension artérielle.

Ce comportement rejoint la théorie de l'identification partielle de Dunbar : il y aurait un souci compulsionnel de réaliser un idéal d'indépendance virile. Mais ce qui est important surtout, c'est l'inadéquation des comportements manifestes développés par le sujet à ses modèles personnels de référence.

Dans le cas de sujets coronariens, le système de référence est dépassé; ses modes comportementaux habituels ne suffisent plus pour lui permettre d'aborder la situation. Il est contraint à mettre en oeuvre une série de mécanismes comportementaux, étrangers à son système de référence. L'individu contraint à s'identifier à une image paternelle, trop distante de sa propre personnalité, ne parvient pas à incorporer le système de référence de ce modèle, de sorte qu'il continuera indéfiniment à tenter de réaliser une image idéale de lui-même et de s'attribuer des modes comportementaux conformes à un système de référence qui lui demeurera toujours étranger et qui ne correspondra en rien à son background psychologique personnel.

L'infarctus du myocarde fut longtemps considéré comme une maladie frappant plus particulièrement les responsables. Cette conception n'a cependant pu trouver de support expérimental suffisant.

D'après ce que nous venons de voir, pour un manager dont les dispositions personnelles, l'éducation, la formation le préparaient aux responsabilités importantes, le risque de développer une affection coronarienne sera faible. Au contraire, ce risque est très élevé pour le "Self-Made-Man".

* *Selon Almajan et Vintilla (Auteurs Roumains).*

Ces auteurs ont cherché à définir un psychotype de coronarien à partir de l'enfance, ce qui permettrait une prévention grâce à une psychothérapie précoce.

Quels sont les résultats de cette étude ?

. Préoccupation permanente.
. Réflexion et censure du Moi.
. Embarras dans toute action et dans toute attitude.
. Sensibilité accrue à la stimulation émotive.
. Anticipation permanente d'un échec éventuel.
. Peur du ridicule.
. Peur et désir concomitants d'être l'objet de l'attention d'autrui.
. Timidité devant les hommes.
. Un grand nombre d'entre eux a été "chef de groupe" aux jeux d'enfance. Ils essayaient de vaincre leur timidité et ils choisissaient les copains parmi les enfants plus jeunes et plus timides.
. Cette aspiration à commander, à avoir de l'autorité, à exercer le pouvoir, sont des caractères très importants chez le coronarien.

Le coronarien est ainsi, dans toute sa vie, pareil à un violon dont les cordes seraient en permanence trop tendues. L'accident coronarien pourrait être comparé à la rupture d'une corde.

* Selon les psychanalystes de l'École Française.
On retrouve la même personnalité que chez l'hypertendu :
. Pensée opératoire typique.
. Moi très fort.
. Surmoi social très sévère et très exigeant et où les références humaines recouvrent le culte de l'officialité ----> référence à la loi.
. Des éléments projectifs (l'Autre est vécu toujours comme un intrus).
. Agressivité très importante et ne pouvant ni être élaborée sur le plan fantasmatique, ni être déchargée sur le plan psychomoteur : c'est le cas par exemple d'un sujet bègue qui, lors d'un discours qu'il était obligé de prononcer, a voulu maîtriser un bégaiement très important et qui, à la fin de son discours, est mort subitement.

En fait, nous pensons que la problématique du coronarien est celle de la rivalité avec le père, le renvoyant à son angoisse de castration, angoisse ne pouvant être élaborée sur le plan psychique et donc devant être compensée par une activité comportementale entraînant le sujet à devenir toujours le "plus fort", le "meilleur". Il représente le cas typique de la névrose de comportement.

Chaque fois qu'il sera confronté à une situation où la rivalité oedipienne ne pourra pas s'exprimer dans le comportement ou qu'il y aura impossibilité effective d'être le "plus fort", il pourra y avoir décompensation et désorganisation psychosomatique sous la forme de l'infarctus du myocarde.

Le terrain biologique aura souvent été déjà préparé également par la toxicomanie tabagique, nécessaire dans bien des cas à réaliser cette "rage professionnelle".

Traitement.
a) Somatique ----> il est du ressort du cardiologue et du généraliste.
b) Psychologique.

La psychothérapie en face à face

- Il faut chercher les causes déclenchantes de l'infarctus dans une rupture professionnelle, conjugale, sentimentale ou sociale.

- Il faut essayer de comprendre avec le patient son tabagisme.

- Il faut parler de l'angoisse de la mort si elle se présente. Il faut sécuriser ce malade, parler de la réadaptation professionnelle et trouver avec lui un meilleur équilibre de vie.

- Il faut lui donner des ouvertures plus souples à son ambition, à son agressivité et essayer de comprendre avec lui ce qui le pousse à être toujours performant, le meilleur, le plus fort.

- Il faut parler du père et de son image.

- Il faut essayer de lui donner des possibilités fantasmatiques pour élaborer un peu mieux sa rivalité oedipienne. En fait, il faut souligner l'importance de la prévention et des psychothérapies préventives pour des sujets qui ont de grandes chances de faire un infarctus du myocarde, un jour.

***La Relaxation**

Elle n'est pas une indication privilégiée car le coronarien a besoin d'issues motrices à son angoisse et la position allongée plusieurs fois par jour est difficile; c'est pour lui une contrainte. Cependant, si elle est progressive et s'associe à des mouvements, elle pourra apporter des bénéfices très importants en diminuant par exemple l'angoisse de mort et en apportant une sécurisation. Il est préférable de ne pas la proposer d'emblée. Elle viendra toujours après un certain temps de psychothérapie en face à face.

***La Psychanalyse**

Ce n'est pas à proprement parler la thérapeutique psychosomatique de l'infarctus du myocarde.

Exemple clinique : Il s'agit d'un patient de quarante ans, coronarien, qui vient nous voir pour une cure de relaxation. Il a été hospitalisé en cardiologie pour une indication de double pontage coronarien, en décembre 1 987. Le soir de Noël, il a été renversé par une voiture ce qui a entraîné une amputation de la jambe gauche. Puis il a fait par la suite un ulcère qui a entraîné une gastrectomie.

Après, il a été en dialyse car les reins ne fonctionnaient plus.

En fait, toute son histoire a commencé en 1984. Après de multiples problèmes dans l'entreprise où il travaillait et qu'il avait créée, il a été obligé de la quitter. Il a fait un état dépressif.

Puis il a voulu recréer un fonds de commerce qui n'a pas marché. Il a fait à nouveau un syndrome dépressif; peu à peu son état s'est dégradé jusqu'aux accidents coronariens.

On a chez ce patient le cas typique de ce que Marty a appelé "la désorganisation progressive". On part d'une perte d'emploi ----> état dépressif ----> infarctus ----> accident de voiture (amputation) ----> ulcère (gastrectomie) -----> atteinte rénale (dialyse) ----> invalidité première catégorie.

La cure chez lui va tenter d'une part de reconstruire, de réorganiser sa personnalité et d'autre part de rééduquer l'élaboration psychique. Ce malade qui est disponible, intelligent, va beaucoup progresser. Il va retrouver un nouvel emploi et reprendre une vie familiale harmonieuse ainsi qu'une vie sociale. Il dira à la fin d'une séance : "La tête voyage toujours un peu; j'ai pensé à la chanson de Brassens qui dit : "près du petit enfant qui meurt près de sa mère". Elle commence d'une manière noire et elle va vers un message d'espoir, de bonheur".

Quand un coronarien commence à faire passer le plaisir, le bonheur, avant le travail, on peut dire qu'il a déjà fait un pas très important.

L'Asthme

C'est peut-être une des affections dont l'aspect psychosomatique a le plus intéressé les médecins et même les pneumologues.

Très tôt, en effet, on a reconnu l'influence de l'émotion (Asthma Nervosa des anciens auteurs) dans le déclenchement de la crise d'asthme et, encore aujourd'hui, on insiste toujours sur le rôle des facteurs émotionnels.

L'intérêt est également lié au mystère de l'allergie et, là encore, de nombreux auteurs ont insisté sur l'étroite relation entre allergie et psychisme.

Enfin, les thérapeutiques psychologiques efficaces ont fait réfléchir la plupart des chercheurs qui, à l'exemple du Professeur Fréour, se sont attachés des collègues psychiatres ou analystes à leur service. En fait, là encore, cette pathogénie de l'émotion doit être critiquée car elle est insuffisante. Elle doit être replacée, comme nous l'avons souvent vu, dans le contexte d'une personnalité spécifique à l'allergique que, depuis Marty, on sait reconnaître. L'asthmatique va donc fonctionner selon une relation d'objet allergique.

Enfin, les travaux des psychosomaticiens d'enfants, comme Michel Soulé, Michel Fain et Léon Kresler, en s'appuyant sur des observations très détaillées d'asthme du nourrisson, nous ont permis de mieux cerner la psychogenèse très fine de l'asthme infantile et par extrapolation de l'asthme d'adulte. Il faut également noter l'importance du balancement que l'on rencontre très souvent dans les observations cliniques entre l'apparition de l'asthme et l'apparition de l'eczéma.

a) Historique

1860 : Henri Hyde Salter ----> livre sur l'asthme ---> rapporte de nombreux cas où l'émotion joue un rôle important dans le déclenchement de l'attaque asthmatique.

1913 : Marcinowski ----> l'asthme est une hystérie de base.

1922 : Weiss discutant un cas d'asthme traité par psychanalyse ----> l'asthme est produit par la peur de la séparation d'avec la mère.

1923 : Moss écrit que le facteur psychique est le facteur primordial le plus habituel et le plus important dans la production des crises d'asthme.

1931 : David Levy, le premier, parle du rejet maternel chez les enfants asthmatiques et pense que ce sentiment est souvent déguisé et caché derrière une formation réactionnelle conduisant à une "surprotection maternelle".

1941 : French et Alexander étudient les facteurs psychiques de l'asthme bronchique. Ils envisagent le même point de vue que Levy.

1943: Dunbar ----> Des types de personnalités bien définies peuvent être trouvés chez des individus allergiques.

1948 : Miller et Baruch ----> nouvelle orientation des recherches : le rejet maternel est un facteur important dans le climat émotionnel, peur de la mère, colère contre la mère.

1950 : les deux auteurs écrivent un ouvrage : "*De l'hostilité des enfants allergiques*".

Jusqu'à cette date, tous les travaux sont anglo-saxons. A partir de 1950, les spécialistes français étudient ce problème. Il faut citer :

1950 : Pasteur Valéry-Radot : discours inaugural au IIème Congrès International de l'Asthme au Mont-Dore.

1955 : Racamier : la fonction respiratoire.

1958 : Marty : la relation d'objet allergique.

1959 : Michel Soulé et Sakellaropoulos : Études statistiques sur les relations affectives de la mère et de son enfant asthmatique.

1963 : Wolfrom et Alby : L'allergique et sa famille.

1965 : Kourilsky : Psychophysiologie de l'allergie.

b) Aspect psychogénétique de la fonction respiratoire

La fonction respiratoire s'installe en fait avec la vie néo-natale, après le "traumatisme de la naissance" pendant laquelle l'anoxie et l'état de détresse déclenchent à la fois des réactions hormonales d'adaptation et les mouvements respiratoires.

Racamier a écrit : "La respiration, témoin physiologique principal de l'autonomie, se trouve ainsi étroitement liée au bouleversement que la naissance introduit dans l'économie de l'organisme; la massive augmentation de sa tension interne, à laquelle il est soudainement soumis, réalise la base organique et comme la préfiguration de l'état d'angoisse".

La fonction respiratoire subit un bouleversement plus massif que la circulation mise en jeu déjà bien avant la naissance. A la naissance, la première inspiration est liée au premier cri. La respiration et les cris sont de très importantes formes de communication; la mère sait précocement différencier le cri de la faim, du cri de la douleur. A trois mois, un enfant qui a reçu les soins corporels et les conditions de sécurité offertes par une attitude maternelle émotionnelle satisfaisante, va pouvoir utiliser la fonction respiratoire à ses fins d'expressions (premières vocalises, gazouillis).

L'air expiré servira ultérieurement de support au langage. La surface cutanée est une voie de stimulation des mouvements respiratoires; les stimulations tactiles chez le nouveau-né humain ou animal sont nécessaires à la maturation du système respiratoire.

Outre l'analogie fonctionnelle d'absorption et d'élimination entre la respiration et la fonction digestive, il existe des synergies fonctionnelles au niveau de la musculature abdominale.

Racamier a dit : "Le plein exercice des fonctions orales chez le nourrisson joue, à l'endroit de la respiration, un rôle essentiel de soutien et de régulation".

Mais la fonction respiratoire semble se situer à un niveau d'organisation psychosomatique plus élémentaire que la fonction digestive : le besoin d'oxygène est plus précoce, plus urgent, et plus impérieux que le besoin alimentaire.

Si la respiration a une fonction d'expression qui va trouver son assomption dans la parole, l'appareil respiratoire reflète et révèle nos états émotionnels et affectifs plus fidèlement qu'aucun autre appareil végétatif.

En résumé : la respiration reste affectivement et biologiquement liée à la séparation première d'avec la mère (Saul). Elle apparaît comme une manifestation d'autonomie, d'échange et de communication; ultérieurement, l'expression de conflits pourra trouver dans cette fonction un mode d'expression. Enfin, Fénichel et Greenacre ont vu dans la respiration le prototype des processus affectifs d'incorporation et de projection, avec comme caractéristique essentielle pour l'air, de ne pas être un objet matérialisable : il devient le véhicule idéal des fantasmes, ce qu'illustrent toutes les mythologies.

c) Le Phénomène allergique

L'avènement de l'immunologie moderne dirigea l'attention sur la composante allergique de l'asthme.

On sait que la crise se fait en deux phases :

- période de préparation.
- phase de déclenchement.

- La période de préparation.

L'introduction de l'antigène (allergène) entraîne la fabrication d'anticorps (réagines) de la part des cellules lymphocytaires qui assurent leurs synthèses en particulier l'immunoglobine spécifique (IgE).

L'anticorps se fixe dès lors sur certains territoires cellulaires transformés en organes-cibles. Ainsi est constituée la "personnalité immunologique".

- Phase de déclenchement.

Une nouvelle introduction d'un allergène va provoquer le déclenchement explosif de la crise. Le complexe antigène-anticorps va, par une séquence de réactions, entraîner la libération dans la circulation et dans les tissus vecteurs, de substances pharmacodynamiques comme l'Histamine. Les conséquences principales en sont : la constriction bronchique, l'oedème, l'exsudation et un syndrome bronchique de type obstructif.

Mais ce mécanisme immunologique permet-il à lui seul de comprendre la maladie allergique humaine ? Pasteur Valery-Radot répondait déjà à l'époque par la négative; il disait : "même quand les crises d'asthme sont provoquées par un allergène auquel le sujet est sensibilisé, il semble bien que l'allergène ne soit pas toujours le seul élément dans l'étiologie des crises. Il faut souvent que s'ajoute une cause seconde, telle une influence climatique, un état somatique particulier, ou encore un facteur psychologique".

Pour Kourilsky, il y aurait des corrélations "psycho-immunologiques". Les facteurs émotionnels interviendraient en potentialisant les effets du complexe antigène-anticorps. Pour les allergologues, les agressions psychiques sont rangées dans la rubrique des facteurs émotionnels, à côté du froid, de la chaleur, de la dépression barométrique, de l'infection, d'un changement de résidence.

Le facteur psychique est donc conçu par l'allergologue, tantôt comme une agression (un stress au sens de Selye) alignée à côté de nombreux autres et en retrait par rapport au conflit allergique, tantôt comme un facteur accessoire qui vient pour ainsi dire polluer la pureté du phénomène fondamental qui est d'ordre biologique. Les facteurs psychiques, comme les facteurs somatiques, sont capables d'abaisser le seuil de susceptibilité vis-à-vis de l'allergène. Kourilsky propose une méthode qui procède en trois étapes :

- établir la chronologie des symptômes.
- dresser en regard de celle-ci, des événements personnels et familiaux.
- repérer, en regardant les deux tableaux, les coïncidences et les répétitions qui peuvent servir de base à l'étude psychologique. Il veut en fait, en apportant des preuves scientifiques et expérimentales, rassurer les allergologues et les libérer de leur appréhension à l'égard du fait psychologique.

La plupart des somaticiens font une large place aux conséquences secondaires. Certains veulent même réduire l'abord psychosomatique de l'asthme à cet aspect des conséquences secondaires.

En résumé, pour les allergologues, il y a deux catégories d'asthmatiques :

- ceux qui guérissent avec la désensibilisation.
- ceux qui ne guérissent pas ----> ce sont ceux-là qui ont des problèmes psychologiques ----> ce sont ceux-là qu'il faut envoyer aux psychiatres.

d) Expérimentation

L'expérimentation animale et humaine a voulu montrer, d'une part le déclenchement des crises d'asthme par des stimulis émotionnels, d'autre part l'importance du conditionnement dans cette affection. Par exemple, Herxheimer a remarqué qu'en replaçant les asthmatiques dans une situation où ils avaient été exposés de façon répétée aux allergènes, on peut provoquer l'apparition des crises d'asthme sans exposition nouvelle aux allergènes.

e) Étude sychodynamique

* Alexander.

Surtout due aux travaux d'Alexander et de son école à partir de 1941 : le facteur originel est un conflit centré sur une dépendance excessive et non résolue par rapport à la mère.

L'asthmatique veut être protégé et entouré par la mère ou son substitut; l'angoisse survient lorsqu'il risque d'en être séparé symboliquement ou réellement. A ce moment peut se déclencher la crise d'asthme qui a la valeur d'un cri réprimé vers la mère; les traits de caractère qui en résultent et l'aspect défensif de la personnalité sont divers : sujets agressifs, durs, querelleurs par surcompensation du besoin de dépendance et sensation d'insécurité; d'autres sont ouvertement affectueux, recherchant la réconciliation avec la mère ou son substitut.

Nombre de ces patients sont incapables de pleurer, en particulier en face du danger de séparation. L'inhibition des pleurs (et du cri) entraîne leur remplacement par le symptôme asthmatique qu'on peut assimiler aux manifestations respiratoires accompagnant normalement les pleurs ou les sanglots : on peut dire que l'asthmatique pleure dans ses bronches.

Alexander a dit, comme Kourilsky, que la sensibilité à l'allergène demande à être activée par le conflit pour entraîner l'apparition de symptômes. Cette dépendance à la mère n'est pas celle de l'ulcéreux.

L'asthmatique n'a pas besoin d'être nourri, il a besoin d'être protégé. On ne trouve pas dans sa vie fantasmatique, qui est souvent plus riche qu'elle n'est chez d'autres sujets psychosomatiques, des fantasmes liés à la nourriture. Ce sont plutôt des fantasmes intra-utérins sous forme d'eau, de lieux clos, de cavernes, etc.

Chez l'enfant, le début des crises d'asthme coïncide souvent avec la naissance d'un frère ou d'une soeur qui vont accaparer l'attention de la mère.

Chez l'adulte, les facteurs peuvent être les tentations d'ordre sexuel, l'imminence du mariage.

Pour la jeune fille c'est l'apparition des fonctions biologiques de la femme. Elle devient la rivale de sa mère au lieu de rester une enfant dépendante.

Chez le fils, les désirs incestueux menacent sa dépendance à l'égard de sa mère.

Alexander a trouvé que beaucoup de mères d'asthmatiques ont été très sensibles aux attraits physiques de leurs fils. Elles réagissaient contre cet état par de l'éloignement et même par le rejet. La coexistence d'une séduction maternelle inconsciente et d'un rejet est une observation banale que l'on retrouve dans l'histoire des asthmatiques.

Alexander également a très souvent noté une importante rivalité fraternelle. Ce rejet maternel a été mis en évidence par Miller et Baruch. Il serait caché par une attitude de surprotection et entraînerait une agressivité chez l'enfant asthmatique, né de la frustration affective.

Cette agressivité ne peut s'exprimer dans la vie de relation en raison de la crainte de perdre la sécurité du lien parental. La mère d'un asthmatique aurait subi elle-même, dans de nombreux cas, des frustrations affectives massives. La notion du rejet maternel, tout comme celle de séparation, doit être cependant repensée en termes de psychologie génétique sous peine d'une "anthropomorphisation" (Soulé). Il faut envisager également les défauts d'équipement au lieu d'envisager uniquement les défauts d'investissement. L'enfant et la mère sont des organismes en transaction permanente.

Enfin, Alexander ne s'est pas attaché à la personnalité du père de l'asthmatique Il serait assez souvent falot.

* Conception de Marty.

Pour Marty, l'asthmatique présente une personnalité de type allergique qu'il a définie en 1957 : "ce que nous avons désigné en 1957, dit-il, sous le nom "d'allergie essentielle", semble recouvrir, du point de vue clinique, une partie des asthmes, des eczémas, des rhinites spasmodiques, des urticaires et des oedèmes de quincke; et au point de vue biologique, les hypersensibilités de type I dans la classification de Gell et Coombs. Pour Marty, ces allergiques présentent des traits de caractères communs :

- une indistinction entre soi et les autres auxquels les sujets s'intéressent. Cette indistinction constitue la base d'une étonnante faculté d'empathie.
- une grande facilité d'établir des relations en général (avec les plantes et les animaux) et des relations humaines en particulier.
- une aptitude étonnante à remplacer l'investissement d'un objet par celui d'un autre objet.
- une absence d'agression envers les autres.
- une représentation de la mère idéale. Ces différents traits de caractère vont entraîner chez ce sujet une manière de se comporter :

- dans le langage, il y a souvent une confusion de nom, de temps, de lieu car l'organisation de la représentation de l'espace et du temps est perturbée.

- dans leurs occupations : ils cherchent à s'occuper d'êtres chers, néanmoins interchangeables. Des vocations peuvent en découler : garde d'enfants ou enseignement d'enfants ou d'adultes; carrières médicales ou paramédicales, psychothérapiques.

Il faut savoir que ces traits de caractère allergiques constituent des mécanismes de défense mais parfois vulnérables aux traumatismes spécifiques qui font décompenser l'allergique; ils sont de deux ordres :

- la persistance ouverte de l'étrangeté de l'autre (lorsqu'il est habituellement investi) par rapport au sujet, ou par rapport à la représentation de la mère idéale.
- l'incompatibilité ouverte entre deux objets habituellement investis.

Devant ces traumatismes spécifiques, les mécanismes de défense caractériels cèdent et une symptomatologie somatique d'ordre allergique apparaît, en l'occurrence une crise d'asthme suivie ou non d'épisodes confuso-oniriques.

En dehors de ces traumatismes spécifiques, d'autres traumatismes plus classiques peuvent faire décompenser l'allergique : perte objectale, castration ou diverses difficultés relationnelles présentes ou passées.

En ce qui concerne le déclenchement des crises d'asthme, Marty rappelle :

- que les traumatismes affectifs seuls provoquent rarement la pathologie somatique,
- que les allergènes seuls ne déclenchent pas non plus les symptômes somatiques,
- que la combinaison des deux paraît être nécessaire (auto observation de Trousseau).

Par contre, il existerait des asthmes où l'on ne pourrait mettre en évidence aucun traumatisme affectif et aucun trait du caractère allergique. Ces asthmes seraient liés uniquement à la rencontre du patient avec des allergènes d'ordre physico-chimiques. Dans ce cas, le problème thérapeutique est d'ordre médical classique uniquement.

* Les Travaux des Psychosomaticiens d'enfants et en particulier ceux de Michel Fain.

Michel Fain aborde une théorie psychosomatique de l'asthme axée sur les particularités et les défaillances des mécanismes mentaux de l'enfant asthmatique. Son hypothèse est que l'allergique se maintient au système du premier organisateur en tant que modalité défensive et qu'il n'utilise pas le système du deuxième organisateur selon la conception de Spitz.

En moyenne, l'asthme précoce survient aux environs du sixième mois, c'est-à-dire dans la période où apparaît la tentative de négation de la réalité de la frustration par la réalisation hallucinatoire du désir, ce qui a lieu entre le premier et le deuxième point organisateur.

Nous avons vu que les travaux d'Alexander ont mis l'accent sur la surprotection maternelle. Or, il est nécessaire d'insister sur la présence négative d'une telle mère. Si dans un premier temps elle a été idéale, surtout dans les premiers jours, réussissant à combler tous les besoins de son enfant, dans un deuxième temps, elle va empêcher le clivage relation fusionnelle-autoérotisme de se produire. Ce clivage est nécessaire à l'autonomisation de l'enfant et à la construction de son appareil mental.

L'individualisation et l'accès à l'autonomie sont des mécanismes liés au vécu de l'absence. Le maintien trop intense et prolongé de satisfactions narcissiques a lieu aux dépens des activités auto-érotiques, du fantasme et de la représentation. A une action auto-érotique, va se substituer un trouble fonctionnel. L'appareil mental va se constituer au moment où le nourrisson va avoir le vécu de l'absence de la mère. Ce vécu va créer la réalisation hallucinatoire du désir. Cette réalisation se fait au troisième mois ----> c'est le premier point de Spitz : il est marqué par le sourire au visage humain vu de face, sans électivité de personne; il indique donc la réalisation hallucinatoire du désir par condensation de la représentation visuelle des expériences de satisfaction corporelle, et des traces mnésiques de l'auto érotisme. Cette activité mentale ne nécessite plus la présence physique de l'objet et, comme nous l'avons dit, est une réponse à son absence. Puis, à huit ou neuf mois, va survenir normalement l'angoisse devant l'Étranger c'est le deuxième point organisateur de Spitz. Cette angoisse répond à l'édification d'une phobie primaire. En face d'une frustration réelle, les racines de désaccord avec la mère sont projetées sur la figure de l'étranger. Cette opération mentale maintient alors possible la fusion temporaire avec la mère.

Chez l'allergique, il n'existe pas l'Angoisse devant l'Étranger, puisque le nourrisson ne connaît pas la frustration, il est maintenu par sa mère dans une relation fusionnelle. L'allergique agit et pense comme si l'inconnu n'était pas étranger. Il continue à lui sourire comme l'enfant de trois mois.

La crise allergique survient quand le sujet débordé se trouve dans une situation triangulaire, face à deux objets qu'il ne peut plus confondre. Pour qu'il y ait cette relation allergique, il faut qu'il ait existé dans l'enfance, et notamment au cours de la relation fusionnelle, suffisamment de satisfaction. On ne peut pas halluciner un bien-être qui n'a jamais existé.
Y-a-t-il une relation entre personnalité immunologique et personnalité allergique ? C'est un objet de recherche.

Traitement.

a) Somatique : il sera réalisé par le généraliste, le pédiatre ou le pneumologue.

b) Psychique.

*** La relaxation**

C'est une bonne indication chez l'asthmatique. En effet, la relaxation va d'abord rassurer le patient, lui entraîner un sentiment de sécurité, de calme. Sur un plan plus profond, la relaxation va autonomiser le malade et l'on sait que le problème de l'asthmatique est cette difficulté à l'autonomie, à l'indépendance. Enfin, peu à peu, le malade apprendra à trouver du plaisir à respirer en intégrant le vécu respiratoire dans une image globale du corps. Enfin, le thérapeute en présentant un modèle rassurant, permissif, laissant libre cours implicitement au plaisir auto-érotique du corps, permettant l'autonomisation, va favoriser une meilleure introjection de l'objet.

*** Psychothérapie en face à face**

Elle a pour but de faire prendre conscience au patient de ses conflits actuels et de les mettre en relation avec le déclenchement de ses crises d'asthme. Nous avons vu que, la plupart du temps, les crises étaient déclenchées par des difficultés relationnelles immédiates ou passées. Il faut donc les retrouver et permettre la prise de conscience du malade. Le transfert doit rester positif et il est en général positif avec les asthmatiques qui ont besoin de dépendance et d'amour. Cette gratification du besoin de dépendance vis-à-vis du thérapeute permet au patient d'aborder ses problèmes avec plus de sécurité. L'action thérapeutique se fait souvent par un renforcement des défenses névrotiques du Moi, obsessionnelles ou phobiques. Peu à peu, on pourra analyser le conflit infantile et cette dépendance ambivalente à la mère et la crainte de s'engager dans une vie sexuelle adulte. Beaucoup d'asthmatiques, par exemple, ont du mal à se marier.

*** La psychanalyse**

Elle est particulièrement préconisée par Marty, pour cinq raisons essentielles : la proximité du malade avec son inconscient, sa vie affectivement riche, un transfert positif rapide, des traumatismes lisibles, un désir évident de collaborer. Souvent, à la suite de cette psychanalyse, la symptomatologie somatique cesse ou s'apaise rapidement, les conflits les plus classiques apparaissent les uns après les autres et semblent se résoudre. La psychanalyse ne modifie pas, par contre les éléments majeurs de l'organisation allergique essentielle, mais l'analyste constituant la plupart du temps un objet parfait d'investissement, les troubles du malade diminuent considérablement.

Ces thérapeutiques psychologiques, le plus souvent très bénéfiques, s'effectuent à une cadence régulière mais peu rapide pour éviter les difficultés ultérieures des séparations. Le thérapeute doit rester à la disposition des patients après la fin du traitement qui se produira lorsqu'ils auront investi des objets extérieurs sûrs et stables correspondant au plus près à leurs désirs inconscients.

Exemple clinique : une jeune patiente de treize ans est conduite par sa mère au C.M.P.P. Elle présente un asthme depuis l'âge de trois ans, au moment de la naissance de sa soeur. Elle avait auparavant de l'eczéma depuis sa naissance (au visage et au coude). Sa mère dira qu'elle était couverte de "croûtes de lait" et qu'on était obligé de lui passer des pommades sur le corps," en l'emballant dans des langes comme une momie".

Entre six mois et douze mois, l'eczéma s'est étendu sur tout le corps, mais peu à peu, lorsqu'il diminua, les crises d'asthme apparurent. La mère dira : "quand elle faisait des crises d'asthme, elle n'avait plus d'eczéma et quand elle avait de l'eczéma, elle n'avait plus de crise d'asthme; c'était frappant". Ces crises d'asthme sont liées, aux dires de la mère, aux changements de temps aux contrariétés à la maison, surtout quand elle se dispute avec ses soeurs et également aux contrariétés scolaires car elle n'aime pas l'école. Elle n'aime pas la ville. Elle se sent prisonnière en ville. Elle préfère la campagne. Cette patiente dira aussi : "Ma mère ne me donne pas ce que j'attends d'elle; parfois, j'ai envie de lui dire des choses très méchantes".

La cure durera un an et demi, écourtée par une mutation de son père. Elle partira à l'étranger et elle nous écrira à plusieurs reprises.

Il y a eu une amélioration très importante avec une quasi-disparition des crises d'asthme. Cette cure a probablement entraîné une mobilisation de l'Œdipe, car très vite un transfert oedipien s'est installé à partir du toucher. Au cours d'une séance, elle dira : "Je me tends à votre approche". Elle comprendra qu'elle se défend contre un plaisir interdit. Elle dira : "J'ai envie et j'ai peur d'aimer". A une séance où on mobilise son bras, elle rougit et dit : "ça ne me fait aucun effet". Plus tard, elle dira : "Je vis ce toucher comme un toucher érotique". A une autre séance, elle arrive très essoufflée, en crise d'asthme. Elle ne sait pas pourquoi. On lui demande de réfléchir à un événement éventuellement déclenchant, à une contrariété comme elle disait dès le premier entretien. Elle réfléchit et dit : "Il y a eu les fiançailles de ma soeur; ce n'est plus comme avant; elle est déjà partie, j'étais très attachée à elle; je suis très attachée à la famille;j'ai peur de devenir adulte car j'ai peur de ne pas pouvoir me débrouiller toute seule". A cette séance, elle évoquera implicitement sa fixation à la mère et son impossibilité de se confronter à l'Étranger. La mère nous dira : "Ma fille ne supporte pas que la famille éclate". Un jour, elle ne veut pas faire de séance, elle veut parler. Elle dit : "J'ai envie de profiter de mon enfance; j'ai peur d'entrer dans le monde des adultes". Puis, peu à peu, elle intégrera bien la détente, la chaleur du corps, le vécu respiratoire. Les crises diminueront de plus en plus. Elle choisira une orientation professionnelle qui lui plaira. Elle aura de plus en plus envie de devenir libre. Elle arrêtera sa cure au bout d'un an et demi car son père, militaire, sera muté en Allemagne. Elle nous écrira à plusieurs reprises pour nous donner de ses nouvelles : on apprendra qu'elle aura pu se détacher de sa mère et qu'elle commencera à accéder à une vie sentimentale.

Les Affections Cutanées

On sait, depuis très longtemps, que les facteurs psychiques déterminent des affections cutanées, mais la recherche psychosomatique en dermatologie est très pauvre; on n'a pas pu encore à ce jour élaborer des caractéristiques particulières pour telle ou telle affection. Il y a cependant des études très ponctuelles qui mettent en évidence des traits spécifiques comme pour l'eczéma, le psoriasis, l'urticaire que nous étudierons particulièrement. En effet, quand on lit les articles concernant la psychosomatique de la dermatologie, on se rend compte de l'étendue des affections déterminées par les facteurs émotionnels. Par exemple, dans l'article de De Poligny et de Gracianski dans *l'Encyclopédie Médico-Chirurgicale* (Mars 1970 : intitulé *Psychosomatique en Dermatologie*) les affections sont divisées en :

- affections cutanées provoquées (acné excoriée, l'onychophagie, la trichotillomanie).

- les psychoendodermatoses (phobie des microbes, cancérophobie, peur des maladies vénériennes, parasitophobie).

- Enfin, les psychoexodermatoses qui nous intéressent ici (la névrodermite de Brocq, les verrues, la séborrhée, l'acné polymorphe dite juvénile, les alopécies, la pelade, les dermatoses allergiques, les dermatites professionnelles, l'urticaire et l'eczéma de contact, le prurit, l'eczéma constitutionnel, le psoriasis).

Dans un article plus récent de l'EMC (Juillet 1983) intitulé *Psychiatrie et Dermatologie*, écrit par Aron-Brunetière et Henri Loo, les psychodermatoses sont appelées dermatoses à composante psychique accessoire (psoriasis, les allergies cutanées : urticaire , eczéma de contact, l'eczéma constitutionnel, le prurit sénile, la séborrhée et l'acné, les perturbations du cycle pilaire). L'importance des facteurs émotionnels dans le déclenchement d'une affection cutanée est attestée par les faits cliniques. Exemples :

- l'apparition d'une canitie rapide à la suite d'un choc émotionnel violent.

- l'exemple classique de Richet : une femme, craignant que son fils se soit fait décapiter par la chute d'un rideau de cheminée, voit apparaître autour de son cou un collier érythémateux persistant.

- action thérapeutique suggestive sur les verrues mise en évidence déjà en 1850 par Wilson. Les expériences liées à l'hypnose de déclenchement ou de disparition de troubles dermatologiques par la suggestion (Chertok).

Ces expériences de guérison par la suggestion, par la magie, montrent d'une manière évidente les rapports entre l'activité psychique et l'activité physiologique, voire histologique, puisqu'une action de suggestion va entraîner rapidement des modifications histologiques au niveau du tissu. Nous sommes donc aux confins mystérieux de la psychosomatique et la recherche dans le domaine de la dermatologie est vaste.

Qu'est-ce que la peau ?

Les expressions populaires telles que : "je te ferai la peau", "se mettre dans la peau d'un autre", "faire peau neuve", "risquer sa peau", "se mettre dans la peau de son personnage", montrent la richesse symbolique de la peau.

* La peau est déjà la parure que le nouveau-né offre à sa mère et qui va lui permettre d'être regardé, contemplé, admiré, touché. Une belle peau, vécue en tant que telle pour la mère, va

déjà installer le nouveau-né dans une relation d'amour. Inversement, il peut y avoir rejet. Certains adultes garderont plus tard cet attachement à la peau où la relation avec l'autre sera fonction de la qualité de sa peau. La peau attire ou repousse.

Harlow a montré que les petits singes passent les premiers mois de leur existence accrochés au corps de leur mère. Si ils en sont arrachés par des événements quelconques, ils meurent.

Imre Hermann estime qu'il s'agit d'un instinct aussi important que l'instinct alimentaire ou l'instinct sexuel. Il l'a appelé l'instinct d'agrippement. Bowlby l'a appelé la pulsion d'attachement. Nous en avons déjà parlé. D'autre part, chez les mammifères, le léchage du jeune mammifère par sa mère active les systèmes génito-urinaire, gastro-intestinal et respiratoire.

La peau, en tant qu'organe, a une importance fonctionnelle insoupçonnée pour le développement physiologique et psychologique. La peau est un grand récepteur de stimulations extérieures (les petits animaux non léchés ne se développent pas bien), les mammifères frustrés sur ces plans, pendant longtemps souffrent de troubles irréversibles dans les activités motrices, exploratoires, relationnelles. Les chats, les chiens, les chimpanzés carencés, semblent ne jamais parvenir à organiser l'espace où ils se meuvent. Ils ne peuvent pas organiser leur expérience et adapter leur conduite sur le monde des objets. Ils n'arrivent pas à apprendre. Mais il faut dire aussi que l'investissement libidinal du corps du bébé par la mère dépendra bien souvent de la qualité de sa peau.

* La peau est une barrière, un lieu de séparation entre un dedans et un dehors, une limite entre deux espaces mais avec une communication entre les deux par les orifices; des orifices spécifiques que sont les pores; des orifices non spécifiques; le nez, la bouche, l'anus. Ces orifices font passer la peau de l'état de surface à l'état de volume.

* C'est une enveloppe qui maintient des organes sous-jacents et les protège. Elle assure une protection contre les agressions venues du monde extérieur (ne dit-on pas d'un être peu protégé : "c'est un écorché vif" ?). Ce rôle de protection, Freud l'a appelé le Pare-Excitation. Ce rôle est assumé par la mère dans les premiers jours de la naissance, dans la mesure où son nourrisson n'est pas apte à se défendre tout seul. Le rôle de protection, à l'origine, lutte contre le chaud, le froid, l'inflammation cutanée : d'où l'importance des langes, des bains, des laits, du talc, etc. Toute agression cutanée pourra avoir plus tard sa re-

présentation psychique. On peut parler à ce niveau de ce que Didier Anzieu appelle le Moi-Peau.

* Le Moi-Peau : pour cet auteur, c'est une figuration dont le Moi se sert au cours des phases précoces de son développement pour se représenter lui-même comme Moi, à partir de son expérience de la surface du corps. Cette conception du Moi-Peau d'Anzieu est dans la lignée de la conception freudienne : "Le Moi est avant tout Moi corporel, ce n'est pas une surface, c'est la projection de cette surface". Didier Anzieu donne une spécificité plus importante à la peau du corps, du fait de son rôle majeur dans la relation mère-nourrisson, comme nous l'avons dit au début. La peau fait donc partie de la structuration d'une des instances de la seconde topique, le Moi.

* Sami-Ali fait également intervenir la peau dans la structuration psychique, mais dans une autre dimension, la dimension imaginaire. Pour lui, le premier espace imaginaire qui se structure est l'espace tactile, tant l'enfant adhère complètement au début de son évolution au corps de la mère. Il s'en dégage par l'expérience hallucinatoire du désir qui fait passer l'imaginaire d'un espace tactile à un espace visuel. Le corps n'est plus senti, il est vu. Pour Sami-Ali, le passage de l'espace visuel à l'espace tactile est dans une régression historique et c'est ce qui se passe en pathologie.

Nous le verrons pour l'urticaire avec sa conception pathogénique. L'activité onirique, qui est la traduction visuelle des pensées latentes, implique que le sujet fonctionne dans un espace visuel. Si il y a un mauvais fonctionnement de l'activité onirique, c'est qu'il y a une régression à l'espace tactile.

* Enfin, la notion de Container de Bion. Pour cet auteur, les risques de dépersonnalisation sont liés à l'image d'un corps perforable et à l'angoisse primaire d'un écoulement de la substance vitale par ce trou, angoisse non pas de morcellement, mais de vidange.

On pourrait dire que le Moi-Peau, première structuration du Moi corporel, s'est mal structuré. On connaît le balancement qui existe entre les lésions cutanées et la psychose (le syndrome d'Ekbom : délire parasitologique; ou le délire de persécution et le prurit par exemple, ou les brûlures sur tout le corps). Dès lors, la lésion cutanée sera parfois une lésion de la structuration psychique remettant en cause l'investissement libidinal de la peau du bébé par sa mère et la structuration de l'espace imaginaire.

L'eczéma

a) Pour Spitz.

Il faut faire appel essentiellement aux travaux psychanalytiques purs pour comprendre cette affection et surtout aux travaux de Spitz. Il a surtout étudié l'eczéma infantile. Pour cet auteur, plusieurs points extrêmement importants doivent être notés :

- Survenue toujours dans le deuxième semestre de la vie.
- Absence, presque toujours, de l'angoisse du huitième mois.
- Anxiété manifeste de la mère du nourrisson eczémateux, cette anxiété dissimulant une hostilité refoulée, inconsciente, particulièrement importante .
- Mères souvent dotées d'une personnalité infantile.
- Ces mères n'aiment pas toucher leur enfant et les privent de tout contact cutané.
- Ces enfants ont une prédisposition congénitale pour les réponses cutanées accrues, ce qui conduit à un investissement plus important de la représentation psychique de la perception cutanée, à une libidinalisation de la surface de la peau et il s'agit là du besoin même que la mère refuse de satisfaire.
- Retard de ces enfants dans le secteur de l'apprentissage et dans celui des relations sociales.
- L'identification primaire est donc rendue difficile par ces mère anxieuses qui privent leur enfant de la satisfaction du besoin d'être touché.

Deux processus maturatifs se trouvent donc entravés ----> la formation du Moi et les identifications secondaires. Spitz, dans la psychogène de l'eczéma, insiste sur deux facteurs essentiels :

- Le facteur congénital de l'excitabilité réflexe cutané chez l'enfant.
- Le facteur d'environnement constitué par la personnalité infantile et anxieuse de la mère qui va transmettre à son enfant des signaux contradictoires, évitant par exemple tout contact physique.

Dès lors, ces enfants, futur, eczémateux, vont investir la représentation psychique de la peau de quantités libidinales accrues. A travers l'eczéma, ils pourraient s'octroyer les stimulis que la mère a refusés.

b) Pour Marty.

La personnalité de l'eczémateux est une personnalité allergique comme dans l'asthme. Il y aurait une absence de l'angoisse de l'étranger. Le lecteur devra se reporter à l'article concernant l'abord psychosomatique de l'asthme.

L'urticaire

a) Un des auteurs qui se soient le plus intéressés à l'urticaire, est Graham Wolf, en 1950; il écrivait : "Ce sont des malades qui se considèrent comme lésés, souvent par une personne avec laquelle ils entretiennent des rapports familiaux intimes, mais ils jugent la situation traumatique comme excluant toute réaction de leur part. Ils croient qu'ils ne peuvent ni se venger, ni prendre la fuite. Dans ces circonstances, ils deviennent extrêmement rancuniers et l'urticaire se développe.

b) Les travaux psychanalytiques : de Saul et Bernstein en 1941, de Musaph en 1964, et surtout de Sami-Ali en 1969, qui ont fait des tentatives pour établir une théorie psychanalytique de l'urticaire. L'urticaire entre dans le cadre de la personnalité allergique, donc elle renvoie à ce que nous avons dit sur l'eczéma et l'asthme. Le sujet est, là encore, dans une relation d'objet allergique. Ce qui est peut-être plus marquant chez lui, c'est l'impossibilité d'accepter l'agressivité ou la non-agressivité. Des auteurs comme Saul et Bernstein ont rattaché l'urticaire à une problématique oedipienne. Ces auteurs disaient : "Il y a dans l'urticaire une frustration du besoin d'être aimé du père pour la fille". Selon eux, l'urticaire se développe lorsque le désir de recevoir l'amour du père "fort et bienveillant" se trouve suffisamment attisé et frustré à la fois.

Sami-Ali a, lui aussi, dans un premier temps, donné le schéma suivant : intense besoin d'amour se heurtant à l'intérieur de la situation oedipienne à des craintes prégénitales, non moins intenses, formant une barrière infranchissable ----> état de frustration ----> la mobilisation des pulsions agressives ----> ne peuvent s'exprimer en visant leur objet primitif du fait de l'entière dépendance ----> agressivité retournée à l'intérieur alors que le contact est rompu avec le monde extérieur afin de le préserver et de se préserver. C'est là où l'urticaire apparaît

En fait, le processus de somatisation ne se situe pas sur le plan de l'Œdipe et Sami-Ali a donné une autre interprétation. Il a montré, à partir d'une analyse de malade présentant des crises d'urticaire, qu'il y avait un balancement entre l'activité onirique et l'apparition de l'urticaire : l'activité onirique entraîne une disparition de l'urticaire et l'apparition de l'urticaire entraîne un appauvrissement de l'activité onirique.

Le rêve, en tant que traduction visuelle des pensées latentes, s'insère d'emblée dans un espace imaginaire. L'appauvrissement de la vie onirique, lors d'un processus de somatisation, n'est pas une simple constatation. Pour Sami-Ali, c'est le signe de retour à l'expérience tactile de l'espace. Dans l'urticaire, il y a donc résurgence d'une telle organisation prévisuelle du corps et de l'espace.

Le psoriasis

Cette dermatose n'a guère retenu l'attention des psychosomaticiens. Il faut citer toutefois les travaux de Soulé, Mme Noël et Cornier, et plus récemment Piret et Mlle Pouzner.

L'apparition d'un psoriasis à la suite d'un choc émotif violent est une notion classique. Dès 1949, Bolgert et Soulé entreprirent une étude systématique de 200 cas (104 hommes, 96 femmes) pris au hasard.

Voici les conclusions :

a) Rôle du terrain.

* On note une structure caractérielle "obsessionnelle" fréquente (dans la moitié des cas) : méticulosité, scrupules, goût excessif de l'ordre matériel, rites avec vérifications répétées.

* Fréquemment, ce sont des insomniaques présentant des phénomènes de mentisme nocturne.

* Ce terrain mental fut confirmé par les tests projectifs (Rorschach et T.A.T.).

b) Causes psychologiques déclenchantes.

Soulé les a constatées de façon certaine dans quarante-huit pour cent des cas, et de façon probable dans 20% des cas.

* Il s'agit d'agressions ou de frustrations de toute nature : chocs affectifs divers, accidents personnels, ruptures sentimentales, deuil, discussion d'intérêt, soucis professionnels, etc.

* parfois, il s'agit d'une ambiance chroniquement pénible, familiale, conjugale ou professionnelle.

* parfois, après une promotion professionnelle en apparence satisfaisante mais qui oblige le sujet à prendre des responsabilités qu'il s'estime incapable d'assumer.

* Dans le psoriasis infantile, on trouve avec une grande fréquence des dissensions parentales graves, des erreurs éducatives et souvent des problèmes d'ordre scolaire.

c) Influence de la nature des facteurs psychologiques sur le type clinique du psoriasis.

Pour Romano, Bolgert et Soulé, il semble que le type d'agression psychique ait une influence dans l'évolution de la dermatose. A un choc affectif brutal correspond, après une "incubation" souvent courte, de 24 à 48 heures, une éruption de type guttata. Si l'événement nécessite un certain délai pour être apprécié (10 à 30 jours), l'éruption est plus progressive et faite de placards. En cas d'ambiance chroniquement pénible, le psoriasis a un début très insidieux et reste longtemps ou définitivement localisé. Il semble aussi que les localisations initiales ou prédominantes présentent souvent une valeur symbolique en rapport avec la nature du conflit :

---> Siège céphalique ou facial : problèmes affectifs.

---> Siège au niveau des membres : problèmes pragmatiques ou professionnels.

---> Siège génital : conflit sexuel. Les atteintes classiques des coudes et des genoux paraissent sans signification particulière.

Le prurit dit idiopathique

Le prurit a suscité de multiples interprétations d'ordre psychanalytique : manifestations masochistes pour Sacks, équivalents onanistiques pour Jacquet, expression d'une tension émotive pour Calman, O'Neill et Obermayer, d'une colère inexprimée avec sentiments d'autoculpabilité, ou encore désirs d'amour inassouvis (Seitz).

Pour De Poligny, l'étude des fantasmes des sujets atteints de prurit a révélé d'emblée, ou après de longs traitements, la présence de l'angoisse de morcellement. De ce fait, le vide local que le grattage va combler apparaît comme la manifestation périphérique de l'angoisse de morcellement.

Le grattage tend à satisfaire la demande locale, à combler le vide et à lutter contre l'angoisse. Dans les cas les plus habituels, le grattage met fin au prurit quand un certain degré de chaleur et de douleur a comblé le vide local. Cependant, il est des cas où le grattage ne satisfait pas la demande : il n'aboutit pas à provoquer la sensation de remplissage du vide local à combler. L'angoisse n'est pas colmatée.

Formes cliniques

a) Prurit sénile : le plus souvent, il s'agit de sujets économiquement faibles, sans parents, sans amis, souvent veufs de longue date, vivant dans leurs souvenirs et avouant un ennui profond. C'est, d'après Bolget, un équivalent cutané d'un syndrome dépressif. Parfois, ce sont des vieillards recueillis par leurs enfants mariés, mais il y a souvent des difficultés avec le gendre ou la belle-fille. Ce sujet vit, là encore, un isolement affectif.

b) Prurit vulvaire. Il faut noter l'importance des problèmes sexuels : frigidité, vie sexuelle nulle, mésentente conjugale.

c) Prurit anal. Pour Bolgert, il n'y a rien de significatif. Par contre, certains auteurs ont parlé de tendances masochistes ou homosexuelles.

D'une façon générale, les prurits psychogènes semblent liés, pour Bolgert, à une émotivité avec hétéro-agressivité refoulée se transformant en autoagressivité.

Traitement des affections cutanées

Il est toujours très difficile car nous n'avons pas assez de statistiques thérapeutiques et les malades présentant des maladies de peau ont beaucoup de réticences à aller voir des psychiatres ou des psychosomaticiens.

Nous savons cependant un certain nombre de choses :

- que beaucoup de maladies dermatologiques guérissent avec les seules thérapeutiques dermatologiques.
- que d'autres maladies sont seulement améliorées.
- et, enfin, qu'il existe des cas où les thérapeutiques sont inefficaces.

C'est bien évidemment dans ces deux derniers cas que le dermatologue doit poser une indication d'intervention psychologique ou psychiatrique. A propos de ces interventions, nous savons que des malades pris en analyse ont vu leur affection disparaître, que d'autres ont été guéris par une psychothérapie et enfin, que l'efficacité de l'hypnose et de la relaxation n'est plus à démontrer.

Donc, la thérapeutique psychologique peut faire appel :

- soit à l'hypnose ou à la relaxation,
- soit à la psychothérapie en face à face,
- soit à la psychanalyse.

Enfin, citons le rôle des cures thermales et les importantes implications psychologiques qui les entourent (rupture avec un milieu pathogène, prise en charge dans un milieu sécurisant, protecteur; ambiance agréable; rôle symbolique de l'eau).

Exemple clinique : un patient de quarante ans veut faire une cure de relaxation parce qu'il se sent "mal dans sa peau".

En fait, il présente un psoriasis qui a commencé en 1977 par le cuir chevelu, puis les coudes en forme "guttata", puis en s'élargissant en placards sur tout l'ensemble du corps. C'est à cette époque qu'il est parti à Paris travailler dans une banque. Il n'a pas pu supporter ce qu'il voyait, les affaires de "fric", lui qui était un idéaliste. En plus, il a eu un problème de couple et des difficultés importantes à supporter les contraintes. "Il était fait pour vivre dans les îles dira-t-il"!!! Le travail pour lui est une véritable contrainte. Quand il est sur une île, il n'a plus de psoriasis. Il vit dans une société qui l'écoeure car tout est basé sur le fric. Il dira : "Quand j'étais à Paris et que je voyais des gens qui gagnaient beaucoup d'argent et d'autres que l'on agaçait pour un petit compte à découvert, ça me donnait "les boules"." La relaxation chez lui, au début, a été très difficile, surtout en ce qui concernait son entraînement personnel. Il disait : "Je cours toujours, je n'ai pas le temps". Au cours d'une séance, il va sentir une douleur à l'aine et dit : "J'ai toujours l'impression d'avoir un point douloureux à l'aine. Pour moi, si j'élimine cette sensation de douleur, le psoriasis partira". (Y-a-t-il là une allusion au lien qu'il pourrait faire entre sa frustration sexuelle et l'apparition du psoriasis ?). A une autre séance, à l'occasion d'un contrôle, il dira : "Quand vous vous déplacez, je me contracte. Je suis un peu comme un hérisson. Ça m'agresse. Le bruit aussi m'agresse. Je sens encore ce point à l'aine : je l'appelle le point de l'amertume". Il a fait lui-même le lien entre aine et haine. Puis, à la fin de sa cure qui aura duré deux ans, il dira : "La relaxation a été un bienfait d'une manière générale car j'ai pu faire le point sur moi; j'ai éliminé les choses secondaires; je suis relativement serein maintenant devant les problèmes; pour le psoriasis, j'en ai moins et les plaques ne me grattent plus. J'ai appris qu'il fallait que je vive aux Antilles".

Les Affections Rhumatologiques

Le rhumatologue est parmi les spécialistes celui qui doit voir certainement le plus de patients psychosomatiques, car les algies rhumatismales, d'origine psychique, sont très fréquentes. Malheureusement, elles passent la plupart du temps inaperçues car les rhumatologues ne sont pas très sensibilisés au "fait psychosomatique" et n'adressent pas leurs patients aux psychiatres-psychosomaticiens. Ils trouvent presque toujours une explication organiciste. La pathologie rhumatismale psychosomatique pose le problème de la douleur avec son origine et son vécu que l'on appelle en général la souffrance.

Nous avons déjà parlé à plusieurs reprises de la douleur, en disant qu'il y avait trois sortes de douleur, la douleur de l'hystérique, la douleur du déprimé et la douleur du psychosomatique.

Chez un certain nombre de malades, il est parfois très difficile de différencier ces trois types de douleur.

Par exemple, c'est parfois à la suite d'un choc affectif que le patient a fait une dépression essentielle, mode d'entrée de la désorganisation psychosomatique Ou encore, il y a des douleurs hystériques qui vont perdre leur sens pour devenir purement psychosomatiques et vice-versa, des douleurs qui, à l'origine, étaient psychosomatiques et qui vont s'hystériser.

Ces algies rhumatismales psychogènes sont donc très complexes et demandent à chaque fois une investigation longue et rigoureuse. Nous ne pouvons pas aborder toute la pathologie rhumatismale, mais il faut savoir que toute algie rhumatismale peut être une somatisation. Cependant, les psychosomaticiens ont pour habitude d'étudier, surtout depuis Alexander, la polyarthrite rhumatoïde et la lombalgie. Une affection mystérieuse et très invalidante mériterait pourtant un jour une étude approfondie, c'est l'algodystrophie réflexe.

Généralités

a) L'abord psychogénétique de la motricité et de la tonicité

La vie tonique et la vie motrice sont intimement liées à la vie émotionnelle. Comme nous le savons, la tonicité et la motricité font partie du système de relation par rapport au système végétatif, c'est-à-dire qu'elles interviennent dans la communication avec l'autre, dans la rencontre avec l'autre. Ceci a été très élaboré par Wallon qui a montré la liaison très étroite entre le tonus et l'émotion, et a parlé de dialogue tonico-émotionnel. Ce terme fut repris plus tard par les travaux de De Ajuriaguerra à propos de la relaxation. En effet, l'hypertonie serait liée à un déplaisir chez le nourrisson et l'hypotonie à un plaisir. C'est dire que, chaque fois qu'il arrive à un malade une histoire tonique, on ne peut pas la détacher de son histoire psycho-affective. C'est dire que, chaque fois qu'il apparaît chez un malade un "rhumatisme", on ne peut pas le détacher de sa vie émotionnelle.

* *Sur le plan psychanalytique*, il y a une relation entre motricité et analité. C'est au stade anal que l'enfant va connaître la maîtrise et va en faire l'apprentissage. Il va apprendre à contrôler ses sphincters, donc sa motricité et sa musculature, et à ce contrôle va s'attacher un plaisir. Maîtrise - Motricité - Plaisir - Conservation de l'objet fécal sont intimement liés à cette période. C'est également la période où l'enfant va commencer à marcher et à entrer en communication avec le monde. Là encore, il va maîtriser ses mouvements pour les orienter vers la découverte des choses.

Le mouvement va dès lors acquérir un sens existentiel qui est celui de "l'Être au Monde". C'est la période de l'abandon de la libido narcissique pour la libido objectale. C'est le passage de la relation fusionnelle où il y a une indistinction Moi - Non Moi, à la relation objectale avec apparition de l'Autre et reconnaissance d'un Moi différent et distinct.

C'est dire que ce temps Moteur-Anal est un des plus importants de la vie psychologique de l'enfant. C'est le temps également de l'apprentissage de l'Ambivalence. Pour Michel Fain, la construction de la fantasmatisation est étroitement liée à la motricité et au stade anal. C'est grâce à la conservation mentale de l'objet qu'il va accéder à la symbolisation. C'est la grande période de l'organisation cognitive : jugement, raisonnement, mémoire, critique, etc. ! La motricité est également liée à l'agressivité. Grâce à la motricité, les décharges agressives pourront se faire. On sait que cette agressivité est nécessaire à l'enfant pour passer du stade fusionnel au stade de l'autonomie. Il faut que la mère permette cette agressivité.

* Sur le plan phénoménologique, nous avons vu qu'un sens était conféré à la motricité dans l'évolution psychologique du nourrisson. Les jambes lui permettent de découvrir l'espace, de se déplacer, de se mouvoir, de s'orienter. Les bras lui permettent de toucher les objets et de le mettre en communication avec le monde. Il y a dans tout cela la notion de liberté. L'enfant, grâce à la motricité, devient autonome, se détache de la mère, n'a plus besoin de sa présence pour la découverte : il devient LIBRE.

Merleau-Ponty dit : "Un mouvement est appris lorsque le corps l'a compris", c'est-à-dire lorsqu'il l'a incorporé à son monde et mouvoir son corps c'est viser à travers lui les choses, c'est le laisser répondre à leur sollicitation qui s'exerce sur lui sans aucune représentation. La motricité n'est donc pas comme une servante de la conscience qui transporte le corps au point de l'espace que nous nous sommes d'abord représenté. Pour que nous puissions mouvoir notre corps vers un objet, il faut d'abord que l'objet existe pour lui. Les objets n'existent plus pour le bras de l'apraxique, ce qui fait qu'il est immobile. Notre corps n'est donc pas dans l'espace et le temps, il habite l'espace et le temps. C'est le corps qui attrape et qui comprend le mouvement. L'acquisition de l'habitude est bien la saisie d'une signification, mais la saisie motrice d'une signification motrice. Pour que nous puissions nous représenter l'espace, il faut que nous y soyons introduits par notre corps. Le corps est éminemment un espace expressif. Par exemple : Je meus mes jambes, non pas tant parce qu'elles sont dans l'espace à 80 centimètres de ma tête, mais parce que leur puissance ambulatoire prolonge vers le bras mon intention motrice. Le mouvement n'est pas la pensée d'un mouvement et l'espace corporel n'est pas un espace pensé ou représenté. Nous exécutons nos mouvements dans un espace qui n'est pas "vide" et sans relation avec eux, mais qui, au contraire, est dans un rapport très déterminé avec eux."

On peut être d'accord avec Merleau-Ponty mais on peut apporter des critiques : la négation de la représentation mentale de l'espace et des objets. L'enfant a déjà la représentation mentale de son schéma corporel et des pré-objets liés au plaisir et au désir. La conquête de l'espace pour l'enfant est liée au désir et au plaisir, c'est-à-dire à la pulsion et à la satisfaction de la pulsion. (Expérience de l'Autisme, l'Enfant Sauvage, Kaspar Hauser).

b) La douleur

Pour les psychiatres il existe trois types de douleurs :
- la douleur hystérique,
- la douleur psychosomatique,
- la douleur du déprimé.

Il faut savoir que les unes et les autres peuvent s'hypocondriaciser, c'est-à-dire peuvent être soumises aux bénéfices primaires et secondaires. Le bénéfice secondaire correspond à la rente versée à l'infirme. Mais le moteur le plus puissant à la pérennité de la douleur est le bénéfice primaire : c'est la satisfaction trouvée dans le symptôme, la fuite dans la maladie, la modification avantageuse des relations avec l'entourage. Freud distingue deux parties dans le bénéfice primaire :

- la partie interne : il consiste en la réduction de tension que procure le symptôme; celui-ci, pour douloureux qu'il soit, a pour but, d'éviter au sujet des conflits parfois plus pénibles : c'est le mécanisme dit de la "fuite dans la maladie".

- la partie externe : elle serait liée aux modifications qu'apporte le symptôme dans les relations interpersonnelles du sujet.

Donc, toutes ces douleurs peuvent être soumises à ce mécanisme. C'est peut-être la pathologie algique qui permet de se rendre compte qu'il est parfois très difficile de faire la séparation entre hystérie et psychosomatique. Nous pouvons rappeler les deux images de Freud : la névrose hystérique est une perle qui prendrait naissance à partir d'un grain de sable qui serait la névrose actuelle; ou c'est une guirlande qui s'entourerait autour du fil de fer de la névrose actuelle. Il semblerait que les polyalgies seraient plus liées à une désorganisation psychosomatique que la monoalgie durable de nature plus hystérique.

Le prototype de la douleur hystérique existe dans la littérature psychanalytique

----> c'est le cas par exemple de Fraulein Elisabeth Von R., âgée de vingt-quatre ans. Elle présentait des algies de la cuisse droite, qui avaient débuté à partir des soins qu'elle donnait à son père. La douleur hystérique serait liée à une défense de l'érotisation, à une défense du plaisir interdit.

Le prototype de la douleur psychosomatique est représenté dans la littérature psychanalytique par le cas d'Eugène E., cité dans l'ouvrage de Pierre Marty, Michel de M'Uzan, Christian David : "*L'investigation Psychosomatique*".

La douleur psychosomatique serait liée à une délibidinalisation d'une partie du corps, avec mouvements agressifs vécus sur le plan sensorio-moteur. Elle a souvent pour origine une perte objectale réelle ou symbolique. C'est ce que Freud avait noté en 1926 dans "*Inhibition, Symptôme et Angoisse*" où il disait : "La douleur est liée à la perte objectale, l'angoisse est liée au danger de la perte objectale".

En résumé, on peut souffrir dans deux cas :

* soit quand le corps s'érotise et qu'on s'en défend.

* soit quand le corps se désexualise. Il y aurait donc deux grands groupes de douleurs psychogènes :

----> la douleur par excès d'amour.

----> la douleur par perte d'amour et par excès d'agressivité.

Pour faire le diagnostic entre les deux, il faut rechercher les caractéristiques de la personnalité hystérique et celles de la personnalité psychosomatique.

La Polyarthrite Rhumatoïde

En 1964, Moos, faisait intervenir des facteurs psychologiques dans plus de cinq mille cas de maladies rhumatismales inflammatoires chroniques.

Halliday et Moos décrivaient la personnalité des rhumatisants :

- Masochistes,
- Conformistes,
- Timides,
- Hyperscrupuleux,
- Perfectionnistes,
- Inhibés dans l'expression de leurs sentiments,
- Tendance au sacrifice d'eux-mêmes,
- Goût exagéré pour les activités physiques, pour les travaux durs et pour les sports.
- Sentiment d'agressivité qu'ils doivent contrôler sans cesse.

Quels sont les facteurs déclenchants ? Ils sont très nombreux (naissance d'un enfant, avortement, décès dans la famille, changement d'occupation, modifications soudaines de la situation conjugale ou des relations sexuelles).

Ludwig, Robinson, mettent l'accent sur un facteur prédisposant important : la perte ou la séparation à l'adolescence d'un parent (50 % des cas). Les poussées surviendraient fréquemment à l'anniversaire du décès. En fait, la maladie débute souvent quand il y a :

* un sentiment inconscient de révolte ou de ressentiment contre une ou des personnes.
* ou un réveil des pulsions hostiles et des sentiments de culpabilité qui jusqu'alors étaient restés latents.

C'est ainsi que la plupart des auteurs ont noté que l'arrière-fond psychodynamique de la polyarthrite rhumatoïde était un état chronique d'inhibition des pulsions agressives, une révolte contre toute forme de pression, qu'elle vienne du dehors ou de l'intérieur. Booth et Halliday ont noté que, dans la plupart des cas, la constellation familiale était particulière : mère énergique, dominante, exigeante; père soumis et dépendant. La perturbation de la relation mère-fille est particulièrement évidente chez la femme polyarthritique. Il y a une mauvaise identification à la mère, dont l'une des raisons serait l'absence de chaleur affective. Les malades polyarthritiques ressentent souvent leurs parents comme des êtres stricts, rigides, intransigeants quant à la discipline, ce qui peut être vécu comme l'expression d'une inaffectivité. Il semble que ces malades essaient de rétablir l'équilibre entre les pulsions agressives et le désir de les maîtriser. Tout passe dans le système musculaire car il y a chez eux une carence fantasmatique. L'écoulement de l'énergie libidinale se fait grâce au travail, au sport, au jardinage. Ces polyarthritiques sont atteints de névrose de comportement. Quand cet investissement dans le système musculaire ne peut pas se faire, l'agressivité s'accumule et il y a une augmentation du tonus musculaire. Une compréhension de ces mécanismes explique les nombreuses guérisons aussi bien que les rechutes qui se produisent chez les malades au cours de l'analyse.

Schéma dynamique proposé par Alexander :

Influences restrictives parentales ----> Révolte contre ces influences ----> Anxiété ----> Refoulement des tendances à la révolte dû à la dépendance excessive par la trop grande sollicitude parentale ----> Expression de la révolte dans les compétitions sportives et activités de plein air pendant l'enfance et la préadolescence ----> Plus tard dans la vie expression de l'hostilité par la combinaison du désir de servir autrui et de contrôler l'entourage (tyrannie bienveillante) de plus, rejet du rôle féminin (protestation virile) ----> Rupture du schéma névrotique qui consiste à servir et en même temps à dominer l'entourage ----> Augmentation du tonus musculaire ----> Arthrite.

La Lombalgie

On pourrait dire aussi les lombalgies. La plupart des auteurs qui étudient l'aspect psychosomatique du lombalgique, différencient, d'une part la lombalgie organique qui est du ressort du rhumatologue et, d'autre part, la lombalgie psychogène qui est du ressort du psychiatre.

Or, la clinique, nous apprend que cette classification n'est juste qu'en apparence, que, certes, il existe un grand nombre de lombalgies organiques qui ne posent pas de problème au spécialiste mais, par contre, il en existe d'autres qui vont poser souvent des problèmes insurmontables, incompréhensibles, que l'on ne pourra comprendre qu'en introduisant une donnée fondamentale, l'histoire psycho-affective du sujet, la structure de sa personnalité au moment du traumatisme. C'est-à-dire qu'à partir d'un certain temps d'évolution, il n'y aura plus de différence entre lombalgie organique et lombalgie psychogène.

En 1962, Bergougnan a analysé le vécu de cette "lombalgie dite à départ organique" :

- drame émotionnel initial : c'est une douleur d'apparition brusque qui "paralyse" le patient et qui est associée à une sensation de "craquement".

- la cristallisation secondaire, surtout s'il y a des récidives.

- l'état d'alerte : le patient va éviter de mille façons le retour d'un tel épisode. Il marche et se baisse avec précaution et il vit dans un perpétuel état d'insécurité.

- la représentation mentale : il est persuadé que "quelque chose est cassé". Chaque fois d'ailleurs que le médecin va donner à ce patient tous les moindres détails des lésions radiologiques, il va lui fournir la preuve de sa détérioration. Cette angoisse souvent injustifiée, entretenue, va faire naître un état dépressif réactionnel.

A côté de cette lombalgie à "départ organique", les auteurs ont individualisé la symptomatologie de la lombalgie dite essentielle de type psychogène. Les caractères sont les suivants :

- allure déconcertante de l'évolution.

- pérennité de la douleur que les traitements habituels ne soulagent pas.

- discordance entre l'intensité de la douleur et la lésion (nulle ou minime).

- persistance de la plainte après une intervention pourtant parfaitement réussie.

- richesse d'expressions utilisées pour décrire la douleur : brûlures picotements, gêne, poids, ou bien douleurs intolérables marquées par la mimique.

- topographie imprécise avec irradiations incohérentes.

- renforcement vespéral.

- souplesse parfois assez remarquable du rachis ou, au contraire, signes objectifs trop riches, camptocormie ou démarche à petits pas.

Nous aurions envie, au terme de cette description, de ranger les premières dans le cadre des névroses traumatiques sur personnalité psychosomatique et les secondes dans le cadre de l'hystérie de conversion. Ces lombalgies traumatiques révèlent la castration, mais une castration somatisée et non convertie comme dans la lombalgie hystérique. C'est le sentiment très réel d'avoir été blessé dans son corps par le traumatisme qui va entraîner un sentiment de dévalorisation, d'impuissance, de faiblesse, donc de castration. C'est à partir d'une brèche dans la libido narcissique que le sujet va se sentir anéanti.

Le premier type de lombalgie met beaucoup plus en question une problématique narcissique, qu'une problématique objectale. Dans le deuxième type, il y aurait une crainte du rapport incestueux et un retrait libidinal avec passivité et position homosexuelle.

Au début, nous avons parlé de la phénoménologie du corps. Bergouignan et Demangeat, en 1960, ont fait remarquer que la zone lombaire est une zone-clé chargée de signification et de relations inconscientes : "Elle joue le rôle moteur important dans la marche, l'acte sexuel, le soulèvement des poids. Elle assure la station debout qui représente pour l'homme, l'affirmation de soi, l'audace, la prestance".

Un certain nombre d'expressions populaires évoquent cet aspect symbolique du rachis lombaire : "avoir les reins solides", "on lui a cassé les reins", "être courbé par le chagrin", etc. L'atteinte de cette région va faire passer le sujet de la station debout à la station couchée, d'une position adulte à une position très régressive, avec souvent des bénéfices secondaires importants. C'est dire l'urgence thérapeutique de ces affections, plus que partout ailleurs, et la connaissance justement des intéractions entre la vie psycho-affective et le traumatisme mécanique. La méconnaissance de ces relations entraîne, la plupart du temps, beaucoup de ces malades sur la voie de la chronicisation et de l'invalidité. A ce stade, il n'y a plus de thérapeutique possible.

On peut estimer qu'il faudrait voir ces malades dans les trois premiers mois de l'accident ou de l'évolution. Passé un an, il n'y a souvent plus rien à faire. Nous voudrions dénoncer le terme de "sinistrose" trop souvent employé. Il est en principe péjoratif, alors qu'il est toujours lié à une revendication en rapport bien évidemment avec la propre histoire affective du sujet. C'est bien souvent, là encore, un moyen de traiter le conflit oedipien. Conflit avec l'autorité qui peut prendre parfois une allure franchement paranoïaque.

Il y a dans l'algie dite "rhumatismale" un certain nombre de constantes que nous avons pu noter dans nos observations cliniques :

- la relation entre l'algie et un trouble relationnel le plus souvent professionnel, parfois en rapport avec un deuil comme il est fréquent de le retrouver dans le déterminisme d'un trouble psychosomatique, deuil réel ou symbolique, présenté par exemple par la perte d'une activité professionnelle où l'activité musculaire était pour le sujet un moyen d'être en équilibre homéostatique.
- l'importance de l'agressivité chez les sujets dits "rhumatisants", comme si le trouble était en fin de compte un moyen de décharger une agressivité qui, à partir d'un événement, n'a pas pu s'intégrer fantasmatiquement ou

s'investir dans l'activité. C'est peut-être cette agressivité contenue dans le symptôme qui va favoriser l'hypocondriacisation comme si celui-là allait permettre maintenant, d'une manière déguisée, de manipuler l'entourage.

- l'importance de l'investissement du travail dans l'enfance. Chez presque tous les sujets dits "rhumatisants" que nous avons eu à examiner, nous avons pu noter une relation à la mère ou au père passant essentiellement par le travail manuel.

Enfin, quelle que soit l'affection en cause, ou le siège, on retrouve toujours deux types de personnalité :

* soit la personnalité hystérique,
* soit la personnalité psychosomatique.

Qu'il s'agisse donc des cervicalgies, des dorsalgies, des lombalgies, des sciatalgies, des périarthrites scapulo-humérales, on doit toujours penser à la somatisation.

Traitement

a) Chimiothérapique.

- Rhumatologique : fait par le généraliste ou le rhumatologue.
- Psychiatrique.

. Tranquillisants - myorelaxants.
. antidépresseurs.
. Certains neuroleptiques agissant surtout sur l'agressivité.

b) Psychologique.

Il est toujours très difficile, car le malade souffre dans son corps et va demander de multiples consultations pour le soulager rapidement. Il présente en plus, souvent, des bénéfices primaires, et secondaires, qui vont faire obstacle à la guérison.

Que l'on soit en présence d'un patient qui présente un trouble lié à une somatisation psychosomatique ou à une conversion hystérique, il faudra toujours, dans un premier temps, le prendre en entretien pour :

- analyser d'abord l'importance des bénéfices secondaires et la signification pour lui des bénéfices primaires.
- essayer de trouver une relation entre des événements de son histoire psycho-affective et l'apparition de la symptomatologie "rhumatismale".

Ce travail peut être plus ou moins long, mais il sera en général toujours très utile. Dans un deuxième temps, on prendra le patient en relaxation psychothérapique sur une durée de deux à trois ans.

Nous avons vu qu'elle était la thérapeutique de choix pour les troubles psychosomatiques, mais elle est également essentielle dans les manifestations hystériques de conversion.

Exemple clinique : Il s'agit de Jacques, âgé de trente-huit ans, qui vient nous consulter pour des douleurs vertébrales rebelles à toute thérapeutique. Plusieurs rhumatologues consultés ont conclu à une cause neurogène (au lieu de psychogène !!!) mais ne l'on pas adressé à un psychothérapeute.

Dès le premier entretien, Jacques dit, qu'en plus de ses douleurs vertébrales, il se sent "mal dans sa peau" depuis deux ans; il vit mal; il souffre également de l'intestin; il a des vertiges; il a un blépharospasme; il est très fatigué et fatigable, au bord du malaise; il a toujours été un grand anxieux, perfectionniste; sa mère aussi est très "nerveuse", très inquiète et son père a fait un état dépressif à la retraite.

On va essayer de retrouver ce qui a pu se passer il y a deux ans. Il nous dira : "Ma femme m'a appris qu'elle avait un amant; à ce moment-là, j'ai senti une "cassure". En plus, c'était l'époque où je faisais construire et il y a deux entrepreneurs qui ont fait faillite successivement; ma maison ne pouvait pas arriver à se terminer; j'ai commencé à avoir mal au dos à cette époque".

On le prendra en relaxation pendant un an et demi. Il retrouvera des sensations corporelles de plaisir. Les douleurs seront remplacées progressivement par des cénesthésies agréables. Il se sentira "plus fort"; plus apte à affronter les difficultés quotidiennes, moins anxieux, moins perfectionniste. A la suite des deux événements majeurs dans son histoire : être trompé, c'est-à-dire ne plus avoir de femme et ne pas avoir de maison (la cassure et la faillite),une désorganisation psychosomatique s'est produite entraînant une dépression essentielle et une somatisation sous forme de douleurs.

La relaxation et la relation avec le thérapeute auront permis de réorganiser ce patient assez rapidement et d'éviter peut-être, chez lui, la chronicisation de sa pathologie algique.

Le Diabète

Il est admis, en général, que les facteurs psychologiques peuvent influencer l'évolution du diabète sucré, mais l'importance probable de ces facteurs dans l'étiologie n'est pas encore établie. Toujours est-il que l'on essaie aujourd'hui de cerner de mieux en mieux la personnalité du diabétique. Chez ces malades, les mécanismes régulateurs sont mal connus et, par conséquent le maintien de l'équilibre homéostatique est souvent difficle à obtenir. Ce fait explique que, chez eux, les chocs émotifs peuvent aggraver le trouble du métabolisme déjà existant. Il est aussi possible que des tensions prolongées et répétées puissent amener une défaillance définitive dans le système physiologique relativement mal adapté. Hinkle a noté l'incidence des perturbations émotionnelles sur la glycosurie et sur les complications (cétoses - coma). Pour cet auteur, les conflits les plus violents sont ceux qui sont en rapport avec les besoins d'amour, surtout maternels. Le mécanisme de ces complications a souvent la valeur d'un équivalent suicidaire, notamment chez les malades jeunes.

Personnalité du diabétique

a) Dunbar.

Elle a noté que les diabétiques avaient des difficultés plus grandes que les normaux pour transformer leur état de dépendance infantile en état de maturité indépendante de l'adulte. Ils ont une tendance à régresser plus facilement vers une attitude de dépendance et manifestent leur désir d'indépendance plus en paroles qu'en actes. Selon elle, les diabétiques sont plus passifs qu'actifs et montrent une tendance au masochisme et à l'indécision.

b) Alexander.

Pour lui, les diabétiques présentent des conflits fondamentaux liés à l'absorption de la nourriture. Ceci se reflète dans leurs fortes tendances à l'incorporation orale agressive. Ces impulsions à incorporer se manifestent de diverses façons. Ainsi, on peut trouver une tendance au refus de la nourriture et par suite un besoin accru d'absorber. Ce dernier peut se traduire par un désir incessant de manger ou d'être nourri, ou par des tendances excessives à recevoir des satisfactions dans les relations avec l'entourage. Ces impulsions à incorporer se manifestent aussi par une exagération de l'identification à la mère.

L'objet, la nourriture que le malade désire, est dangereux. On trouve très souvent chez le diabétique une faim anormale et parfois sélective pour le sucre d'où la tendance à l'obésité. Cette faim est une faim d'amour maternel. L'identification à la bonne mère s'est mal faite. Il y aura, chez le diabétique, une difficulté à reconnaître ce qu'il y a de bon ou de mauvais pour lui. Il a une perception erronée de ses propres besoins; il entretient en somme un type de relation avec lui-même qui explique l'impossibilité à faire une liaison entre un état pénible (en rapport avec les variations de la glycémie) et les mesures pratiques à prendre pour le faire cesser.

c) Les travaux récents.

Il faut citer ceux de Kissel, de Debry, de Barrugand. Ils se fondent sur l'analyse d'entretiens et sur certains tests de personnalité. Ils ont comparé deux groupes de diabétiques stables et instables : le diabète instable se différencie du stable par un équilibre psychologique régulièrement perturbé; ce déséquilibre remonte à l'enfance et, généralement, à une mauvaise entente parentale gênant l'évolution naturelle de l'enfant vers l'indépendance et l'autonomie. Le diabétique est un faible et un anxieux. Le Rorschach montre la fréquence de la fixation à la mère. Chez l'enfant, les études sont particulièrement intéressantes. Brusch et Wvatt ----> un tiers des cas montrent des difficultés familiales (divorce, séparation). Longhlin a noté dans soixante pour cent des cas des troubles du caractère : instabilité, opposition, égocentrisme. Weber a étudié vingt-deux enfants diabétiques. Il note :

* une anxiété importante.
* une tendance à l'introversion plus élevée que chez le sujet normal.
* Attachement au père plus fort qu'à la mère.
* Relation assez particulière avec la fratrie : l'enfant est mis dans une situation à part par rapport à ses frères et soeurs et ne se trouve pas engagé dans une attitude compétitive active. Il oscille entre des attitudes de soumission et d'opposition.
* L'attitude de la mère peut se diviser en trois :

- mère perfectionniste avec bon contrôle du diabète, mais développement pauvre de la personnalité de l'enfant.
- attitude de tolérance avec un bon contrôle du diabète qui est accepté comme faisant partie de la situation familiale.
- attitude hostile, mauvais contrôle du diabète qui est utilisé comme tampon dans les échanges agressifs entre la mère et l'enfant.

d) Travaux de Rosine Debray. Dans un ouvrage récent qui s'intitule "L'Équilibre Psychosomatique : organisation mentale des diabétiques", Rosine Debray essaie de cerner l'aspect psychosomatique des diabétiques insulino-dépendants.

Pour cet auteur, ce sont des particularités de leur organisation mentale, comme des fluctuations dans leur économie psychosomatique, que dépendra en fait la place dévolue à la maladie dans leur vie, de même que l'apparition ou non de complications secondaires, voire d'une désorganisation progressive.

L'auteur rappelle que, d'après une définition médicale récente, le diabète insulino-dépendant est une maladie génétique dont le déclenchement est lié à un brusque changement de l'environnement. C'est dire que le poids des facteurs liés au patrimoine héréditaire est prépondérant, aussi qu'apparemment, à lui seul, il ne suffit pas et qu'il faut, pour que la maladie apparaisse, lui adjoindre des modifications extérieures brutales ayant donc valeurs de traumatisme.

Pour chaque diabétique existera un jeu interdépendant variable entre ces deux facteurs ce qui revient au poids des facteurs génétiques et ce qui revient au poids du ou des traumatismes déclenchants. L'étude de Rosine Debray porte sur vingt et un cas. Les malades présentant un diabète bien équilibré paraissent se ranger parmi les organisations mentales les plus évoluées : névroses de caractère bien mentalisées, assez bien mentalisées, voire moyennement mentalisées; par contre, à l'inverse, les sujets qui ont un diabète continuellement déséquilibré avec de fréquents accidents hypo ou hyperglycémiques graves, présentent le plus souvent des névroses de caractère mal mentalisées, voire des névroses de comportement. Dans cette étude l'auteur envisage également les périodes dites "sensibles" de déclenchement du diabète insulino-dépendant. Ces périodes sont au nombre de quatre :

. La période du conflit oedipien.
. La période de l'adolescence.
. La période correspondant à la naissance des enfants.
. La période correspondant à la crise du milieu de la vie et à la crise de l'âge de la retraite.

* La période du conflit oedipien. Dans l'échantillon, cinq sujets (trois filles et deux garçons) vont déclarer leur maladie entre deux ans, cinq mois et sept ans, dans une tranche de vie qui va de la deuxième enfance à l'entrée dans la phase de latence, c'est-à-dire à peu près la période du conflit oedipien. Il est, semble-t-il, très rare que le diabète fasse son apparition avant

l'âge de deux ans, comme s'il fallait déjà un développement maturatif suffisant pour que ce type de dysfonctionnement puisse apparaître.

* La période de l'adolescence. Cinq jeunes filles de la population étudiée, déclarent leur maladie entre quinze et dix neuf ans. On ne peut qu'être frappé par le lien chronologique qui existe entre l'apparition des règles et la survenue du diabète, ou au contraire une aménorrhée et la survenue du diabète, voire la prise de pilule et l'apparition du diabète. Comme pour les cinq cas d'enfants dont le diabète est apparu très précocement à la période oedipienne, l'auteur retrouve avec ces cinq jeunes filles qui ont déclaré leur maladie entre quinze et dix-neuf ans, cette notion de faille ou de fragilité narcissique qui va venir se combiner chez elle à des titres divers avec leur problématique sexuelle réactivée par la puberté et l'accès aux relations sexuelles adultes, entraînant une surcharge économique telle, qu'un mouvement de désorganisation va naître laissant la place alors à que Rosine Debray appelle "le poids des facteurs génétiques".

* La naissance des enfants. Pour trois cas de la population étudiée, le diabète va apparaître respectivement à vingt-cinq, vingt-six et vingt-sept ans, en liaison directe soit avec la naissance d'un enfant, soit au cours du déroulement de la grossesse. Avec ces trois cas où l'apparition du diabète survient chez de jeunes adultes en concomitance avec la naissance d'un enfant ou au cours d'une grossesse, ce qui paraît important à souligner, c'est le fait qu'il s'agit toujours d'une modification externe concernant la configuration des objets privilégiés, modification qui entraîne nécessairement des remaniements libidinaux, tant en ce qui concerne la répartition de la libido narcissique que celle de la libido objectale.

C'est pourtant dans la mesure même où ces modifications libidinales internes ne vont pas pouvoir s'effectuer en raison de ce que Rosine Debray a appelé jusqu'à présent la fragilité ou la faille narcissique du sujet, que la modification externe très importante que constitue la survenue d'un enfant va pouvoir revêtir un caractère traumatique introduisant un mouvement de désorganisation qui va engager le corps avec l'apparition du diabète.

* La période de la crise du milieu de la vie et celle de la crise de l'âge de la retraite.

Pour un bon nombre de sujets, il existe une conjonction "explosive" à travers la rencontre d'un terrain fragile et d'une situation externe traumatisante renvoyant à la notion de perte objectale. Cette conjonction explosive, qui peut exister très précocement, par exemple à l'époque de la période oedipienne, va pouvoir se trouver décalée dans le temps en fonction de causes essentiellement conjoncturelles, c'est-à-dire liées principalement à la présence extérieure constante des objets privilégiés indispensables au maintien de l'équilibre psychosomatique du sujet. Que ces objets viennent à manquer, ce qui est le cas lorsqu'il y a deuil, ou qu'ils soient la source d'excitation en excès, ce qui est le cas avec la survenue d'un enfant, l'équilibre économique va se trouver rompu, introduisant un mouvement de désorganisation.

C'est tout le problème du traumatisme et de sa nature, problème que l'on peut formuler ainsi : qu'est ce qui va avoir valeur de traumatisme pour un sujet donné et à tel moment de son histoire ? Mais problème auquel on peut répondre à présent avec un peu plus de précision.

En conclusion, pour Rosine Debray, il semble bien exister des "périodes sensibles" dans le déroulement de la vie humaine, mais il va de soi que plus le Moi du sujet s'avèrera fragile ou insuffisamment développé (ce qui est le cas des très jeunes enfants) plus le traumatisme sera vécu comme violent, constituant une effraction impossible à métaboliser, plus le mouvement de désorganisation pourra prendre de l'ampleur, atteignant les fixations génétiques et pouvant laisser apparaître le diabète. Celui-ci, en tant que maladie irréversible, constitue alors un élément de réalité dans la vie du sujet qui en est atteint, réalité qui peut être diversement appréhendée selon les individus et leur organisation économique générale, comme selon les différentes phases de leur vie.

Traitement.

a) Somatique

Il sera toujours assuré par le diabètologue ou le médecin traitant.

b) Psychologique. La psychothérapie du diabète s'inscrit dans ce que Pierre Marty appelle "ranimer la relation", ce qui se réalise dans l'échange psychothérapique. Les forces de vie activées par la présence de l'analyste vont pouvoir reprendre une certaine vigueur et venir enrayer ce qui allait dans le sens de la désorganisation, voire de la mort. Mais pour que le processus soit véritablement achevé, il faudrait que le sujet puisse renouer avec le monde de la sexualité et des conflits interpersonnels qui lui sont liés. C'est à ce niveau-là sans doute qu'une atteinte somatique irréversible va venir jouer comme un frein, par épuisement de l'énergie pulsionnelle pour certains, par le poids trop grand de son impact de réalité qui oblitère et efface la réalité psychique pour d'autres, enfin, par une conjonction d'éléments variés dont la précarité du Moi du sujet.

Le Cancer

L'histoire des rapports entre le cancer et les facteurs psychiques est très ancienne.

Déjà Galien pensait que le cancer du sein était plus le fait des femmes mélancoliques que celles qui avaient un tempérament "sanguin". En 1528, Thomas Paynell avait la même opinion puisqu'il écrivait : "un cancer est une tumeur causée par une humeur mélancolique". En 1701, Gendron va donner deux observations de cancer du sein lié à des chocs affectifs. En 1845, le chirurgien anglais Sir Astley Cooper affirmait que le chagrin et l'anxiété étaient parmi les causes les plus fréquentes du cancer du sein. En 1848, un médecin londonien, John Elliotson, traita pendant cinq ans une femme de quarante-deux ans, par des séances d'hypnose à raison de trois séances par jour. Il put constater la disparition totale du cancer du sein droit, attestée par sept médecins et chirurgiens.

En 1870, le médecin anglais James Paget va évoquer également dans la genèse du cancer les chocs affectifs. Il dira ceci : "Les cas sont si nombreux dans lesquels une profonde anxiété, une déception, le désespoir, sont rapidement suivis de l'apparition et du développement d'un cancer, que nous pouvons hardiment penser qu'une dépression est un facteur aggravant des autres influences favorisant le développement d'un terrain cancéreux." En 1883, Herbert Snow fait pour la première fois une étude statistique sur deux cent cinquante femmes d'un hôpital londonien, atteintes d'un cancer du sein et de l'utérus.

Il va noter que cent cinquante-six avaient éprouvé un chagrin important, ou la perte d'un proche parent, juste avant l'éclosion de ces cancers. Il concluait que le nombre de fois dans lesquelles la maladie cancéreuse du sein et de l'utérus suit immédiatement une émotion à caractère dépressif est trop important pour être lié au simple hasard. Mais c'est essentiellement vers les années cinquante qu'est apparue, principalement aux États-Unis, une recherche médicale pour essayer de prouver le rôle des facteurs psychologiques. Ces premières études mettent en évidence surtout des difficultés méthodologiques et il faut se méfier du caractère parfois anecdotique des enquêtes. Une difficulté importante revient généralement au fait qu'on ne sait pas effectivement quand a commencé réellement la maladie : on ne connaît pas l'ancienneté du processus cancéreux, ni la durée de la phase infraclinique. Il est donc difficile de mettre en évidence une relation chronologique entre les deux observations, le cancer d'une part et d'éventuels troubles psychologiques d'autre part.

Ces travaux ont voulu mettre en évidence le rôle joué par une personnalité prémorbide où prédominerait une tendance à la répression des conflits ainsi qu'une difficulté marquée à l'expression des émotions, en particulier de l'agressivité que les patients auraient du mal à exprimer.

En fait, cette recherche d'une personnalité prémorbide reste très floue et très peu probable. Si cette personnalité prémorbide est contestée, la relation entre un état dépressif et le cancer est également sujet à controverse. Les études les plus récentes montrent des contradictions flagrantes.

Par exemple, le travail de Shekell et Coll. en 1981, sur deux mille vingts hommes soumis à l'échelle des états dépressifs du questionnaire M.M.P.I. a montré que, dix-sept ans après le début de l'enquête, il existait une relation entre les morts par cancers (quels qu'en soient le type et le siège) et les scores de dépression compte tenu des corrections liées à l'âge, la profession, la consommation de tabac et l'alcool, etc. Par contre, auparavant, Evans, Baldwin et Coll. en 1974, qui étudiaient l'incidence de la morbidité par cancer chez les patients présentant des troubles de l'humeur à caractère dépressif, ne retrouvaient pas de différences significatives par rapport à la population générale durant les quatre ans pendant lesquels s'était poursuivie leur étude. L'étude prospective la plus récente, publiée en 1989, a donné des résultats négatifs. Sur dix mille personnes âgées de vingt-cinq à soixante-quinze ans, qui ont été suivies pendant dix ans, aucune corrélation n'a pu être établie entre l'existence de symptômes dépressifs et l'apparition de cancers.

Par contre, à la même époque, une étude importante associant des psychosomaticiens de l'IPSO (L'Institut de Psychosomatique de Paris dirigé par Pierre Marty) des gynécologues, des cancérologues de l'Institut Gustave Roussy, avec le professeur Claude Jasmin et une spécialiste d'épidémiologie et de statistiques médicales, a eu pour but de déterminer si des facteurs psychosomatiques jouaient un rôle dans l'apparition d'un cancer du sein.

Cette étude a porté sur des patientes venues consulter parce qu'elles avaient découvert une ou plusieurs "boules" dans l'un ou les deux seins. Les conclusions ont été les suivantes : tous les cas de cancer ont été découverts chez des patientes présentant une névrose mal mentalisée et chez une patiente psychotique. Cette étude a permis également de mettre en évidence l'importance du deuil comme événement révélateur du cancer. Si Marty préfère parler de "deuil" plutôt que de dépression, c'est que les patients qui vont faire des cancers ne présentent pas de signes de dépression classique. Ils vont faire, à la suite de ce deuil qui d'ailleurs peut être réel ou symbolique, une dépression essentielle et une désorganisation psychosomatique révélant un cancer. Mais aujourd'hui, on donne de plus en plus d'importance à la psycho-immunologie. Elle est actuellement en plein essor et ouvre de nouvelles perspectives dans le domaine des relations du psychisme avec le cancer. En effet, c'est probablement par des facteurs immunologiques que les facteurs psychologiques peuvent influer le cours du cancer. Blalock, en 1984, a montré l'analogie qui existe entre le système nerveux central et le système immunitaire : il a montré que les cellules du système immunitaire peuvent produire certaines hormones peptidiques que l'on croyait sécrétées exclusivement par le cerveau.

En effet, les cellules immunitaires, hormis les diverses lymphokines qu'elles produisent, sont également capables de sécréter de l'ACTH et également des endorphines, c'est-à-dire les mêmes produits qui sont sécrétés par les structures nerveuses. Lors d'un stress, la cellule hypophysaire est stimulée par le CRF d'origine hypothalamique et libère l'ACTH et la bêta-endorphine qui ont d'ailleurs le même précurseur biochimique. De même, sous l'effet du stress, les cellules immunitaires vont stimuler l'ACTH et la bêta endorphine dont la sécrétion est également induite par le CRF (corticotrophine releasing factor). Comme l'écrit le Professeur François-Bernard Michel : "Ce que l'on sait mieux aujourd'hui, c'est que , système nerveux central, système nerveux végétatif, glandes endocrines et système immunitaire, sont régulés ensemble en un micro-environnement qui permet à l'être humain de s'adapter à son environnement." Les liens se font à la fois par voies nerveuses (les terminaisons des fibres du système nerveux végétatif sont en contact direct avec le système de défense immunitaire par les ganglions lymphatiques, le thymus et la rate) et humorales (par des substances de liaison qui sont les neuropeptides transmetteurs joignant entre eux, en un vaste réseau, le cerveau, le système immunitaire de défense et les glandes endocrines).

On sait maintenant, d'une manière de plus en plus précise, comme l'ont montré par exemple des chercheurs de l'Université de Californie à Los Angeles, que certains stress, d'une part dépriment l'immunité et d'autre part diminuent la résistance au cancer. Ces deux phénomènes, diminution de l'immunité et diminution de la résistance au cancer, se feraient par l'intermédiaire de la diminution de l'activité des cellules tueuses naturelles NK (Natural Killer). Des modèles expérimentaux animaux ont montré, lors des stress, une activation du système opioide endogène qui s'accompagne d'une altération de l'immunité cellulaire et en particulier d'une diminution de l'activité des cellules NK. Il semble maintenant acquis que ces cellules ont un rôle majeur dans la reconnaissance et la destruction des cellules cancéreuses.

Une étude récente de Levy, du Pittsburgh Cancer Institute, a montré qu'une baisse de l'activité des cellules NK concorde avec une diffusion plus importante du cancer du sein. Elle conclue également à un lien entre les variations des cellules NK et certains facteurs psychologiques comme le stress. On a constaté également que l'isolement social aurait le même effet sur ces cellules que le stress psychologique. Sont isolés socialement non pas nécessairement les personnes qui vivent seules, mais celles surtout qui n'ont personne avec qui partager leurs sentiments et leurs émotions.

En effet, Annie Chevrier nous rappelle, dans un article récent, que les anglo-saxons distinguent les "bons répondeurs" (les good copers : du verbe to Cop, faire face, tenir tête) et les "mauvais répondeurs" (bad copers) qui ne s'adaptent pas et développent un sentiment de désespoir appelé par les anglo-saxons Helplessness ou Hopelessness (qui signifie sans aide ou sans espoir). Le travail de Locke et Coll. en 1984, montre une diminution substantielle de l'activité NK chez les mauvais répondeurs, ceux qui ne s'adaptent pas comparativement aux bons répondeurs.

Donc, on peut émettre une hypothèse : à partir d'une situation de deuil, réel ou symbolique, de désespoir, d'isolement, un sujet qui n'a pas la possibilité d'élaborer mentalement ces situations par carence de la mentalisation, va avoir une potentialité à faire une désorganisation psychosomatique jusqu'à des perturbations immunologiques révélant, favorisant ou déclenchant un cancer. Certains diront, comme le Professeur Michel, qu'il faut que l'oncogène soit déjà présent.

Le cancer entrerait donc dans le cadre des somatisations lésionnelles, c'est-à-dire qu'il n'aurait pas de sens. Ceci va à l'encontre d'un psychologisme qui voudrait voir que le cancer ait une signification, l'assimiler ainsi à l'hystérie.

Compte tenu de tout ce que nous venons de dire, la prise en charge psychothérapique de certains cancéreux devrait s'imposer. Là encore, les travaux concernant les psychothérapies de cancéreux sont peu nombreux et difficiles à évaluer. Dans notre expérience, nous avons pu constater qu'elles permettaient aux cancéreux de renouer une relation privilégiée, donc de rendre plus facile le travail de deuil, de redonner l'aide perdue et un espoir qui était abandonné. En outre, comme le signale le Professeur Michel dans son ouvrage : "*Cancer : à qui la faute ?*", des chercheurs de l'Université de l'Ohio ont observé chez les étudiants en Médecine un taux de cellules NK au plus bas le lendemain des examens, ce taux s'améliorant rapidement si ces étudiants pratiquaient la relaxation. Si ces résultats se confirmaient, la relaxation qui, comme nous l'avons déjà montré, est la thérapeutique majeure des somatisations, pourrait devenir une des thérapeutiques psychologiques importantes des cancéreux.

CHAPITRE II

LE FONCTIONNEMENT DES SOMATISATIONS

A bien des égards, le fonctionnement des somatisations reste encore très flou. Cependant, les différents travaux depuis Freud jusqu'à l'École de Paris, ont permis d'éclaircir certains points.

Nous savons par exemple que la somatisation peut être le résultat d'une angoisse, d'une conversion ou d'une désorganisation psychosomatique. Nous savons également que la somatisation peut être symbolique ou asymbolique. Toutes les somatisations n'expriment pas un langage. Nous savons aussi que la somatisation se déplace d'un organe à un autre et qu'il y a des associations privilégiées comme celle de l'asthme avec l'eczéma. Nous savons que, non seulement il y a un balancement des somatisations entre elles (asthme ====> eczéma) mais aussi entre la somatisation et une symptomatologie psychique (somatisation =====> accès dépressifs, accès de panique ou délire). Nous savons enfin que l'être humain n'a pas un corps et un esprit, qu'il est tout entier un "être psychosomatique" avec une homéostasie qui lui est singulière et originale, faisant donc de lui toujours un "cas à part", différent de son congénère. C'est ainsi que la médecine ne pourra pas être une science à part entière. Elle sera en plus un art, car la compréhension des "maladies de l'humain" nécessite une aptitude à la créativité, voire à l'esthétique.

On parle de chirurgie esthétique, mais la médecine devrait être toute entière une médecine esthétique, adaptée à chaque individu. Par contre, dans le fonctionnement des somatisations, nous ne savons pas pourquoi un organe est atteint plus qu'un autre. C'est la grande zone d'ombre de cette pathologie, mais c'est aussi celle qui va peut-être permettre qu'un jour psychosomaticiens, somaticiens, généticiens, immunologues, etc., travailleront ensemble pour arriver à élucider ce problème du "choix de l'organe".

1 - Les Mécanismes de la Somatisation

On peut reconnaître trois mécanismes essentiels dans la formation des somatisations : le déplacement de l'angoisse, la conversion de l'affect et la désorganisation psychosomatique.

1) Le déplacement de l'angoisse

On sait que pour Freud, dans sa première théorie, l'angoisse naissait et se déplaçait dans les différents fonctionnements somatiques pour deux raisons essentielles, d'une part à cause de l'accumulation de la tension sexuelle, d'autre part à cause de l'absence ou de l'insuffisance de l'élaboration psychique de cette excitation sexuelle somatique, celle-ci ne pouvant se transformer en "libido psychique" qu'en entrant en connexion avec des groupes préétablis de représentation sexuelle.

Freud voit les conditions de cette insuffisance d'élaboration psychique, soit dans un développement insuffisant de la sexualité psychique, soit dans une tentative de répression de celle-ci, soit encore dans sa dégradation, soit enfin dans l'instauration d'un écart devenu habituel entre la sexualité physique et la sexualité psychique.

Dans sa troisième et dernière théorie de l'angoisse, Freud ne va plus parler de l'accumulation de la tension sexuelle. L'angoisse devient désormais un signal qui va avertir le sujet qu'un danger le menace : cette menace peut être extérieure comme intérieure. Elle est liée, soit à un désir interdit, soit à une perte et il va évoquer l'angoisse de castration et l'angoisse de séparation. L'angoisse sera toujours le rappel pour le Moi, en fonction d'un danger nouveau, d'une situation de danger ancienne. Il va écrire dans "*Les Nouvelles Conférences sur la*

Psychanalyse" : "La peur de la castration n'est assurément pas le seul motif du refoulement et n'existe pas chez les femmes qui sont toutefois susceptibles d'avoir un complexe de castration. La peur de la castration est remplacée dans l'autre sexe, par la crainte de perdre l'amour, continuation de la peur qu'éprouve le nourrisson en se voyant privé de sa mère. Vous le voyez, cette crainte correspond bien à un danger réel. Quand la mère est absente ou qu'elle prive l'enfant de son amour, cet enfant n'est plus sûr de voir ses besoins satisfaits, peut-être même est-il alors en proie à de très pénibles sentiments de tension. Il nous est bien permis de croire que cette peur n'est somme toute, que la reproduction de la peur primitive subie lors de la naissance, première séparation d'avec la mère." On peut voir un certain lien entre la première théorie de l'angoisse et la troisième.

En effet , nous avons dit que les sujets qui présentaient une névrose d'angoisse étaient restés fixés au danger de la séparation avec comme corollaire un attachement à la mère. C'est cet attachement qui, de fait, va bloquer la maturation psycho-affective et psycho-sexuelle en particulier.

Presque tous les sujets angoissés ont des perturbations de la vie sexuelle, frigidité pour les femmes, et impuissance pour les hommes ou diminution des désirs. Cet attachement à la Mère aura entraîné une certaine fermeture d'accès au Père et aura donc gêné l'élaboration de l'Œdipe, tant chez le garçon que chez la fille, Œdipe indispensable, comme nous l'avons signalé, à la construction de la symbolisation, de l'imaginaire, des fantasmes, c'est-à-dire indispensable à la "terminaison" de l'appareil mental "adulte", mature. l'Œdipe est à l'appareil mental ce que l'hormone de croissance est au corps. L'attachement à la mère entraînerait en quelque sorte un infantilisme mental où toute excitation sexuelle serait vécue comme un danger extrême, un peu comme un enfant le serait en face d'un adulte.

Hélas, tant qu'il y aura des mères, il y aura des enfants attachés à elles, et tant qu'il y aura des enfants attachés à leur mère, il y aura des "corps" qui souffriront de "ne pas avoir été finis" par elle, c'est-à-dire de ne pas avoir pu accéder au désir du sexe opposé. Cette fixation à l'angoisse de séparation aura donc des conséquences dans la qualité de la vie sexuelle réelle.

Est-ce l'accumulation de la tension sexuelle ou la fixation à la mère qui entraîne l'angoisse ? Les deux sont de toute façon inséparables.

2) La conversion de l'Affect

Dans la névrose d'angoisse, c'est une tension physique, comme nous l'avons dit, qui ne peut réussir à se décharger psychiquement et qui continue par conséquent à demeurer dans le domaine physique, alors que dans l'hystérie de conversion, c'est une excitation psychique qui emprunte une mauvaise voie en menant à des réactions somatiques.

Mais nous savons que les deux processus sont souvent extrêmement combinés. Le terme de conversion est contemporain des premières recherches de Freud sur l'hystérie : il apparaît pour la première fois, en 1894 dans les *Psychonévroses de Défense* et, un an plus tard, dans les *Études sur l'Hystérie*, avec le cas de Frau Emmy Von N... La conversion va avoir une double fonction, d'une part une fonction économique par le déplacement de l'affect, c'est-à-dire de la partie émotionnelle de la libido (désir) dans le corporel et , d'autre part, une fonction symbolique car les représentations (scènes, fantasmes) détachées des affects et refoulées, vont "parler" par l'intermédiaire du corps, déformées par les mécanismes de la condensation et du déplacement.

Freud note que le rapport symbolique qui lie le symptôme à la signification est tel, qu'un même symptôme non seulement exprime plusieurs significations à la fois, mais successivement. Il dira que le symptôme hystérique est toujours surdéterminé.

Dans les "*Études sur l'Hystérie*", Freud va donner plusieurs exemples de conversion. Par exemple, quand il s'agit du cas de Mlle Elisabeth Von R. qui présentait une abasie, une douleur de la jambe gauche et une contracture de la cuisse droite, il va mettre en évidence à l'origine des troubles, l'amour refoulé et culpabilisé de cette jeune fille de vingt-quatre ans pour le mari d'une de ses soeurs et le fol espoir d'épouser celui-ci quand celle-là mourut au cours de sa seconde grossesse, d'une crise cardiaque, accident dont le père était également décédé quelques années auparavant.

Le symptôme de conversion, contracture de la cuisse droite, était né pendant les soins donnés à son père malade. L'extension de la douleur à la jambe gauche s'était produite après une délicieuse promenade en tête à tête avec son beau-frère pendant la maladie de sa femme.

Freud, à partir de ce cas, pour la première fois s'est rendu compte que la représentation pathogène était de nature érotique : "la représentation érotique disait-il, fut rejetée hors de l'association et l'affect qui s'y trouvait lié servit à augmenter ou à ranimer une douleur physique présente à ce moment-là." Ceci a amené Freud à élargir la notion de "zone hystérogène" que Charcot définissait comme une zone douloureuse dont la stimulation pouvait provoquer l'attaque hystérique. Or, lorsqu'on stimulait la zone douloureuse de sa cuisse, elle poussait des cris comme pour des chatouillements voluptueux. De plus, la malade finit par se remémorer le motif de la conversion : "c'était justement l'endroit où chaque matin son père posait sa jambe très enflée, lorsqu'elle en changeait les bandages." Ce n'est que plus tard que Freud identifiera "zone hystérogène" et "zone érogène" et qu'il verra dans l'attaque hystérique un équivalent du coït.

Quand il va traiter le cas de Madame Cécilie M., malade atteinte de névralgies faciales violentes, il va encore donner l'origine de cette conversion.

Elle était liée à une remarque pénible de son mari, qu'elle avait "reçue comme un coup en plein visage". Une douleur térébrante au front provenait aussi du fait que sa grand-mère l'avait regardée un jour avec méfiance, d'une façon perçante"; tel incident lui avait donné un "coup au coeur"; tel autre où elle "s'était sentie obligée d'avaler ça", lui avait serré la gorge.

L'idée que le symptôme est un symbole mnésique du traumatisme reste limité par Freud à l'hystérie de conversion : il affirmera bien plus tard l'équivalence générale du symptôme et du symbole.

A propos de ce symbolisme dans la conversion hystérique, il va dire ceci : "Comment en sommes-nous venus à dire en parlant d'une personne offensée : "ça lui a donné un coup au coeur", si l'impression pénible n'a pas réellement été accompagnée d'une sensation précordiale qu'elle reconnaît et qui peut donc être reconnaissable. N'est-il pas vraisemblable que l'expression "avaler quelque chose", utilisée pour parler d'une offense subie et à laquelle on n'a pas répondu, émane vraiment de sensations d'innervation apparaissant dans la gorge lorsque l'offensé s'est interdit de répondre et de réagir ?".

Il va poursuivre : "Toutes ces innervations, toutes ces sensations, font partie de l'expression des "mouvements émotionnels", comme l'a enseigné Darwin. Consistant primitivement en actes adéquats, bien motivés, ces mouvements à notre époque se trouvent généralement si affaiblis que leur expression verbale nous apparaît comme une traduction imagée, mais il semble probable que tout cela a eu, jadis, un sens littéral". Pour Freud donc, l'hystérique va redonner à ces innervations leur sens verbal primitif. La conversion hystérique serait donc un retour aux sources de l'affect.

3) La désorganisation psychosomatique.

Nous avons vu que, pour Marty, l'être était psychosomatique, c'est-à-dire que selon le principe de l'évolutionnisme, l'organisation somatique était rattachée très tôt à l'organisation mentale. Si la mentalisation du sujet est mauvaise, on assistera à la survenue d'affections somatiques évolutives et parfois graves. Elles apparaîtront dans deux cas : dans le processus dit de "régression" ou dans celui dit de "désorganisation progressive". Au cours du développement individuel, pendant la vie intra-utérine, la première enfance de l'enfance, certaines fonctions d'ordre somatique fondamental, d'ordre somatique relationnel (à la mère surtout, concernant par exemple l'alimentation ou l'excrétion), psychique enfin, se trouvent l'objet de marquages particuliers qu'on appelle des "fixations". De tels marquages proviennent de difficultés de divers ordres qui, en leur temps, ont retardé la participation des fonctions impliquées à l'évolution plus générale des sujets.

Les régressions, qui représentent ainsi le retour partiel d'un sujet à des fixations fonctionnelles antérieures, bien qu'elles se révèlent sous des formes plus ou moins pathologiques, protègent en fait l'économie vitale générale de ce sujet.

S'il peut s'installer des régressions à n'importe quel moment (elles sont parfois inattendues) et en n'importe quel lieu (sur n'importe quel système fonctionnel), les mouvements régressifs s'enchaînent, à l'habitude, selon le schéma suivant : problème psycho-affectif ---> légère désorganisation mentale dont témoigne une dépression ----> régression psychique entraînant des angoisses, des phobies ou la survenue de symptômes caractériels ou du comportement ----> désorganisation somatique, souvent peu notable cliniquement ----> et enfin apparition de l'affection somatique qui met fin au mouvement de désorganisation.

De nombreuses affections somatiques sont susceptibles de répondre à ce type de régression : l'asthme, les eczémas, les gastrites, les ulcères, les rachialgies, les céphalalgies, les migraines par exemple. Mais il en est bien d'autres. Toutes ont en commun de se présenter sous des formes cliniques classiques, comme des maladies "à crises", fonctionnellement localisées, non évolutives en elles-mêmes. Elles ne mettent pas en jeu le pronostic vital des sujets. Les thérapeutiques médicales aident parfois nécessairement à la guérison des crises. Les psychothérapies visent, en renforçant les défenses mentales, sinon à l'éradication des affections, du moins à la diminution de l'importance et de la fréquence des crises. La relaxation est parfois une des psychothérapies apportant le plus de bénéfice. Les affections somatiques de type régressif surviennent souvent chez des sujets dont la mentalisation est incertaine.

Pour Marty, il en est tout autrement, avec la désorganisation progressive qui survient électivement chez les sujets mal mentalisés. Le schéma en est le suivant : troubles psycho-affectifs permanents ou répétés, sans possibilité d'élaboration mentale, ou sans possibilité de décharge dans les comportements ---> désorganisation mentale plus ou moins rapide, selon le degré de précarité du fonctionnement antérieur du préconscient ----> dépression essentielle (reprise souvent d'un type de dépression de l'enfance ou reprise plus marquée d'une dépression latente) avec parfois apparition de la vie opératoire ----> apparition d'angoisses diffuses ----> désorganisation somatique avec arrivée, parfois, de rafales de maladies diverses, atypiques dans leur forme comme dans leur évolution par rapport aux mêmes maladies de type régressif ----> apparition d'une maladie grave, évolutive (cette apparition peut être plus ou moins lente, selon la maladie et selon les sujets; elle peut être fulgurante, sans signaux antérieurs de pathologie somatique). Les affections somatiques qui répondent finalement aux désorganisations progressives se rangent dans leur ensemble sous les titres des maladies cardiovasculaires, des maladies auto-immunes et des cancers.

Évolutives de différentes manières, elles mettent en jeu le pronostic vital des sujets. Les thérapeutiques médico-chirurgicales s'avèrent indispensables ici. Les psychothérapies sont destinées à rétablir le meilleur fonctionnement mental possible pour le sujet et dans les cas de défaillance profonde de la mentalisation, à établir le meilleur fonctionnement économique possible (mental et de comportement). Au meilleur niveau de ces fonctionnements correspond en effet le meilleur niveau des défenses biologiques individuelles.

Dans les cas de cancers, où les psychothérapies visent comme ailleurs à freiner les évolutions de la maladie, voire à y mettre un terme, la destruction des foyers tumoraux, quels qu'ils soient, s'impose en permanence. Les psychothérapies ont toujours intérêt à s'instituer le plus tôt possible pour accompagner, aider, faciliter éventuellement les thérapeutiques médico-chirurgicales et, dans certains cas, se substituer finalement à elles.

2 - La Signification des Somatisations

C'est un problème délicat et difficile à traiter, car beaucoup d'auteurs divergent pour essayer de donner une explication de la somatisation en général. Il y a en gros deux écoles, une qui assimile toutes les somatisations à l'hystérie et qui leur donne un sens, l'autre qui sépare très nettement l'hystérie qui aurait un sens bien sûr, des autres troubles comme les somatoses qui n'en auraient pas.

En fait, le problème est très complexe car nous avons vu qu'il y avait des associations fréquentes entre hystéries et somatoses, que certaines hystéries arrivaient à se déshystériser et qu'à l'opposé des somatoses s'hystérisaient.

On doit savoir, comme le disait Freud, qu'il ne se passe rien dans le corps sans que ce soit repris par l'appareil psychique, c'est-à-dire que même si le symptôme psychosomatique n'a pas de sens, est bête comme l'exprimaient les psychanalystes de l'École de Paris, un sens va lui être conféré secondairement. Ce sens sera donné soit par le malade lui-même, soit par l'entourage, soit par le médecin. Il est peut-être important en effet qu'un symptôme trouve du sens ou trouve un sens, surtout s'il n'en avait pas primitivement. Le but d'ailleurs des psychothérapies de malades présentant des somatoses est justement d'essayer de relancer un imaginaire inhibé ou de donner des "fantasmes" à un psychisme carencé.

3 - Le Déplacement des Somatisations et les Associations Fréquentes

La clinique psychosomatique nous apprend que les somatisations se déplacent, qu'elles soient fonctionnelles ou lésionnelles. Tous les généralistes et les spécialistes le constatent. En plus de ces déplacements, il y a pour les somatisations lésionnelles des balancements spécifiques.

Par exemple l'eczéma alterne souvent avec l'asthme et l'ulcère avec l'infarctus. On cerne mal le mécanisme intime de ces déplacements et celui des associations. Cependant, nous avons vu par exemple que certains sujets ulcéreux du type I selon la classification de Bonfils et de De M'Uzan, ressemblaient aux personnalités de type A des coronariens ou des hypertendus. On peut donc concevoir qu'il pourrait y avoir passage de l'ulcère à l'infarctus ou de l'infarctus à l'ulcère.

On rencontrera très souvent ces formes de passage en clinique. On pourrait dire que l'estomac, comme le coeur, sont des lieux par où passe l'amour. Le premier acte d'amour de la mère pour son enfant, on le sait, c'est de le nourrir.

Il en est de même des balancements entre l'eczéma et l'asthme. Nous avons affaire dans les deux cas à des personnalités de type allergique, où la problématique est la difficulté de vivre une situation triangulaire et de se détacher d'une position fusionnelle à la Mère. On pourrait dire en termes imagés : "Tantôt la mère colle trop à la peau, tantôt elle étouffe."

4 - Le balancement entre somatisation et symptomatologie psychique

Si les somatisations se déplacent et alternent entre elles, il y a aussi des balancements entre l'apparition de la somatisation et la disparition d'un symptôme psychique ou l'apparition d'un symptôme psychique et la disparition de la somatisation.

On le savait déjà pour la conversion hystérique, mais il en est de même pour les autres types de somatisation. Le symptôme psychique qui apparaît peut être un état dépressif, une crise d'angoisse aiguë, ou un délire. A plusieurs reprises, nous avons constaté que lors de la levée d'un symptôme hystérique, le malade était très angoissé et qu'il fallait avoir recours à une thérapeutique anxiolytique.

Connaissant le mécanisme de la conversion, on peut effectivement concevoir un tel balancement. C'est surtout d'ailleurs cette angoisse qui, parfois insupportable, va s'opposer à la guérison ou entraîner le déplacement de la conversion dans un autre territoire (Cas déjà cité du remplacement d'une aphonie par une sciatique ou d'un mutisme par un ptosis).

Toutes les observations des psychosomaticiens signalent également les balancements entre la somatose et un symptôme psychique. On a noté souvent l'apparition d'un délire après une intervention sur une rectolite hémorragique, ou la survenue d'une impuissance ou d'un état dépressif après la stabilisation d'un ulcère.

Sami-Ali a montré, à plusieurs reprises, les balancements qui existaient entre certaines somatisations et la psychose. Par exemple entre l'hypocondrie et la paranoïa, l'allergie et la psychose hallucinatoire.

Freud avait déjà signalé la relation entre l'hypocondrie et la paranoïa, au point de stipuler qu'aucune théorie de la paranoïa n'est valable, sans la prise en compte des phénomènes hypocondriaques presque toujours présents. Il faisait de l'hypocondrie le noyau actuel de la paranoïa.

En ce sens, la paranoïa apparaît comme l'élaboration d'une angoisse actuelle qui naît d'une sexualité bloquée (homosexualité) et qui, au lieu d'être projetée sur le monde extérieur comme dans la névrose d'angoisse, se fixe sur le corps. Pour Sami-Ali, la crise d'urticaire par exemple, ou la crise d'asthme, apparaît quand le délire disparaît et vice versa. C'est ce qui lui a fait dire que l'allergie était le négatif de la psychose et la psychose le positif de l'allergie.

5 - Le Choix de l'Organe

Ce choix de l'organe a donné lieu à de multiples interprétations, mais il faut bien le dire, actuellement on n'en connaît pas le mécanisme intime.

Alexander, on l'a vu, évoquait des comportements somatiques qui étaient liés d'une manière indissoluble à des états émotionnels, créant en quelque sorte des "patterns psychosomatiques"; il associait par exemple la colère avec l'hypertension artérielle et les états thymiques avec les troubles respiratoires. Il expliquait en quelque sorte le pourquoi du choix de l'organe. Cependant, ce n'était pas suffisant pour comprendre le passage du physiologique au pathologique. Il pensait qu'un état émotionnel spécifique se traduisait dans un premier temps par un trouble fonctionnel localisé à un appareil ou à un organe et, dans un deuxième temps, de fonctionnel le trouble devenait organique par le jeu d'une règle physio-pathologique souvent vérifiée, selon laquelle un trouble fonctionnel est susceptible, après un certain délai, d'engendrer une lésion anatomique.

C'est à ce moment-là qu'il faisait intervenir un "facteur somatique X" qui serait à l'origine de la vulnérabilité constitutionnelle du tissu de l'organe ou du système spécifique. Enfin, il faisait intervenir une notion fondamentale selon laquelle le système sympathique serait stimulé par des états émotionnels actifs (agressivité, lutte, fuite), alors que le système parasympathique le serait par des réactions passives.

Dans le premier groupe on retrouverait l'hypertension artérielle, le diabète et dans le second l'asthme, les colites, l'ulcère duodénal.

Freud, lui, a introduit l'expression "complaisance somatique" pour rendre compte du choix de l'organe ou de l'appareil corporel sur lequel s'opère la conversion.

Freud parle pour la première fois de complaisance somatique à propos du Cas Dora; selon lui, il n'y a pas à choisir entre une origine psychique ou somatique de l'hystérie : "un symptôme hystérique nécessite un apport des deux côtés; il ne peut se produire sans une certaine "complaisance somatique" qui est fournie par un processus normal ou pathologique dans un organe du corps". C'est cette complaisance somatique qui donne au processus psychique inconscient une issue dans le domaine du corps; elle est de ce fait un facteur déterminant dans le choix de la névrose.

Freud évoque l'existence d'une maladie organique qui sera comme un point d'appel à la complaisance somatique. Il dira par exemple : "un coeur malade subit plus qu'un coeur en bon état, l'influence des émotions."

Une de ses patientes, qui présentait une paramétrite chronique, lui avait dit : "J'ai une résonance dans le bas-ventre, tout ce qui m'arrive réveille ma vieille douleur." (complaisance du fait d'une maladie localisée).

D'autres psychanalystes vont lier le choix de l'organe au symbolisme des lieux du corps. C'est traiter toutes les somatisations comme de l'hystérie mais, dans bien des cas, surtout en ce qui concerne les somatisations fonctionnelles, le choix de l'organe n'est pas "innocent" : le vomissement traduit bien souvent le rejet, la douleur du dos une vie pénible, les troubles du ventre chez la femme des conflits sexuels. Comme nous l'avons vu au moment de la conversion, les formules utilisant des lieux du corps ne se sont pas construites par hasard et le choix de l'organe se fait parfois en fonction de cette collusion ancienne entre l'expression littérale et la fonction somatique. Nous pouvons donner quelques exemples : se faire de la bile; se faire du mauvais sang; être raide comme la justice; en avoir gros sur l'estomac; en avoir plein le dos; être désaxé; ne pas pouvoir se sentir.

5 - L'HOMÉOSTASIE PSYCHOSOMATIQUE ET LA NOTION D'ENTROPIE

L'homéostasie est la tendance des organismes vivants à stabiliser leurs diverses constantes physiologiques et l'entropie est le retour à l'état du non vivant par la dégradation de l'énergie. Ces deux notions sont extrêmement importantes car, comme l'a bien montré Pierre Marty, non seulement il existe une homéostasie physiologique mais, comme tout est lié, il existe surtout une homéostasie psychosomatique. Tout être est, un jour ou l'autre, en équilibre. Cet équilibre passe par différents investissements. Chacun de nous a ses propres investissements, donc son propre équilibre. S'il y a rupture dans les investissements de Monsieur X, il pourrait y avoir rupture de son équilibre homéostatique et l'apparition d'une ou plusieurs somatisations.

Comme nous sommes régis par des instincts de vie et des instincts de mort, si ces derniers prennent le dessus sur les premiers, selon la notion d'entropie, tout peut arriver. Ceci est d'ailleurs confirmé par la clinique où l'on voit par exemple un homme très actif qui meurt quelques jours après sa mise à la retraite.

Nous sommes en équilibre en principe avec quatre pôles d'investissement : l'investissement conjugal ou sentimental, l'investissement familial, l'investissement professionnel et l'investissement social.

Chacun de nous va avoir un "dosage différent" de ces quatre investissements. L'équilibre devrait être réalisé par une certaine égalité entre les quatre, peut-être pas en quantité mais au moins en qualité.

Il y a dans l'économie psychosomatique, comme dans l'économie en général, un dogme : "on ne doit pas mettre son investissement dans le même secteur", correspondant à : "on ne met pas ses oeufs dans le même panier".

Un être qui va investir uniquement sa vie professionnelle va courir d'énormes risques s'il y a un jour des avatars dans ce secteur de sa vie. Il en sera de même de celui qui privilégiera uniquement sa vie familiale ou sa vie sentimentale.

Tout déséquilibre de l'homéostasie risque d'entraîner une préséance des instincts de mort sur les instincts de vie et un retour en arrière selon la notion d'entropie qui gère les principes de la thermodynamique. Ceci explique les morts ou les maladies graves après faillite, après déception amoureuse, après décès d'un conjoint, après rupture avec un ami, selon que l'on ait trop privilégié la vie professionnelle, la vie sentimentale, la vie conjugale ou la vie sociale.

Le généraliste aura un grand rôle à jouer de "conseiller en économie psychosomatique". Chaque fois qu'il verra qu'un sujet investit trop un secteur, il devra le mettre en garde et trouver avec lui le moyen de mieux équilibrer ses vies.

CHAPITRE III

LES TRAITEMENTS PROPOSÉS PAR LE PSYCHIATRE-PSYCHOSOMATICIEN

Les traitements proposés par le psychiatre-psychosomaticien sont divers et doivent être adaptés à la fois au type de somatisation et surtout à la demande du patient. Nous en avons déjà parlé au cours des différents chapitres. La thérapeutique ira de la chimiothérapie à la psychanalyse, en passant par l'hypnothérapie, la relaxation psychothérapique et la psychothérapie en face à face.

1 - LA CHIMIOTHÉRAPIE

Le généraliste, comme le spécialiste somaticien, doit savoir qu'il n'y a pas de thérapeutique chimique de la conversion hystérique, mais que dans toutes les autres somatisations nous pouvons aider le malade par des associations d'anxiolytiques et d'antidépresseurs.

Cette chimiothérapie s'avère indispensable dans bien des cas, en particulier pour les sujets qui présentent une anxiété importante; cependant la thérapeutique anxiolytique, dans ces cas-là, ne doit pas être prolongée pendant des années car, comme on le sait, il y a un risque d'accoutumance et des effets secondaires non négligeables par exemple sur la mémorisation. Ce sont des thérapeutiques d'appoint et de courte durée. Actuellement il existe des nouvelles molécules qui tendent à remplacer les benzodiazépines, mais on a encore peu de recul pour savoir si elles ont moins d'inconvénient quand elles sont prescrites d'une manière prolongée.

Le généraliste devra toujours proposer à son patient le traitement de fond de l'anxiété qui passe surtout par la relaxation psychothérapique. Les antidépresseurs seront également d'une aide utile devant toute somatisation liée à un état de panique et à un état dépressif. On commencera toujours par les tricycliques qui sont les plus actifs, en particulier la clomipramine, mais à des doses faibles que l'on augmentera progressivement. S'il y a des effets secondaires, on les remplacera par d'autres molécules.

L'hystérie de conversion est rebelle en général à toute thérapeutique. On pourra prescrire des anxiolytiques et des antidépresseurs si la levée du symptôme par la psychothérapie entraîne une apparition de l'angoisse ou d'un syndrome dépressif.

Mais la chimiothérapie n'est certainement pas la thérapeutique de l'hystérie de conversion et pourtant, même dans certains services de psychiatrie, on traite ces malades, dans des proportions non négligeables, par une chimiothérapie associée à une kinésithérapie. C'est en quelque sorte, se faire le complice du refoulement des souvenirs pathogènes. La kinésithérapie ne devrait être pratiquée que secondairement, après la mobilisation du symptôme, mais jamais primitivement. Il doit y avoir dans l'acte thérapeutique, une fois le diagnostic posé, une certaine logique. On ne peut pas poser un diagnostic d'hystérie de conversion ayant une étiopathogénie psychogène et la traiter d'une part par des médicaments et d'autre part mécaniquement, sans jamais qu'il y ait une intervention psychothérapique ou que celle-ci ne soit pas la première requise. Dans le cas de l'hystérie de conversion, l'intervention la plus adaptée à notre avis est l'hypnose.

Il faudrait dire également, et cela intéresse aussi bien les généralistes que les spécialistes neurologues ou même psychiatres, que l'hystérie de conversion est une urgence médicale. Un symptôme récent, avec une entente de tous les praticiens concernés, peut être mobilisé très rapidement par l'hypnose.

Un symptôme ancien (au-delà de six mois), ajouté à une mauvaise collaboration, a de grandes chances de passer à la chronicité et d'aboutir à une invalidité plus ou moins totale, surtout dans le cas où il s'agit de paralysie des membres. En ce qui concerne les somatoses, la chimiothérapie anxiolytique et antidépressive peut être également très utile. De toute façon, il faut savoir que la chimiothérapie de la somatisation ne doit pas être de longue durée. Il faut tout faire pour l'éviter. Nous avons vu que le patient, qui a souvent une forte tendance masochiste (hypocondrie), va se réfugier dans cette position très régressive où le médicament sera, en quelque sorte, sa nourriture.

Dans bien des cas, le généraliste ne pourra pas éviter cette évolution mais il devra toujours l'avoir à l'esprit et tout faire pour la reculer, voire la modifier. La seule solution, est la prise en charge psychothérapique, quasi systématique, de tout malade atteint de somatisation. Nous pensons que tout le monde en bénéficierait, le généraliste, le malade mais aussi la Sécurité Sociale !!!

2 - L'HYPNOTHÉRAPIE

Longtemps décriée par les psychanalystes orthodoxes, elle renaît actuellement car on a montré qu'elle pouvait rendre des services non négligeables dans certains cas et surtout dans les conversions hystériques. Elle a ici une indication privilégiée.

Nous ne reparlerons pas de l'histoire de l'hypnose et des raisons qui l'ont fait abandonner par Freud. La conversion hystérique, peut être mobilisée par l'interprétation mais avec beaucoup de difficultés ou plus facilement par la suggestion. Celle-ci sera d'autant plus efficace que le patient projettera sur le thérapeute son Idéal du Moi, projection nécessaire au développement du pouvoir de ce dernier et à l'installation du processus de croyance, indispensable à cette désincarnation du symptôme hystérique. Ces mécanismes, pour se produire demandent des qualités particulières au thérapeute (empaghie, disponibilité). Il semblerait que la neutralité bienveillante du psychanalyste classique, gèle, au contraire ces processus. La croyance va hypertrophier l'Idéal du Moi et diminuer pour un instant l'importance du Surmoi et sa critique. La croyance met en prise directe le psychique et le somatique. La critique constitue une barrière infranchissable. C'est probablement ce processus de croyance, mobilisant l'Idéal du Moi et diminuant la censure, qui va au cours de l'hypnose entraîner une libération brutale de l'énergie libidinale fixée au niveau somatique. C'est ce qui explique dans une certaine mesure aussi les guérisons miraculeuses.

Il semble que, pour l'hystérie de conversion, l'hypnose soit de nos jours une thérapeutique incontournable.

Nous avons eu à voir ou à traiter, depuis une vingtaine d'années, trente-deux cas d'hystérie de conversion. Sur les trente-deux cas, quatorze ont eu une libération d'un symptôme qui s'est poursuivie par la suite, neuf ont conservé leur symptôme qui est passé soit à la chronicité, soit à l'invalidité; huit, après une première consultation, n'ont pas donné suite pour être traités, et un a guéri spontanément entre le rendez-vous et le premier entretien. Chaque fois que le malade "a guéri", c'est parce qu'il était motivé, voire qu'il avait lui-même posé l'indication thérapeutique (comme notre vomisseur ou une patiente lombalgique), que le symptôme était récent et qu'il y avait accord avec le généraliste et le spécialiste.

Freud, qui n'utilisait l'hypnose que pour libérer le symptôme, a vu des rechutes se produire et c'est une des raisons pour laquelle il l'a abandonnée. Pourquoi n'a-t-il pas poursuivi pour en savoir plus, lui qui allait découvrir la psychanalyse ? c'est un des mystères de la pratique de Freud.

A la levée du symptôme par la suggestion thérapeutique, le patient, la plupart du temps, va parler et évoquer des souvenirs pathogènes. C'est à partir de ce moment-là que nous pourrons commencer la psychothérapie verbale. En pratique, nous faisons une à deux séances d'hypnose par semaine, pendant plusieurs semaines, jusqu'à ce qu'il y ait une libération du symptôme. Celle-ci peut se faire d'une manière générale entre la deuxième et la quinzième séance. Lorsque la libération du symptôme est assurée, nous prenons le malade soit en psychothérapie verbale s'il a une certaine facilité à verbaliser, soit en relaxation psychothérapique. L'une ou l'autre peuvent durer de deux à quatre ans.

3 - LA RELAXATION PSYCHOTHÉRAPIQUE

C'est une très bonne indication dans toutes les somatisations, qu'elles soient fonctionnelles ou lésionnelles. Elle sera commencée soit d'emblée, soit après une série d'entretiens, soit au décours d'une psychothérapie en face à face. Il existe plusieurs techniques de relaxation psychothérapique. La plus ancienne est le training autogène de Schultz, technique qui a été remaniée par De Ajuriaguerra et Sapir. Nous mêmes, nous avons contribué à la modification du training autogène de Schultz pour élaborer une méthode s'intitulant le training autogène progressif. Il existe encore d'autres méthodes de relaxation psychothérapique comme la relaxation statico-dynamique de Klotz et Jarreau, l'Abord Corporel Thérapeutique et la Relaxation de Wintrebert.

La relaxation psychothérapique a pour originalité d'agir unitairement sur le corps et l'esprit par le moyen de la détente. Toutes les techniques ont en commun :

- la concentration mentale sur le tonus musculaire visant à son relâchement et de ce fait à la détente psychique, ainsi que sur les sensations (musculaires, osseuses et viscérales) tonus et sensations constituant une voie d'abord de la personnalité dans sa globalité.
- la prise en compte de la relation relaxateur-relaxé avec sa dynamique spécifique.
- des interventions mobilisatrices du thérapeute à des moments privilégiés de la cure, par le mouvement, le toucher, la parole ou la voix. Appréhender spontanément les processus mis en jeu dans la relation et le langage corporel, est une condition nécessaire à la pratique de toute relaxation psychothérapique. Obtenir la détente musculaire et psychique du sujet, c'est lui permettre de découvrir et d'actualiser son vécu corporel en se délivrant des tensions et résistances qui s'opposent à l'abandon. C'est ainsi l'amener à un épanouissement personnel à travers l'évolution de sa vie affective et émotionnelle, la mobilisation de son imaginaire et la verbalisation du vécu somatopsychique. Loin de n'être qu'un moyen préliminaire dans cet abord, le relâchement musculaire constitue l'axe dynamique permanent du changement. Le champ d'application de la relaxation psychothérapique est d'une manière privilégiée l'anxiété et ses conséquences somatiques ainsi que l'ensemble des somatisations dans leur aspect fonctionnel ou lésionnel.

Cette relaxation psychothérapique va permettre : de diminuer les angoisses et donc leurs répercussions somatiques; de diminuer la sensibilité du patient aux frustrations, aux chocs affectifs divers, aux différents aléas de la vie quotidienne; d'entraîner une renarcissisation; de réparer, grâce à leur relation empathique avec le thérapeute, des ruptures relationnelles responsables du déclenchement de la somatisation; de relancer un imaginaire "gelé" à la suite de traumatismes psychiques, ou améliorer le "stock fantasmatique" d'un sujet en carence imaginaire, car la relaxation crée des images, mobilise les rêveries à partir du vécu corporel.

La relaxation dans cet aspect est une véritable psychothérapie et va durer en moyenne trois ans, à raison d'une à deux séances par semaine.

4 - LA PSYCHOTHÉRAPIE EN FACE À FACE

Elle se fera soit d'emblée, soit après un "passage par la relaxation". Avec le patient, on abordera au début, les problèmes de la réalité, puis ensuite on le fera parler sur des activités précises, peu conflictualisées dans lesquelles les idéaux ne seront pas mis en cause. On fera comprendre la relation entre l'apparition récente de ses difficultés et la disparition d'un certain nombre de qualités psychiques; on va laisser toujours le maximum de liberté au sujet. Puis, peu à peu, le thérapeute incitera le patient à mettre en oeuvre des caractéristiques personnelles du passé et de l'avenir. Il devra prendre des initiatives qui aideront le malade à s'exprimer. Il verra avec lui comment créer un nouvel équilibre homéostatique. Ce n'est que plus tard que le thérapeute tentera une élaboration de l'Œdipe. La psychothérapie en face à face se fait à raison d'une séance par semaine, pendant une durée qui est variable, en général deux à trois ans.

5 - LA PSYCHANALYSE

La psychanalyse classique n'est pas une indication des somatisations à cause des frustrations qu'elle implique tout naturellement. Cependant, comme le pense Pierre Marty, quelques patients peuvent en bénéficier mais ils restent très limités.

TROISIÈME PARTIE

LE MALADE FACE À LA SOMATISATION

CHAPITRE I

LE REJET DE LA SOMATISATION

1 - Le processus de dénégation et le processus de déni

La dénégation est un procédé par lequel le sujet, tout en formulant un de ses désirs, une de ses pensées, un de ses sentiments jusqu'ici refoulé, continue à s'en défendre en niant qu'il lui appartienne. C'est un processus névrotique lié au refoulement. Le sujet, vis-à-vis de la somatisation, va nier qu'il en est plus ou moins responsable.

Le déni est un mode de défense consistant en un refus par le sujet de reconnaître la réalité d'une perception traumatisante, essentiellement celle de l'absence de pénis chez la femme. Vis-à-vis de la somatisation, le patient va se mettre en position de refus de ce diagnostic, malgré les preuves réelles et les dires de ses médecins.

Etant donné que très souvent les somatisations sont liées au déplacement somatique d'un désir, ou à la mobilisation d'une angoisse de séparation ou de castration, on peut comprendre que le malade mette en œuvre un de ces deux mécanismes de défense que sont la dénégation et le déni, ou les deux à la fois. Ce sont ces deux mécanismes de défense qui font rejeter le psychiatre. Il est effectivement très étonnant de rencontrer ces nombreux patients atteints de somatisations évidentes et qui ne veulent pas "voir" qu'ils présentent des troubles somatiques liés à des conflits psychiques ; ils ne sont même pas intéressés par ce diagnostic, alors qu'ils devraient être concernés pour pouvoir s'en sortir au mieux. Ils sont au contraire très agressifs parfois vis-à-vis des médecins qui leur disent : "c'est nerveux". Pour que ce diagnostic posé, même en ces termes, "c'est nerveux", déclenche une telle réaction d'agressivité et de rejet, il faut justement qu'ils se sentent "trop impliqués", au point d'être obligés d'organiser "en urgence" des mécanismes de dénégation, de déni et même par la suite une véritable "mythomanie somatique". Ils vont aller jusqu'à échafauder de véritables histoires pour expliquer l'origine de leurs troubles et "tromper ainsi" leur entourage professionnel, familial, social et parfois même leurs médecins traitants.

Le "c'est nerveux" pour eux, est en quelque sorte les "découvrir", les "dénuder" avoir accès à "leur jardin secret", faire une "tentative de viol de leurs pensées" qu'ils ont enfouies justement dans la somatisation, pour que personne n'en sache rien et pour qu'elles restent du domaine du généraliste et non du psychiatre, cette espèce de "détrousseur malsain des âmes".

Il est plus facile d'accuser la choucroute que la belle-mère avec laquelle on vit et on mange et qui est responsable des gastralgies chroniques de son gendre, ou le climat quand on a des algies dorsales chroniques parce qu'en fait on est mal dans son environnement social et familial et qu'on a envie de déménager, ou le sucre quand on vient de faire une crise de spasmophilie à la suite d'un coup de téléphone qui a appris une mauvaise nouvelle.

C'est vrai qu'il n'est pas facile de voir la vérité, sa vérité, ses conflits, ses haines, ses insuffisances, ses limites, ses craintes, ses angoisses, en fait tout ce qui constitue les secrets d'un être. Pour que le secret n'apparaisse pas à la conscience, le sujet va utiliser le mécanisme de dénégation.

Mais en plus, l'être humain n'accepte pas son infériorité par rapport à autrui, avoir un psychisme qui "lui joue des tours" au point de le rendre malade, le place dans une situation de faiblesse pour lui, inacceptable.

Il va utiliser un autre mécanisme de défense qui est le déni. C'est dans l'expérience de la cure, que Freud a mis en évidence le procédé de dénégation. Très tôt, il a rencontré chez les hystériques qu'il traitait, une forme de résistance particulière. Il disait : "Plus l'on va profond, plus difficilement sont admis les souvenirs qui émergent, jusqu'au moment où, à proximité du noyau, on en rencontre que le patient dénie même par leur réactualisation".

L'idée que la prise de conscience du refoulé se signale souvent dans la cure par la dénégation est au point de départ de l'article que Freud consacre à celle-ci en 1925. Il dit qu'il n'y a pas de preuve plus forte qu'on a réussi à découvrir l'inconscient, que de voir réagir l'analysé par la dénégation. Quand le sujet dit : "Ce n'est certainement pas nerveux ; je ne suis pas fou ; je n'ai pas de problème ; je n'ai pas besoin de psychiatre", il évoque une dénégation.

Quant au déni, Freud en parle à partir de 1924, en disant qu'il est en relation avec la castration. Devant l'absence du pénis chez la fille, les enfants dénient ce manque, croient malgré tout voir un membre. Ce n'est que progressivement qu'il tiendront l'absence du pénis pour un résultat de la castration. Le déni est décrit aussi bien pour la petite fille que pour le garçon. Le déni de la castration est le prototype des autres dénis de la réalité. Or, il est incontestable que le patient qui somatise, dénie la réalité de la somatisation pourtant affirmée par beaucoup de médecins. Il montre par ce déni que la somatisation le renvoie à un manque, manque d'un bon fonctionnement psychique qui n'est que la projection d'un manque fondamental, l'absence de pénis que ce patient ne veut pas voir.

Il ne voudra pas voir que son fonctionnement psychique est défaillant, comme il ne veut pas voir l'absence du pénis

Il nous a paru que le rejet de la somatisation était plus fréquent chez la femme que chez l'homme : on peut se demander si ce n'est pas en fonction de ce mécanisme de déni qu'il serait plus aigu chez elle. On peut se demander aussi si la somatisation dans certains cas, comme chez l'hypocondriaque, n'est pas l'équivalent d'une "perversion somatique" où l'organe douloureux viendrait remplacer l'absence de pénis, un peu comme le fait le fétiche dans les perversions mentales.

La somatisation est donc un mécanisme de défense qui, par la dénégation et le déni, empêche les pensées interdites de venir à la conscience.

2 - La recherche obsédante de l'explication somatique

On peut considérer cette attitude comme une formation réactionnelle dépendante des processus de dénégation et de déni. Le sujet atteint de somatisation doit absolument prouver qu'elle n'existe pas et qu'au contraire il présente bien une maladie organique. Cette quête obsédante de la recherche d'une authentique maladie organique est parfois quasi délirante et marque bien justement l'importance des mécanismes de défense et peut-être le danger d'être confronté à la vraie somatisation.

Nous avons parlé également de "mythomanie somatique". Le patient qui somatise, à bien des égards, nous fait penser parfois à l'alcoolique et à sa mythomanie qui lui fait dire, même quand il est ivre, qu'il ne boit que de l'eau de Vichy !

"Ce mythomane somatique" va se lancer souvent dans de grandes explications scientifiques ou pseudo-scientifiques, va consulter les "plus grands professeurs", va connaître mieux qu'un spécialiste tous les examens complémentaires "à la mode", se targuera de maîtriser toutes les thérapeutiques nouvelles avec leurs effets secondaires. "C'est trop beau pour être vrai" !!!

Dès qu'un sujet a un tel comportement, on peut déjà poser d'une façon quasi certaine le diagnostic de somatisation, voire de "perversion somatique", car il joue à faire du mal, à se faire du mal et à tromper l'entourage.

3 - Le repli dans la régression

Certains patients ne luttent pas pour prouver leur organicité et montrer qu'ils ont en fait "quelque chose" (un pénis symbolique), ils abandonnent la lutte et prennent une position régressive en se laissant aller comme s'ils redevenaient "bébé" (puisque je n'ai pas de pénis, je vais redevenir tout petit bébé, avant l'étape de la reconnaissance des sexes).

Ici, il n'y a plus désir de prouver, il y a acceptation et résignation. Dans ces cas-là, on peut effectivement parler de"somatisation passive" par rapport à la "somatisation active".

Par la "somatisation active", le patient est en quelque sorte un militant qui fait campagne contre le processus de somatisation et qui va utiliser toute "les armes" pour arriver à ses fins, en particulier la mythomanie, la perversité, etc.

Dans la "somatisation passive", le patient donne à voir seulement. "Il n'a plus la force, comme il dit, de lutter" ; "il est résigné" ; "il attend la mort pour être délivré".

Cette attitude régressive est en général de mauvais pronostic, surtout si elle se prolonge. Elle montre une préséance des instincts de mort et des pulsions de mort sur les instincts de vie et les pulsions de vie.

L'entourage est en général de connivence. Les médecins se contentent de gérer seulement ce qui reste de l'économie psychosomatique. Ils jouent eux aussi le rôle d'une mère qui va apporter régulièrement une nourriture, avec l'espoir pour le patient-bébé qu'elle soit bonne. Hélas, la plupart du temps, elle comblera seulement des besoins mais ne ravivera pas des désirs.

4 - L'IMPORTANCE DES BÉNÉFICES PRIMAIRES ET SECONDAIRES

La somatisation, comme nous l'avons dit à plusieurs reprises, est un mécanisme de défense vis-à-vis d'une manifestation psychique moins acceptable par le Moi, comme un état dépressif, un délire, des idées de suicide, etc. Elle va être soumise souvent à ce que Freud a décrit comme bénéfice primaire, c'est-à-dire une satisfaction trouvée dans le symptôme, la fuite dans la maladie, la modification avantageuse des relations avec l'entourage. Freud distinguait deux parties dans le bénéfice primaire :

- la partie interne : c'est la réduciton de tension que procure le symptôme ; celui-ci, pour douloureux qu'il soit, a pour but d'éviter au sujet des conflits, parfois plus pénibles : c'est le mécanisme dit de la "fuite dans la maladie".
- la partie externe : c'est la modification qu'apporte le symptôme dans les relations interpersonnelles du sujet. Le bénéfice secondaire, pour Freud, était la rente que l'on versait à l'invalide ou à l'infirme.

Or, beaucoup de somatisations, comme nous l'avons vu dans les chapitres précédents, vont se terminer par une chronicisation et une invalidité. C'est dire que dans ces processus, les bénéfices secondaires sont particulièrement importants.

Ce sont ces bénéfices primaires et secondaires qui, en plus du masochisme, vont gêner considérablement la thérapeutique de la somatisation. Lorsque le thérapeute les jugera comme étant dominants, il devra toujours commencer la thérapeutique par l'analyse de ces processus.

CHAPITRE II

LE REJET DU PSYCHIATRE-PSYCHOSOMATICIEN

2 - JE NE SUIS PAS FOU

La plupart des malades atteints de somatisations refusent de consulter un psychiatre, car d'une part ils rejettent, comme nous l'avons vu, la somatisation, mais d'autre part ils avancent toujours la même phrase : "je ne suis pas fou".

Dans notre culture, le mot psychiatre est associé à "folie".

La plupart des dictionnaires donnent comme définition du psychiatre : Médecin spécialiste des maladies mentales.

Or, la maladie mentale est encore, pour la pensée contemporaine, synonyme de folie.

Elle n'a pas intégré la notion de névrose, de problèmes psychologiques, et encore moins de somatisations. La maladie mentale, c'est l'aliénation, c'est l'enfermement en hôpital psychiatrique.

Le psychiatre, c'est l'aliéniste, c'est celui qui enferme et côtoie tous ces "fous enfermés" et qui est probablement, "à force de les côtoyer", fou lui-même N'allons surtout pas voir un "médecin fou", disent certains patients qui présentent des somatisations.

Voilà le discours de la pensée contemporaine, ultra-scientifique paraît-il, à l'aube du XXIème siècle. Mais nous avons vu ce que sous-tendait ce rejet du psychiatre et cette dénégation : "je ne suis pas fou".

Il faut toutefois dire qu'il existe deux sortes de psychiatres, les psychiatres des hôpitaux psychiatriques, qui sont effectivement plus spécialisés dans les psychoses, et les psychiatres installés en ville qui sont plus spécialisés dans les névroses, les problèmes psychologiques divers et les somatisations : ils sont en général presque tous psychothérapeutes.

C'est plutôt ce terme qui devrait d'ailleurs prévaloir chaque fois qu'un sujet va rencontrer un psychiatre de ville.

2 - Le Recours aux Spécialistes Somaticiens

Le rejet de la somatisation entraîne des formations réactionnelles qui poussent le patient, de lui-même la plupart du temps, à consulter des spécialistes à la recherche de ce "fameux quelque chose" qui enfin, une fois trouvé, libérera le patient d'une angoisse insupportable devant le "rien", "l'absence". Car effectivement, on trouvera quelque chose tout simplement parce qu'en multipliant les examens complémentaires, il n'est pas possible de ne pas trouver une anomalie. Actuellement par exemple, comme nous l'avons dit, on trouve beaucoup de thyroïdes anormales !!! Beaucoup de malades qui somatisent ont droit à leur examen thyroïdien.

Le malade aura à la fois échappé au "rien" (il aura enfin son pénis symbolique et au psychiatre puisqu'il sera "réparé" par une"maladie organique souvent imaginaire").

C'est en ce sens que l'on peut dire que, dans bien des cas, la somatisation est une"perversion somatique", car le diagnostic donné va devenir en quelque sorte un fétiche réparateur de"l'absence du pénis".

On comprend mieux pourquoi cette quête de la recherche de l'organicité est tellement obsédante, voire quasi délirante, car elle a besoin d'être "réparatrice à tout prix". Mais comme on ne se sépare pas de son fétiche, en général, le patient atteint de somatisation va arborer son diagnostic comme un insigne de bonne santé mentale délivré par la Faculté.

On comprend mieux aussi pourquoi, chaque fois que quiconque osera toucher à ce fétiche, il va créer chez le patient une agressivité importante et un rejet. Ces patients semblent dire : "ne touchez surtout pas à mon diagnostic d'organicité, en quelque sorte à mon fétiche, qui doit maintenir caché ma somatisation." Quand un patient est en général à ce niveau de fétichisme somatique, il n'y a plus grand-chose à faire. Il faut que le médecin se méfie de délivrer de tels diagnostics qui vont, pour toujours, enfouir la somatisation dans l'organique.

3 - L'ATTRAIT DES MÉDECINES PARALLÈLES

Les patients qui somatisent sont très attirés par les médecines parallèles. Elles ont beaucoup d'atouts. Les médecines parallèles sont dites "douces" ; c'est donc dire que les autres médecines sont "dures".

Cet adjectif "doux", avec tout le symbolisme dont il est porteur, va entrer en résonnance avec un certain nombre de problématiques qui sont à la base de la somatisation (on veut évoquer ici par exemple l'angoisse de séparation). Ces médecines douces vont proposer également au patient des explications somatiques et non des explications psychologiques. Et les explications somatiques seront comme les thérapeutiques, douces également.

Elles vont donc participer, elles aussi, au refoulement du psychologique et maintenir présent le fétiche organique. Elles devraient en fait avoir tous les avantages.

Mais hélas, comme rien n'est idéal, même pas "la douceur", ces médecines se trouveront souvent dans des impasses. D'une part parce qu'elles n'abordent pas le véritable problème de la somatisation qui est celui du trouble psychique, et les patients ne vont donc pas s'améliorer. D'autre part elles seront impuissantes à traiter des crises d'angoisse, des états dépressifs, des phobies, des symptômes hypocondriaques, des hystéries de conversion, etc. Elles seront surtout utiles pour les "petits fonctionnels" qui "aiment" prendre des médicaments malgré tout, sans que cela ait des effets secondaires et qui refusent de voir un psychothérapeute.

Là encore, on peut dire que la médecine aurait beaucoup à gagner d'une véritable collaboration entre les médecins qui pratiquent des médecines douces, comme l'acupuncture ou l'homéopathie et les psychiatres-psychosomaticiens.

4 - LE BISTOURI BIENFAITEUR DU CHIRURGIEN

Pour tous ces patients, l'origine de la souffrance du corps doit se situer dans le corps. Quand ils auront "épuisé" les généralistes, les spécialistes, les praticiens des médecines parallèles, le chirurgien enfin sera leur dernier recours.

C'est pour eux, celui qui, "grâce à son bistouri", va enlever dans le corps ce qui gêne.

Par expérience, on se rend compte que certains patients ont moins peur du chirurgien, voire même du neuro-chirurgien, que du psychiatre. Il semblerait que ce qu'il faut enlever à tout prix et qui gêne, est une espèce de "pénis persécuteur".

Chez certains patients, le mécanisme de défense vis-à-vis de l'absence du pénis, constitué par le déni ne jouerait plus son rôle et serait remplacé par la sensation dans le corps d'un "pénis persécuteur" douloureux, qu'il va falloir absolument enlever.

La problématique de ces patients serait tantôt celle de l'absence de pénis, tantôt celle du pénis persécuteur.

Ils n'ont pas pu accéder à l'élaboration de leur angoisse de castration qui va se jouer au niveau du corps. Ils vont mettre en acte cette castration, par l'intermédiaire du chirurgien à qui ils vont faire jouer le rôle du parent castrateur. Le corps sera utilisé ainsi comme un théâtre où le chirurgien, à son insu là encore, va castrer un pénis imaginaire persécuteur donc douloureux, que le patient, femme ou homme, ne veut plus "sentir".

Hélas, comme il s'agit d'une scène imaginaire, le chirurgien va donner un coup de bistouri dans un fantasme, et le patient ne sera pas soulagé car le pénis persécuteur se sera déplacé ailleurs.

CHAPITRE III

LE GÉNÉRALISTE, LE MALADE, LE PSYCHIATRE ET LA SOMATISATION

1 - LA RECHERCHE DE LA VÉRITÉ DIAGNOSTIQUE

Qu'est-ce que la vérité ?

C'est la conformité de ce que l'on dit avec ce qui est.

La vérité est donc un caractère de notre connaissance.

La médecine nous a habitués à faire des diagnostics précis, c'est à dire à aller vers une vérité diagnostique. En Science, la vérité existe. Quand Koch a découvert, en 1882, le bacille de la tuberculose et que l'on a pu guérir définitivement des malades qui auparavant mouraient, il a découvert la vérité de la tuberculose. Il y a eu dans l'histoire de la médecine beaucoup d'autres vérités. La dernière en date est celle de la découverte du virus du SIDA.

Nous avons dit que la vérité passait par la connaissance. Or, on ne peut pas parler du diagnostic d'une somatisation si on n'a pas les connaissances nécessaires en psychiatrie, en psychanalyse et en psychosomatique.

Tout médecin, qui est à la recherche de la vérité diagnostique, devrait être soucieux de l'augmentation de ses connaissances. On ne peut approcher la vérité scientifique que si l'on a la connaissance scientifique.

Dans cet esprit, il serait judicieux d'exiger que tous les somaticiens possèdent au minimum les bases de la psychiatrie courante et les connaissances de la psychosomatique, dans la mesure où ils ont affaire à soixante pour cent de patients présentant des somatisations.

Nous pourrions travailler en meilleur accord et avec le même bagage médical. Il ne devrait pas y avoir deux ou trois médecines, mais une seule et pourtant, dans la pratique quotidienne, on a souvent l'impression que les médecins n'ont pas été formés à la même Médecine, qu'ils ne parlent pas le même langage, qu'ils ne voient pas les mêmes malaises.

2 - LES RAPPORTS ENTRE LE PSYCHIATRE ET LE SOMATICIEN, GÉNÉRALISTE OU SPÉCIALISTE, OU LA RELATION PSYCHOSOMATICIEN-SOMATICIEN

Parfois ces rapports sont bons, voire excellents, surtout quand les deux protagonistes se connaissent et s'apprécient.

Hélas, il n'en est pas toujours ainsi pour plusieurs raisons.

En effet, cette relation va impliquer d'abord les thérapeutes au niveau de leur formation. Ils peuvent donc se disputer en quelque sorte "le corps souffrant" du malade et vont faire poser la question : "A qui appartient la maladie corporelle : au médecin traitant ou au psychiatre-psychosomaticien, ou enfin au patient ?".

En fait elle ne devrait appartenir à personne. Dès lors par exemple que la maladie appartient au patient, il va vouloir la garder pour lui, ce qui se traduit en clinique par l'apparition des bénéfices secondaires ou par un processus d'hypocondriacisation. Dès lors que le médecin traitant la revendique, il ne pourra jamais déléguer son pouvoir et conférer la confiance indispensable au déclenchement du processus thérapeutique si le psychosomaticien doit prendre le patient en charge. Enfin, si ce dernier veut s'approprier la maladie, il va créer chez le médecin traitant des réactions d'opposition, parfois très vives, préjudiciables au patient. Quand un malade doit être pris en charge par un psychosomaticien, il faut que les différents protagonistes considèrent la maladie comme un avatar de l'équilibre psychosomatique rompu, et donc réparable par une prise en charge spécialisée. Le généraliste devrait être capable de déléguer, pour un temps, son pouvoir et sa confiance à son confrère, pouvoir et confiance qui sont en eux-mêmes des moteurs thérapeutiques. Hélas, souvent le médecin est incapable de déléguer son pouvoir thérapeutique à un collègue car cette situation va mobiliser une problématique conflictuelle qui sous-tend le lien qui l'unit à son patient. En effet, le médecin est souvent pour son patient : soit un père qui veut être le seul éducateur de son enfant ; soit un mari qui veut faire respecter la fidélité ; soit un ami ou un membre de la fratrie qui ne veut pas être trahi ; soit une mère surprotectrice et abusive.

Le collègue psychothérapeute va être vécu comme un rival qui va exacerber un sentiment de jalousie. Le mécanisme profond est dans tous ces cas l'angoisse de castration. Ce sentiment de rivalité et de jalousie va être d'autant plus fort que le patient aura choisi le psychothérapeute lui-même. Ceci est de plus en plus fréquent actuellement, dans la mesure où les médias véhiculent une information psychologique plus importante que le monde médical lui-même. Le médecin se sent complètement rejeté et, pour compenser ce rejet, il va avoir à sa disposition quatre possibilités : il peut dévaloriser le collègue psychothérapeute ; il peut accaparer encore plus son patient ; il peut le rejeter définitivement ; il peut faire rompre la relation avec le psychothérapeute.

Première possibilité : il peut dévaloriser le psychothérapeute en le vivant comme un marginal un peu suspect, parfois même comme une sorte de charlatan guérisseur, un ignorant que le patient a choisi par rapport à lui, le savant, le représentant de la médecine classique. Cette dévalorisation est une tentative de réparation de l'atteinte de son pouvoir que lui a infligée son patient.

Deuxième possibilité : il peut accaparer encore plus son malade et l'on voit des médecins, dès lors que le patient est pris en charge par un psychosomaticien, qui multiplient les visites et les consultations, qui demandent des nouvelles, trop de nouvelles pourrait-on dire. En fait, ils ne supportent pas d'avoir été abandonnés comme s'ils entretenaient avec leur malade, sous couvert de la profession médicale, un lien très archaïque sur le modèle de la relation du nourrisson à sa mère : le nourrisson a un besoin fondamental de sa mère, mais la mère a aussi le besoin de son nourrisson et l'autonomie de l'enfant va entraîner un travail de deuil chez la mère. Le médecin qui ne peut pas faire ce travail de deuil va donc se mettre à accaparer son patient pour le récupérer car il est indispensable à son propre fonctionnement mental.

Troisième possibilité : il peut rejeter définitivement son malade, quand la prise en charge par le psychothérapeute a mobilisé la problématique sadique-anale : désormais ce malade va devenir le mauvais objet, celui qui a trahi et il va falloir l'éliminer. Il est parmi la clientèle celui qui n'a pas fait confiance en la toute puissance de son médecin et de la médecine classique.

Quatrième possibilité : il peut faire rompre la relation avec le psychothérapeute quand le patient ne peut pas résister à ce qui se joue entre son médecin et le thérapeute, c'est-à-dire quand il y a dévalorisation ou accaparement. Car, quand il y a dévalorisation du psychothérapeute, le médecin traitant va imposer à son patient un travail d'élaboration de cette dévalorisation, travail bien difficile, si ce n'est impossible, et qui de toute façon va gêner considérablement l'engagement du processus thérapeutique. Ce médecin va donc jeter le doute dans l'esprit de son malade qui n'aura que deux alternatives : ou abandonner son psychothérapeute, ou abandonner son médecin traitant. Il en sera de même si ce médecin accapare trop son patient. Ne pouvant choisir entre deux modèles, il abandonnera l'un ou l'autre. Le psychosomaticien de son côté a pour lui sa formation psychologique personnelle, voire psychanalytique, et il va devoir négocier au mieux les différents aléas de cette relation difficile. Il devra toujours cependant collaborer avec le médecin traitant, en se mettant en rapport avec lui soit par lettre, soit par téléphone et essayer de lui faire comprendre le sens de son travail et l'importance de la psychothérapie que le généraliste ne connaît souvent pas.

En dehors de ces réactions qui sont sous-tendues par une problématique inconsciente, il y a les médecins qui sont des adeptes des médecines parallèles ou qui pratiquent eux-mêmes ces médecines comme l'homéopathie et l'acupuncture et qui ne seront pas du tout enclins à adresser des patients qui somatisent à un psychiatre, même si celui-ci est psychosomaticien, en vue d'une consultation et d'une prise en charge psychologique.

3 - LA STRATÉGIE THÉRAPEUTIQUE

Pour prendre en charge de tels malades, qui sont réputés très difficiles compte tenu de tout ce que nous avons dit (déni, dénégation, formation réactionnelle, bénéfices primaires et secondaires), il faut mettre en œuvre avec le généraliste, le spécialiste somaticien et le patient, une véritable stratégie thérapeutique.

S'il s'agit d'une somatisation lésionnelle, le généraliste et le spécialiste devront s'occuper de la lésion somatique. Car il y a un axiome en psychosomatique : "toute lésion somatique va évoluer pour son propre compte". Elle devra donc être toujours surveillée par le médecin traitant ou le spécialiste. On sait par exemple qu'un ulcère de l'estomac peut se perforer ou qu'une rectocolite hémorragique peut se cancériser.

S'il s'agit par contre d'une somatisation fonctionnelle, ou d'une conversion, nous savons que la chimiothérapie n'est qu'un appoint mais qu'elle n'est pas fondamentale. Seule doit être privilégiée la relation psychothérapique. Dans ce cas, il faut que le généraliste et le spécialiste "s'effacent, désinvestissent pour un moment" la relation médecin-malade, et aident le psychosomaticien à la création avec leur patient de ce que nous avons appelé "le couple thérapeutique".

Ce n'est qu'à cette condition que nous pourrons espérer amorcer les processus de changement.

Comme nous l'avons dit, presque tous les échecs thérapeutiques sont liés à une mauvaise relation entre le psychiatre-psychosomaticien et le médecin traitant.

CONCLUSION

La somatisation est un concept de cette fin du XXème siècle. Cependant, cette notion de trouble somatique lié à un trouble psychique a été préparée dès la fin du XVIIIème siècle, grâce à Robert Whytt, en 1765, qui isola le groupe des névropathes qui somatisaient, et à William Cullen, en 1769, qui donna le terme de "névrose" à des affections que l'on désignait autrefois par "maladies nerveuses" et qui entraînaient des manifestations somatiques. Donc, de nos jours, tout le monde, patients et médecins, devrait admettre la somatisation.

Hélas, notre système de pensée est passé par trois étapes, la pensée animiste, la pensée religieuse et la pensée scientifique, elles-mêmes se subdivisant en conceptions. Or, ces systèmes de pensée et les conceptions scientifiques sont profondément ancrés à l'intérieur de chacun de nous et sont utilisés, de temps en temps, pour traiter des événements faisant fi de la recherche scientifique récente.

C'est ainsi qu'en ce qui concerne les somatisations, on trouve encore aujourd'hui même, dans notre culture, des sorciers (pensée animiste), des exorcistes (pensée religieuse), des guérisseurs magnétiseurs (pensée scientifique remontant au fluidisme), des médecins raisonnant avec une pensée scientifique neurophysiologique en parlant du système neuro-végétatif, ou avec une pensée scientifique bio-chimique, en faisant référence aux troubles du métabolisme du magnésium par exemple.

Tous ces "thérapeutes" font comme si la notion d'inconscient n'existait pas et surtout comme si les recherches de la médecine psychosomatique n'avaient pas eu lieu. Et pourtant, ils ne peuvent pas les ignorer. S'il y a un rejet de la somatisation, c'est qu'elle dérange, comme l'inconscient dérange, comme le fonctionnement psychique dérange. Il faut faire comme si la souffrance du patient se déroulait sans que son psychisme soit concerné. C'est une nouvelle séparation du corps et de l'esprit mise à jour par la somatisation.

Or, on a vu que la somatisation est aussi un mécanisme de défense du Moi qui ne veut pas qu'apparaisse à la conscience, ce trouble psychique.

La somatisation apparaît aujourd'hui comme une nouvelle inquiétante d'étrangeté.

Freud, dans un article de 1919, paru dans "Imago", écrivait et analysait des situations qui pouvaient entraîner ce qu'il appelait une "inquiétante étrangeté". Il disait : "l'inquiétante étrangeté serait quelque chose qui aurait dû demeurer caché et qui a reparu". Il poursuivait : "L'impression étrange ou inquiétante que font l'épilepsie, la folie, a la même origine. Le profane y voit la manifestation de forces qu'il ne soupçonnait pas chez son prochain, mais dont il peut pressentir obscurément l'existence dans les recoins les plus reculés de sa propre personnalité. Le Moyen Age, avec beaucoup de logique et presque correctement du point de vue psychologique, avait attribué à l'influence de démons toutes ces manifestations morbides".

Freud, à côté de l'épilepsie, de la folie, aurait pu ajouter les somatisations.

Etrange en effet ce parachutiste qui ne peut plus se relever après avoir effectué un saut sous la contrainte alors qu'il n'a aucune lésion organique : il présente une paraplégie hystérique qui va guérir spontanément.

Etrange, le miraculé de Lourdes, paralysé depuis vingt ans, qui retrouve la mobilité de ses membres après un bain dans la piscine miraculeuse.

Etrange, cet homme en très bonne santé auparavant accusé de malversations et qui fait un infarctus foudroyant entraînant la mort.

Etrange, cette jeune fille qui, prise dans une situation conflictuelle, fait un jour une perforation d'ulcère.

Etrange, tous ces algiques qui vont se mettre à souffrir d'un corps qui n'est plus un corps de plaisir parce que l'agressivité a pris le pas sur l'amour et s'est somatisée pour ne pas dire son nom.

Les exemples abondent bien sûr.

Mais cette étrangeté devient aussi inquiétante.

Inquiétante car la somatisation va placer le patient en face de la faillite de son fonctionnement mental ce qui le renvoie à une des peurs les plus profondes de l'homme, "devenir fou". Inquiétante encore, car la somatisation se déroule à l'insu du sujet ; elle échappe à la conscience, à la réflexion, et montre le pouvoir de nos pensées profondes, de "forces" comme le disait Freud, sur notre corps.

Cette toute puissance, non maîtrisable, de la pensée sur notre corps dérange, déroute à la fois le médecin et le patient qui vont utiliser le déni et la dénégation les entraînant à rechercher une autre explication, la plupart du temps organique : on accusera la "mauvaise circulation", le "manque de sucre", "de magnésium", etc...

Inquiétante enfin car la médecine moderne, avec sa technologie de plus en plus précise et rigoureuse, veut faire reculer le plus loin possible les limites de l'ignorance.

Pour la médecine, faire un diagnostic de somatisation, s'est se faire le complice de l'ignorance. Le médecin a besoin de voir concrètement la cause de la maladie. Le conflit psychique, le désir refoulé, le désespoir insurmontable, les deuils non élaborés, les impasses de vie, ne sont pour lui que des "élucubrations" de psychiatre ou de psychanalyste ignorant. En outre, nous sommes de plus en plus dans une culture où l'on ne peut pas supporter d'être ignorant. La médiatisation de la connaissance fait croire à l'homme qu'il peut tout dominer, tout maîtriser, tout savoir. L'ignorance est un rappel de la castration.

De nos jours, l'homme préfère être incroyant plutôt qu'ignorant, car l'incroyance, dans une certaine mesure, annule l'ignorance et assure le refoulement et l'angoisse de castration.

Déni et refoulement vont maintenir le médecin et le malade qui somatise hors du champ de la psychiatrie et de la psychanalyse. Il faut dire aussi que le médecin a raison de croire à la science fondamentale et de se montrer parfois méfiant vis-à-vis d'un "psychologisme fanatique". Car, nous avons vu qu'au cours de l'histoire, certaines affections que l'on classait comme "nerveuses" sont devenues, par les progrès de la science, authentiquement organiques, comme le Tétanos par exemple.

C'est ce que disait Socrate dans Charmide : "Peut-être as-tu déjà entendu dire à de bons médecins, quand on vient les trouver pour un mal d'yeux, qu'il leur est impossible d'entreprendre une cure exclusivement pour les yeux et qu'il faut soigner la tête en même temps si l'on veut remettre les yeux en bon état et que de même, imaginer que l'on puisse soigner la tête seule, indépendamment de tout le corps, est une pure folie".

Cette pensée socratique, adaptée à ce que devrait être la pensée médicale aujourd'hui, signifie qu'un médecin ne peut, ni se passer des sciences fondamentales, ni se passer des progrès des sciences humaines.

On peut se demander si, de nos jours, les somatisations ne sont pas plus fréquentes qu'autrefois et si elles constituent un mal de notre civilisation. Notre psychisme s'est toujours exprimé par et à travers le corps depuis que l'homme existe. Chaque époque de notre histoire a eu ses moments difficiles, moments parfois plus durs à supporter encore que ceux vécus de nos jours. Les somatisations existaient mais elles étaient méconnues comme l'étaient les maladies organiques. Par contre, nous avons vu qu'il y avait deux grands types de somatisations : des somatisations symboliques (les conversions hystériques) et des somatisations asymboliques ; celles qui sont liées à un excès d'imaginaire, et celles qui sont liées à un défaut d'imaginaire. Une société qui devient de plus en plus technique, matérialiste, robotisée, informatisée, peut-elle modifier qualitativement et quantitativement l'imaginaire des individus ? Nous le pensons. Il est donc possible que l'on assiste, dans l'avenir, à une diminution des conversions hystériques et à une augmentation des somatisations par carence de l'imaginaire.

Les somaticiens, généralistes et spécialistes, seront donc de plus en plus confrontés avec cette pathologie. Nous avons vu les différentes difficultés qui font obstacle au diagnostic de la somatisation. Depuis une trentaine d'années environ, nous commençons à connaître beaucoup mieux le mécanisme de ces somatisations. Nous savons que l'homme est un "être psychosomatique" dans le sens où tout son fonctionnement somatique est intimement lié à son fonctionnement mental.

Nous savons qu'il existe pour chaque individu une homéostasie psychosomatique spécifique, réalisée la plupart du temps, d'une part entre sa vie sociale, professionnelle, sentimentale et familiale et, d'autre part, le fonctionnement de son appareil psychique. Par contre, nous ne savons pas encore pourquoi une somatisation choisit tel ou tel organe.

Il existe encore beaucoup d'inconnus.

Dans ce vaste domaine des somatisations, la recherche multidisciplinaire est essentielle, sans exclusive.

BIBLIOGRAPHIE

Ades J., Rouillon F., *Les Etats Névrotiques*, Éditions Jean-Pierre Goureau, 1992.

Alexander F., *La Médecine Psychosomatique*, Paris, Payot, 1952.

American Psychiatric Association : *Manuel diagnostique et statistique des troubles mentaux*. 3ème Edition révisée. DSM III R. Traduction française coordonnée par P. Pichot et J. D. Guelfi. Paris, Masson, 1987.

Balint M., *Le Médecin, son malade et la maladie*, Paris, Petite Bibliothèque Payot, 1958.

Baudet J. H., *Histoire de la Médecine*, Dumerchez-Naoum, 1985.

Brusset B., Couvreur C., Fine A., Jeammet P., Mc Dougall J., Vindreau C., *La Boulimie. Monographie de la Revue Française de Pyschanalyse*, Paris, P.U.F., 1992.

Caïn J., *Le Symptôme Psycho-Somatique*, Privat, 1971.

Caïn J., *Le Champ Psychosomatique*, Paris, P.U.F., 1990.

Chertok L., *L'Hypnose*, Petite Bibliothèque Payot, Paris, 1969.

Chevrier A., *Les Facteurs Psychologiques ont-ils un rôle dans la genèse et l'évolution du cancer ?*, Nervure, Tome III, n° 1, février 1990.

Collée M., Quétel Cl., *Histoire des maladies mentales*, Paris, P.U.F.,"Que sais-je ?", 1987.

Consoli S. M., *La Psycho-Immunologie*, E. M. C. 37.402 E10, Paris, Masson, 1988.

Cottereau M. J., Manus A., Martin A., *Manuel de Thérapeutique Psychiatrique*, Paris, Masson, 1989.

Crocq L, Sailhan M., Barrois C., *Névrose Traumatique*, E.C.M. 37.329 A10, Paris, Masson, 1983.

Crocq L., Sailhan M., *Névrose Actuelle*, E.M.C. 37.330 A 10, Paris, Masson, 1983.

Dantzer R., *L'Illusion Psychosomatique*, Éditions Odile Jacob, 1989.

Debray R., *L'Equilibre psychosomatique. Organisation mentale des diabétiques*, Dunod 1983.

Deniker P., Lempérière Th., Guyotat J., *Précis de Psychiatrie Clinique de l'Adulte*, Paris, Masson, 1 989.

Durand de Bousingen, *La Relaxation*, Paris, P.U.F., "Que sais-je ?", 1987.

Erlich M., *Historique des Concepts du Corps* in la Relaxation Thérapeutique, Paris, Masson, 1 986.

Ey H., *Naissance de la Médecine*, Paris, Masson, 1 981.

Fattorusso V., Ritter 0., *Vademecum Clinique*, Paris, Masson, 1988.

Feline A., Hardy P., De Bonis M., *La Dépression. Études*, Paris, Masson, 1990.

Foucault M., *Naissance de la Clinique*, Paris, P.U.F., 1963.

Freud S. (1895), *Les Études sur l'Hystérie*, Paris, P.U.F., 1956.

Freud S. (1923), *Nouvelles Conférences sur la Psychanalyse*, Paris, Gallimard, 1936

Freud S. (1887-1902), *La Naissance de la Psychanalyse*, Paris, P.U.F., 1956.

Freud S. (1916), *Introduction à la Psychanalyse*, Paris, Payot, 1951.

Freud S. (1926), *Ma vie et la psychanalyse*, Paris, Gallimard, 1950.

Freud S. (1905-1918), *Cinq Psychanalyses*, Paris, P.U.F., 1954.

Freud S. (1926), *Inhibition, Symptôme et Angoisse*, Paris, P.U.F., 1 951.

Gorny P. H., *L'Aventure de la Médecine*, Jean-Claude Lattès, 1991.

Green A., *Le Discours Vivant*, Paris, P.U.F., 1973.

Guir J., Psychanalyse et Cancer, Point Hors Ligne, 1985.

Haynal A., Ferrero S., *Névroses, Problèmes généraux*, E.C.M. 37.300 A10, Paris, Masson, 1988.

Haynal A., Pasini W., *Médecine Psychosomatique*, Abrégés de Médecine, Paris, Masson, 1984.

Jasmin C., *Cancer aide-toi, la Science t'aidera*, Plon, 1989.

Kresler L., *La Psychosomatique de l'Enfant*, Paris, P.U.F., "Que sais-je ?", 1989.

Laplanche J., Pontalis J. B., *Vocabulaire de la Psychanalyse*, Paris, P.U.F., 1967.

Lempérière Th., *La personnalité hystérique in Hystérie*, Confrontations Psychiatriques,1968.

Loô H., Olié J. T., Gay Ch., *Le Déprimé et son Lithium*, Paris, Masson, 1989.

Mc Dougall J., *Théâtres du Jeu*, Paris, Gallimard, 1982.

Mc Dougall J., *Théâtres du Corps*, Paris, Gallimard, 1989.

Marty P., De M'Uzan M., David C., L'Investigation Psychosomatique, Paris, P.U.F., 1963.

Marty P., *La Psychosomatique de l'Adulte*, Paris, P.U.F., "Que sais-je ?", 1990.

Marty P., *Les Mouvements individuels de vie et de mort.* Essai d'économie psychosomatique, T.1, Paris, Payot, 1976.

Marty P., *Les Mouvements individuels de vie et de mort. L'Ordre psychosomatique*, T.2, Paris, Payot, 1980.

Mazel J. B., Ferrand I., *Les Etats Phobiques*, E.C.M. 37.360 A10, Masson, 1983.

Michel F. B., *Cancer : à qui la faute ?*, Paris, Gallimard, 1987.

Ollié J. P., Novikoff M. Cl., Cuche H., *Le Praticien et les dépressions modernes,* Paris, Doin, 1983.

Pélicier Y., *Histoire de la Psychiatrie*, Paris, P.U.F., "Que sais-je ?", 1971.

Pichot P., *Histoire des idées sur l'hystérie*, in Hystérie, Confrontations Psychiatriqucs 1968.

Platon, *Premiers Dialogues*, Flammarion, 1967.

Peron A., *Thèse de Médecine*, Sorcellerie et Psychopathologie, Bordeaux, 1970.

Ranty Y., *Hypnose et Magie, Congrès de Neurologie et de Psychiatrie de Langue Française*, Charleroi, 26 juin 1978, in Comptes rendus du Congrès, Masson, 1978.

Ranty Y., *Le Training Autogène Progressif Psychothérapique*, in Relaxation Thérapeutique, Abrégés de Médecine, Paris, Masson, 1986.

Ranty Y., *Le Training Autogène Progressif. Une Relaxation Psychothérapique*, Paris, P.U.F., 1990.

Ranty Y., *Le Training Autogène réhabilité mais rajeuni*, in Les Relaxations Thérapeutiques Aujourd'hui, Tome II, Paris, L'Harmattan, 1 986.

Ranty Y., *L'Espace comme lieu de projection du désir,* Colloque de relaxation Rouen, 12 juin 1976, in Approches psychopathologiques de l'espace et de sa structuration, Paris, P.U.F., 1978.

Ranty Y., *A propos de trois histoires de paraplégie hystérique,* Colloque de Relaxation de Bordeaux, in Revue de Relaxation Psychothérapique, Octobre 1990, n° 4.

Rodrigue V., *La Peau à l'envers*, Robert Laffont, 1989.

Sami-Ali, *Le Visuel et le Tactile. Essai sur la psychose et l'allergie*, Dunod, 1984.

Sami-Ali, *Penser le somatique*, Dunod, 1987.

Sapir M., *Nous sommes tous des psychosomatiques*, Dunod, 1986.

Serratrice G., *Les Migraines,* Paris, P.U.F., "Que sais-je ?", 1982.

Stora J. B., *Le Stress*, Paris, P.U.F., "Que sais-je ?", 1991.

Vindreau Ch., Hardy P., *Les Conduites Boulimiques*, E.C.M. 37.144 A10, Paris, Masson, 1 987.

TABLE DES MATIÈRES

PREMIÈRE PARTIE

DEUXIÈME PARTIE

654609 - Mai 2016
Achevé d'imprimer par

1livre.com
du rêve à la réalité !

Printed in Dunstable, United Kingdom

91336123R00171